Kohlhammer

Der Herausgeber

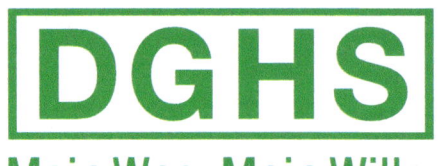

Deutsche Gesellschaft für Humanes Sterben e. V., Sitz in Berlin. Die DGHS setzt sich seit ihrer Gründung im Jahr 1980 dafür ein, die Bedingungen für Schwerstkranke und Sterbende in Deutschland zu verbessern und deren Menschenwürde und Selbstbestimmung beim Sterben zu erhalten.

Deutsche Gesellschaft für Humanes Sterben
e. V. (Hrsg.)

Weißbuch Freitodbegleitung

2022

Verlag W. Kohlhammer

Dieses Werk einschließlich aller seiner Teile ist urheberrechtlich geschützt. Jede Verwendung außerhalb der engen Grenzen des Urheberrechts ist ohne Zustimmung des Verlags unzulässig und strafbar. Das gilt insbesondere für Vervielfältigungen, Übersetzungen, Mikroverfilmungen und für die Einspeicherung und Verarbeitung in elektronischen Systemen.

Die Wiedergabe von Warenbezeichnungen, Handelsnamen und sonstigen Kennzeichen in diesem Buch berechtigt nicht zu der Annahme, dass diese von jedermann frei benutzt werden dürfen. Vielmehr kann es sich auch dann um eingetragene Warenzeichen oder sonstige geschützte Kennzeichen handeln, wenn sie nicht eigens als solche gekennzeichnet sind.

Es konnten nicht alle Rechtsinhaber von Abbildungen ermittelt werden. Sollte dem Verlag gegenüber der Nachweis der Rechtsinhaberschaft geführt werden, wird das branchenübliche Honorar nachträglich gezahlt.

Dieses Werk enthält Hinweise/Links zu externen Websites Dritter, auf deren Inhalt der Verlag keinen Einfluss hat und die der Haftung der jeweiligen Seitenanbieter oder -betreiber unterliegen. Zum Zeitpunkt der Verlinkung wurden die externen Websites auf mögliche Rechtsverstöße überprüft und dabei keine Rechtsverletzung festgestellt. Ohne konkrete Hinweise auf eine solche Rechtsverletzung ist eine permanente inhaltliche Kontrolle der verlinkten Seiten nicht zumutbar. Sollten jedoch Rechtsverletzungen bekannt werden, werden die betroffenen externen Links soweit möglich unverzüglich entfernt.

1. Auflage 2024

Alle Rechte vorbehalten
© W. Kohlhammer GmbH, Stuttgart
Gesamtherstellung: W. Kohlhammer GmbH, Heßbrühlstr. 69, 70565 Stuttgart
produktsicherheit@kohlhammer.de

Print:
ISBN 978-3-17-044391-4

E-Book-Formate:
pdf: ISBN 978-3-17-044392-1
epub: ISBN 978-3-17-044393-8

Vorwort

»Das höchste, unantastbare Gut ist die Würde eines Menschen. Der Kern dieser Würde ist nicht der Schutz des Lebens, sondern die Selbstbestimmung.«
Peter Bieri (2013, S. 354)

Fast vier Jahre nach dem Urteil des Bundesverfassungsgerichtes vom 26.02.2020 wird in der Bundesrepublik Deutschland immer noch eine lebhafte Debatte über die Thematik der Suizidhilfe im Rahmen des selbstbestimmten Sterbens geführt. Fortschritte sind nicht nur in der Praxis selbst, sondern auch in der Diskussion über die Praxis festzustellen. Tabuisierungen scheinen weniger zu greifen, mehr Menschen können ihrem Streben folgen, ihr Leben selbstbestimmt zu beenden. Dabei haben wir es nach wie vor mit einer relativ kleinen Gruppe von Menschen zu tun, die aktuell ihr Recht auf eine freiverantwortliche Selbsttötung in die Tat umsetzen. Jährlich suizidieren sich ca. 10.000 Menschen in Deutschland; in diesem Weißbuch werden die 229 durch die DGHS vermittelten und im Jahre 2022 durchgeführten Freitodbegleitungen dokumentiert.

Was lässt sich einer solchen Zahl entnehmen? Nicht nur erweisen sich die Prophezeiungen einer Dystopie, in der massenweise Menschen sich zu einer nur scheinbar freiverantwortlichen assistierten Selbsttötung entschließen, als objektiv unzutreffend – auch die vermeintliche »Geschäftemacherei mit dem Sterben« durch unzählige zwielichtige, intransparente Anbieter war nicht zu erkennen und hat sich damit doch recht eindeutig als unnötig skandalisierende Rhetorik entpuppt. Zu der immer wieder, insbesondere auch von selbsternannten Befürworter:innen der (professionellen) Freitodbegleitung, behaupteten Intransparenz hinsichtlich der Kosten einer Freitodbegleitung verweise ich auf die detaillierten Ausführungen in unserem ersten »Weißbuch 2020/2021« (S. 35 f.).

Für viele Menschen geht es indessen nicht darum, unbedingt in nächster Zeit den Weg zu einer Freitodbegleitung zu gehen, sondern sie wollen darauf vertrauen können, unter bestimmten Lebensumständen diese Option wahrnehmen zu können. Sie wünschen sich die Sicherheit, dass ihnen bei einer freiverantwortlichen Entscheidung für eine Freitodbegleitung dieser Weg rechtlich nicht verwehrt wird und der Staat sich aus diesen existentiellen und zutiefst persönlichen Entscheidungen heraushält.

Nicht, dass es keine Versuche gegeben hätte, die derzeitige rechtliche Situation zu ändern: Der Tätigkeitsnachweis des Deutschen Bundestages aus dem Jahr 2023 weist verschiedene Bestrebungen auf, eine zusätzliche Regulierung der Suizidhilfe zu beschließen. Zunächst gab es zwei liberalere Entwürfe, die bei aller Detailkritik immerhin auf eine Rekriminalisierung der geschäftsmäßigen, also auf Wiederholung angelegten, Suizidhilfe verzichteten, denen ein restriktiver Gesetzesentwurf gegenüberstand, der trotz der schon einmal erfolgten Nichtigkeitserklärung durch das Verfassungsgericht seine Tugend in einem Paternalismus zu finden glaubte, dessen Ausbuchstabierung den assistierten Suizid abermals weitgehend zu verunmöglichen und eine rechtsgültige Praxis wieder in das Strafgesetzbuch zu verbannen suchte.

Die zur vorgenannten Abstimmung gestellten Gesetzentwürfe sollten also nicht inhaltlich gleichgesetzt werden, denn klarerweise wäre einerseits mit dem Gesetzestext von Helling-Plahr und Künast et al. eine Regelung der Suizidhilfe getroffen worden, die aus der Sicht der DGHS einige positive wie auch verschiedene kritisch zu sehende Elemente enthalten hätte; andererseits wäre mit dem Entwurf von Castellucci et al. ein erneut verfassungswidriges Gesetz beschlossen worden.

Das Ergebnis ist bekannt. Keiner der am Ende vorhandenen Entwürfe, restriktiv oder relativ liberal, hat im Bundestag eine Mehrheit gefunden. Somit bleibt es bei der durch das Bundesverfassungsgericht vorgegebenen Regelung. Der Begriff »Regelung« wird hier nicht zufällig gewählt, denn es besteht nach diesseitiger Auffassung durch das Urteil des Bundesverfassungsgerichts Rechtssicherheit und Rechtsklarheit, wenn es um die Bedingungen geht, unter denen Suizidhilfe geleistet werden kann. Kern dieses Rahmens ist die Freiverantwortlichkeit. Diese setzt das Vorliegen von Selbstbestimmung und Autonomie voraus. Die Ausführungen des Bundesverfassungsgerichts zu den Begriffen Selbstbestimmung und Autonomie entsprechen den Intentionen der Verfassungsväter und -mütter unseres Grundgesetzes und der zeitgemäßen Ausrichtung eines freiheitlichen und säkularen Rechtsstaates, auch wenn dies in konservativen und religiösen Kreisen Schaudern hervorruft. Denn das Bundesverfassungsgericht hat nicht den Autonomiebegriff eines Philosophen aus dem 18. Jahrhundert, auch wenn dieser Immanuel Kant heißt, zum Maßstab seiner Entscheidung gemacht oder gar, als ein zur weltanschaulichen Neutralität verpflichtetes Staatsorgan, die Bezogenheit auf einen christlichen Gott hergestellt, sondern hat in zutreffender Weise ausschließlich das Grundgesetz herangezogen und verfassungskonform ausgelegt. Dies hat es in beispielhafter Klarheit und Eindeutigkeit getan. Sicherlich mag über das Verständnis des Begriffs »Regelung« ein fachlich interdisziplinärer Diskurs stattfinden – es bleibt hingegen falsch, von einem »unregulierten Zustand« oder gar von einer »gesetzlichen Grauzone« zu sprechen: Es gibt lediglich keine weitergehende gesetzliche Regulierung. Eine gesetzliche Regulierung der Suizidhilfe wurde, das sei nicht vergessen, dem Gesetzgeber auch nicht auferlegt, sondern freigestellt. Das heißt, dass das Bundesverfassungsgericht die Legitimität einer verfassungskonformen Regelung der Suizidhilfe zwar konstatiert hat, nicht aber ihre Notwendigkeit. Denn für Ärzt:innen oder andere Freitodhelfende, die bei einem freiverantwortlichen Suizid eines bzw. einer Freitodwilligen assistieren, existiert schon jetzt in Deutschland ein klarer und eindeutiger rechtlicher Handlungsrahmen. Organisationen, die Freitodbegleitungen anbieten oder vermitteln, arbeiten transparent und überprüfbar; dies schon deshalb, weil sie nach jeder Freitodbegleitung die örtlich zuständige Kriminalpolizei informieren, die dann ein förmliches Todesermittlungsverfahren einleitet. Assistiert ein Suizidhelfer oder eine Suizidhelferin bei einem Suizid, ohne dass die suizidwillige Person urteils- und entscheidungsfähig und somit nicht freiverantwortlich handelt, liegt tatbestandsmäßig ein Totschlag gemäß § 212 StGB vor. Des Weiteren gibt es noch den § 217 StGB (Tötung auf Verlangen), der die so genannte »aktive Sterbehilfe« unter Strafe stellt. Bei strafrechtlich relevanten Verstößen gibt es somit genügend Möglichkeiten, diese sanktionieren zu können.

Hinzu kommt, dass trotz der derzeitigen liberalen Rechtssituation es in den vergangen fast vier Jahren zu keinen unverantwortlichen Praktiken im Zusammenhang mit einer organisierten Freitodbegleitung gekommen ist. Im Gegenteil: Es hat sich, maßgeblich durch die von der DGHS entwickelten Sorgfalts- und Sicherheitskriterien, eine Praxis der organisierten Freitodbegleitung entwickelt, die sich an den ethischen Standards der involvierten diversen Berufsgruppen messen lassen kann.

Die Sirenenrufe der Gegner und Gegnerinnen eines selbstbestimmten Lebensendes mögen noch so oft einen Dammbruch heraufbeschwören, der den unvermeidlichen moralischen und gesetzlichen Absturz von der legalisierten Suizidhilfe über eine folgende Legalisierung der Tötung auf Verlangen hin zur Erlaubnis der Tötung gegen den Willen der Betroffenen insinuiert oder offen proklamiert – die in diesem Weißbuch dokumentierte Praxis ist ein empirischer Beweis für das Gegenteil. Alle DGHS-Mitglieder, deren Weg zu einer Freitodbegleitung in diesem Buch anonym geschildert wird, haben unmissverständlich ihren Willen, selbstbestimmt ihr Leben beenden zu wollen, geäußert.

In diesem Zusammenhang darf jedoch nicht vergessen werden, dass ein zwingender gesetzgeberischer Handlungsbedarf im Hinblick auf eine alsbaldige Novellierung des Betäubungsmittelgesetzes besteht, damit freitodwillige Menschen auch ohne Inanspruchnahme einer Organisation die Möglichkeit eines selbstbestimmten Freitodes haben. Dieser Aufgabe wird sich die DGHS sowohl auf der juristischen als auch auf der politischen Ebene mit allem Nachdruck stellen.

Worin lagen unsere Hauptkritikpunkte an den beiden am 06.07.2023 zur Abstimmung im Bundestag gestellten Gesetzesentwürfen? Die DGHS hat sich durchgängig gegen die Einführung einer der möglichen Freitodbegleitung vorausgehenden Beratungspflicht ausgesprochen. Es entspricht unserer Rechtsauffassung, wenn die derzeit existierende Rechtslage, die durch das Verfassungsgerichtsurteil gesetzt wurde, bestehen bleibt. Dabei gilt die Ablehnung nicht der Beratung – eine ergebnisoffene Lebensendberatung wird nicht nur von der DGHS befürwortet, sondern ausdrücklich von ihr angeboten, und es ist zu empfehlen, dass schwer erkrankte oder auch lebenssatte Menschen diese Beratung in Anspruch nehmen. Es ist der verpflichtende Charakter, der kritisch zu bewerten ist – die Beratung dort, wo kein Rat erbeten wurde, denn: Eine Beratungspflicht würde eine Ausgangslage konstituieren, in der es den Freitodwilligen obliegen würde, nachzuweisen, dass ihre Freiverantwortlichkeit hinsichtlich ihres Sterbewunsches gegeben ist. Hier hätte man es mit einer Umkehrung der Beweislast zu tun. Die gegenteilige Praxis trägt hingegen dem Urteil des Bundesverfassungsgerichts Rechnung. Grundsätzlich ist von einer freiverantwortlichen Entscheidung des sterbewilligen Menschen auszugehen, es sei denn, dass Hinweise auf eine mögliche Einschränkung der Freiverantwortlichkeit – sei sie extern bedingt, durch Einflussnahme Dritter, oder intern, durch Beeinträchtigung der kognitiven Leistungsfähigkeit – vorliegen.

Wie in anderen Lebenssituationen, in denen ein einsichts- und urteilsfähiges Individuum ohne vorherige diesbezügliche Beurteilung frei seine Entscheidung treffen kann, muss auch in der Suizidhilfe so verfahren werden, dass Menschen nicht unter einem voreiligen Generalverdacht stehen, nicht mehr freiverantwortlich handeln zu können. Die Irreversibilität des Prozesses einer Freitodbegleitung ändert daran nichts, denn die Konsequenz einer vorausgegangenen Entscheidung sagt für sich genommen nichts darüber aus, ob letztere freiverantwortlich getroffen wurde oder nicht. Ob eine Entscheidung freiverantwortlichen Charakter hat, wird nicht oder wenigstens nicht primär durch deren Inhalt bestimmt.

Stattdessen könnte eine erzwungene Beratung schnell den Charakter einer beeinflussenden Intervention gewinnen, deren implizites oder sogar explizites Ziel darin bestünde, diese Person von dieser am Ende irreversiblen Entscheidung abzubringen. Und ein solches Vorgehen würde den Ruf nach eindeutig freiverantwortlichen Entscheidungen ad absurdum führen, da es faktisch einer Ausübung von Druck durch vermeintlich »beratende« Dritte gleichkäme. Allein die Zielrichtung wäre eine andere: Statt eines Drängens von außen, die Schritte zu einer Selbsttötung zu forcieren, läge ein Drängen von außen vor, diese Schritte eben nicht zu gehen. Der erste Fall trüge unabweisbar illegalen und unmoralischen Charakter, während die moralische Bewertung des letzteren aktuell noch sehr von der grundsätzlichen Position abhängt, die eine Einzelperson oder auch eine Interessengemeinschaft zur Frage des selbstbestimmten Sterbens einnimmt. Ausschlaggebend muss jedoch stets der Wille des einsichts- und urteilsfähigen Individuums bleiben, das seine Persönlichkeitsrechte gemäß Art. 2 Abs. 1 Grundgesetz ausübt. Gerät eine erzwungene Beratung unter dem Deckmantel der Suizidprävention zu einer Scheinberatung, in der emphatisch von einem assistierten Suizid abgeraten wird, so beschädigte das nicht nur die Ausübung der Persönlichkeitsrechte der jeweiligen Person, sondern ebenfalls den Ruf einer wirklichen, die Handlungsoptionen erweiternden Suizidprävention. Es hilft de facto nicht, wenn Beschlüsse zu einer Ausweitung der Suizidprävention allfällige Zustimmung ernten, darunter aber alle Beteiligten etwas anderes verstehen – unter anderem eben auch eine Intervention, die in die Persönlichkeitsrechte des Einzelnen eingreift und diese dadurch beschneidet.

Dies wohl ahnend, hat das Bundesverfassungsgericht in seiner Urteilsbegründung auch keine explizite Aussage zu einer staatlichen Beratungspflicht freiverantwortlich handelnder Suizidwilliger getroffen.

Jedenfalls konnte ein solches Szenario vorerst abgewendet werden. Heißt das nun, dass sich die Bürgerinnen und Bürger auf das Recht, die letzte Lebensphase nach ihren individuellen Vorstellungen zu gestalten, nachhaltig verlassen können? Hierauf kann keine abschließende Antwort gegeben werden. Erst dann, wenn sich über Jahre hinweg ein Standard im Bereich der Suizidhilfe gebildet hat, werden Gegnerinnen und Gegner dieses Prozesses, die aus Prinzip Menschen diese Option für die finale Lebensphase nicht zugestehen wollen und es vorziehen, ihre eigenen Vorstellungen paternalistisch und normativistisch anderen Menschen zu oktroyieren, sich eingestehen, dass sie die Zeit und den gesellschaftlichen Fortschritt nicht mehr zurückdrehen können. Die Vergangenheit weist viele solcher langanhaltenden gesellschaftlichen Entwicklungsprozesse auf, die teilweise bis in die Gegenwart hin andauern: man denke an Themen wie die Einführung des Frauenwahlrechts, die

Abschaffung der Todesstrafe, die Entkriminalisierung der Homosexualität und die Delegitimierung der staatlichen Verfolgung von schwulen und bisexuellen Männern, die Straflosigkeit von Schwangerschaftsabbrüchen, die gesetzliche Implementierung der Patientenrechte und der Patientenverfügung und viele andere mehr. Bis dieser Moment erreicht ist – und vielleicht auch darüber hinaus – wird es notwendig sein, valide Argumente für eine solche progressive Praxis im Bereich der Freitodbegleitung vorzubringen. Das vorliegende Weißbuch dokumentiert davon 229.

Darüber hinaus empfiehlt sich ein Ausblick, der über das Jahr 2022 hinausgeht. Zu den empirischen Daten und konkreten Fallzahlen für das Jahr 2023 sollen daher schon jetzt folgende Angaben gemacht werden:

Im Jahre 2023 haben 563 Mitglieder einen Antrag auf Vermittlung einer Freitodbegleitung gestellt. Das waren durchschnittlich jeden Monat 47 Anträge, die von den Psychologinnen und Psychologen in unserer Geschäftsstelle gründlich geprüft worden sind.

Insgesamt wurden 34 Anträge abgelehnt. Hauptgründe für die Ablehnung waren in 21 Fällen psychische Erkrankungen, die zum vorübergehenden oder dauerhaften Verlust der Urteils- und Entscheidungsfähigkeit geführt haben, in neun Fällen fehlende Urteils- und Entscheidungsfähigkeit (aufgrund einer demenziellen bzw. ungeklärten Symptomatik) und in vier Fällen äußere Problematiken (wie die persönliche ökonomische Situation oder der drohende Verlust der eigenen Wohnung). 46 Antragsteller:innen sind vor der Realisierung der Freitodbegleitung eines natürlichen Todes gestorben.

Im Jahr 2023 konnte für 419 freitodwillige Mitglieder eine ärztliche Freitodbegleitung vermittelt und durchgeführt werden. Im Jahr zuvor waren es, wie bereits erwähnt, 229 Mitglieder und im Jahr 2021 waren es 120 Mitglieder gewesen. Beteiligt in der Betreuung eines jeden freitodwilligen Menschen waren jeweils die hauptamtlichen qualifizierten Fallbearbeiter:innen in der Geschäftsstelle und die mit der DGHS kooperierenden Freitodbegleitenden, also jeweils ein Jurist bzw. eine Juristin und ein Arzt bzw. eine Ärztin sowie – wenn von den Betroffenen gewünscht – die Angehörigen und andere Vertrauenspersonen. Gab es Zweifel an der Freiverantwortlichkeit des Freitodwunsches von Antragstellenden, so wurde ergänzend eine fachärztliche Stellungnahme eingeholt.

Damit nahmen im Jahr 2023 bei der DGHS rund 90 % mehr Menschen die Vermittlung einer Freitodbegleitung in Anspruch als im Jahre 2022. Die Zahlen insgesamt sind jedoch trotz dieser prozentualen Steigerung verglichen mit den Zahlen im europäischen Ausland und im Verhältnis zur Gesamtzahl aller Sterbefälle in Deutschland sehr gering. So liegt die Gesamtzahl aller Sterbefälle in Deutschland im Jahr 2023 bei ca. einer Million. Die von der DGHS vermittelten Freitodbegleitungen machen somit gerade einmal 0,04 Prozent aller Sterbefälle aus. Diese Zahl, vier Jahre nach dem Urteil des Bundesverfassungsgerichts, belegt einmal mehr und eindrucksvoll, dass die Gegner der professionellen Suizidhilfe Unrecht mit ihrer Behauptung hatten, dass es bei einer erneuten Straffreiheit der (professionellen) Suizidhilfe zu einem Dammbruch kommen wird.

Die Gründe für die relativ hohe prozentuale Zunahme der von der DGHS vermittelten Freitodbegleitungen sind zum einen in dem Umstand zu sehen, dass mittlerweile immer mehr Menschen wissen, dass sie für eine Freitodbegleitung nicht mehr in die Schweiz fahren müssen. Zum anderen sind die gestiegenen Zahlen einer immer älter werdenden Gesellschaft geschuldet, mit der Folge schwer einschränkender Krankheiten oder Behinderungen.

Soweit der kurze Ausblick auf die empirischen Daten und konkreten Fallzahlen für das Jahr 2023.

Die empirischen Daten und konkreten Fallzahlen für das Jahr 2022 entnehmen Sie bitte den Grafiken am Ende dieses Weißbuchs (▶ Kap. 4.3). Diese Grafiken zeigen darüber hinaus noch weitere Details u. a. zum Lebensalter, den Krankheitsbildern und den Bildungsabschlüssen der Personen auf, die im Jahre 2022 durch Vermittlung der DGHS eine Freitodbegleitung in Anspruch nehmen konnten.

Darüber hinaus kann ich Ihnen für den Berichtszeitraum des Jahres 2022 folgende weitere Zahlen mitteilen:

Die DGHS hat elf Doppelbegleitungen (jeweils Ehepaare) vermittelt. Dieser überdurchschnittliche Anteil an Doppelbegleitungen liegt unseres Erachtens in der Tatsache begründet, dass die DGHS relativ viele Ehepaare als langjährige Mitglieder hat, die sich seit vielen Jahren mit ihrem selbstbestimmten Lebensende auseinandergesetzt haben und deren Wunsch, gemeinsam zu gehen, in völligem Einklang mit ihrem Selbstbild und ihrem Selbstverständnis sowie ihrem Verständnis eines selbstbestimmten und würdevollen Lebens und Sterbens steht.

Nicht unerwähnt lassen möchte ich, dass im Berichtszeitraum 22 Antragsteller:innen während des Antragserfahrens an ihren Erkrankungen verstorben sind (natürlicher Tod).

Im Rahmen der Gesamtzahlen konnte die Freitodbegleitung in neun Fällen in einem Pflegeheim durchgeführt werden. Diese fanden ausschließlich in stationären Einrichtungen in privater und evangelischer Trägerschaft statt. In fünf Fällen befanden sich die Antragsteller:innen in einer stationären Einrichtung in katholischer Trägerschaft. In diesen Fällen wurde den Freitodbegleitenden ein Hausverbot ausgesprochen, sodass die Antragsteller:innen mit deren Zustimmung auf zum Teil unwürdige und leidensverstärkende Art und Weise zum Zweck der Durchführung der abklärenden Gespräche und der Freitodbegleitung aus der stationären Einrichtung in die Wohnung eines Angehörigen verbracht werden mussten.

16 Anträge auf Vermittlung einer Freitodbegleitung wurden abgelehnt (14 Anträge wegen einer schweren bzw. akuten psychischen Erkrankung, zwei Anträge wegen einer über das Anfangsstadium hinausgehende Demenz). Diese Zahlen belegen, dass unsere hohen Sicherheitsstandards funktionieren. Insbesondere haben sich das juristische Erst- und das ärztliche Zweitgespräch mit den Antragstellenden bewährt.

Die jüngste vermittelte Antragstellerin war 40 Jahre alt (schwere angeborene Herzerkrankung). Der älteste vermittelte Antragsteller war 97 Jahre alt (Lebensssattheit).

20 Antragstellende nahmen den von DGHS-Mitgliedern gegründeten Solidarfonds in Anspruch. (Im Jahr 2022 wurden aus dem Solidarfonds insgesamt 54.600 EUR für bedürftige antragstellende Mitglieder erbracht).

Im Vergleich zu den Vorjahren ist die quantitative Verteilung der Beweggründe sehr ähnlich.

Das Lebensalter, in dem von unseren Mitgliedern eine Freitodbegleitung gewünscht wird, ist mehrheitlich recht hoch. Die größte Gruppe machen die 80–89-Jährigen aus, gefolgt von den 70–79-Jährigen, dann Menschen jenseits der 90.

Es gibt noch weitere aktuelle Herausforderungen, mit denen die Praxis der Freitodbegleitung konfrontiert wird: Zur bereits angedeuteten Problematik von Freitodbegleitungen in stationären Pflegeeinrichtungen in kirchlicher Trägerschaft etwa ist festzuhalten, dass, solange die Kirchen als Träger stationärer Pflegeeinrichtungen Teil des subsidiär organisierten Sozialsystems sind, diese nach diesseitiger Rechtsauffassung die verfassungs-, verwaltungs- und zivilrechtlichen Rahmenbedingungen für ihre Pflegeeinrichtung umzusetzen haben. Dies bedeutet konkret, dass die kirchlichen Träger es zuzulassen haben, dass Freitodhelfende ihre Einrichtungen aufsuchen können, um mit einem dort wohnenden DGHS-Mitglied über dessen artikulierten Freitodwunsch zu sprechen und über das Procedere einer Freitodbegleitung zu informieren. Darüber hinaus haben die kirchlichen Träger es zu ermöglichen, dass in dem Zimmer des Bewohners beziehungsweise der Bewohnerin eine Freitodbegleitung durchgeführt werden kann. Denn auch hier gilt der besondere Schutz des Wohnraums, sodass vor dem Hintergrund des Urteils des Bundesverfassungsgerichts vom 26.02.2020 ebenfalls in Pflegeeinrichtungen in kirchlicher Trägerschaft unzweifelhaft eine Freitodbegleitung ermöglicht werden muss. Heimverträge mit einer Klausel, die einen freien Zugang von Sterbehelferinnen und -helfern kategorisch untersagt, sind nach diesseitiger Rechtsauffassung unwirksam, da sie etwaige betroffene Heimbewohnerinnen und -bewohner unangemessen benachteiligen und somit gegen die Allgemeinen Geschäftsbedingungen (AGB) verstoßen. Die unangemessene Benachteiligung des/der betroffenen Heimbewohners/in besteht schon allein darin, dass die Untersagung einer Freitodbegleitung mit dem Verweis auf das Hausrecht einen schweren Eingriff in die Grundrechte der betroffenen Bewohnerin bzw. des Bewohners darstellt.

Salopp gesprochen könnte man sagen: Das Selbstbestimmungsrecht einer Bewohnerin bzw. eines Bewohners endet nicht an der Eingangstür einer stationären Pflegeeinrichtung. Juristisch gesprochen könnte man die Kurzformel wählen: Das Hausrecht des jeweiligen Einrichtungsträgers darf nicht über dem grundgesetzlich verbrieften Recht auf ein menschenwürdiges und damit selbstbestimmtes Sterben stehen, auch wenn dieses Sterben in Gestalt eines professionell begleiteten Freitods besteht.

Dieses Wissen über die grundgesetzlich verbrieften Rechte ihrer Bewohner:innen scheint bei den katholischen Trägern stationärer Pflegeeinrichtung entweder noch nicht angekommen zu sein oder aber vorsätzlich negiert zu werden.

Wir streben daher, wenn möglich noch im Jahr 2024, einen Musterprozess gegen einen oder mehrere katholische Träger einer stationären Pflegeeinrichtung an, um deren verfassungswidrige Entscheidungs- und Handlungspraxis durch die Gerichte prüfen zu lassen.

Zur Freitodbegleitung als Alternative zur palliativen Versorgung ist Folgendes anzumerken:

Die verstärkte Ablehnung von Überbehandlung und einer zunehmend inhumaner werdenden Intensivmedizin mit ihren scheinbar unendlichen Möglichkeiten menschliches Leben durch den Einsatz immer mehr Apparate verlängern zu können (oder, wenn man lieber will: um hierdurch Sterben verhindern zu können), ob sinnvoll oder nicht, stößt zunehmend und in immer größeren Teilen der Bevölkerung auf Skepsis oder sogar offene Ablehnung. Dies führte zur Entstehung und schnellen Entwicklung der Palliativmedizin, deren weiterer Ausbau von Gegnern der professionellen Suizidhilfe gefordert wird, da sie als vermeintlich wirksame Alternative zu freiverantwortlichen Suiziden angesehen wird. Dem ist nachgewiesenermaßen nicht so. Das beste Beispiel hierfür gibt die gesetzlich geregelte Suizidpraxis im US-Bundesstaat Oregon. Dort haben 86 Prozent der Suizidenten, denen Natrium-Pentobarbital (NaP) zum Zweck der Selbsttötung herausgegeben wurde (in Deutschland haben nach dem jüngsten Urteil des Bundesverwaltungsgerichts vom 07.11.2023 freitodwillige Menschen immer noch keinen Anspruch auf Genehmigung der Herausgabe von NaP), zuvor eine palliativmedizinische Versorgung in Anspruch genommen. Die immer wieder, insbesondere von Politiker:innen und Palliativmediziner:innen kolportierte Behauptung, dass die Palliativmedizin bzw. eine gute palliativmedizinische Versorgung in der Lage wäre, Selbsttötungen zu verhindern, ist somit nichts weiter als eben genau das: eine bloße Behauptung – eine, die jeglicher empirischer Evidenz entbehrt.

Ganz abgesehen davon, dass laut gesetzlichem Auftrag die Palliativmedizin in nur sehr beschränktem Maß zum Einsatz kommen kann. So findet sie beispielsweise bei chronischen und neurologischen Erkrankungen, die nicht final sind, keine Anwendung. Auch bei multimorbiden hochaltrigen und/oder lebenssatten Menschen ist die Palliativmedizin weitestgehend oder vollständig außen vor. Diese Menschen bilden jedoch mit Abstand die größte Gruppe der freiverantwortlich handelnden Suizidwilligen. Diese Feststellungen werden auch durch die eindeutigen Forschungsergebnisse von Johann Friedrich Spittler bestätigt. Dieser kommt u. a. zu dem Ergebnis, dass in 96,8 % der von ihm vorgenommenen Untersuchungen die Palliativmedizin entweder medizinisch nicht indiziert ist oder von den Freitodwilligen dezidiert abgelehnt wird – also keine realisierbare Alternative darstellt.

Ähnliches gilt für die in aller Munde befindliche Suizidprävention, die verstärkt ausgebaut werden soll. Dieser Ausbau ist sicherlich notwendig und daher sinnvoll. Er wird aber ganz sicher nicht dazu führen, wie dies einige interessenorientierte Psychiater:innen, Psychotherapeut:innen und Politiker:innen suggerieren, dass hierdurch rationale und freiverantwortliche Suizide in nennenswerter Zahl verhindert werden.

In allen Kulturen und zu allen Zeiten hat es rationale, freiverantwortliche Suizide gegeben und wird es sie auch weiterhin geben. Hier stößt die Suizidprävention an ihre Grenzen, denn diese ist von ihrer Zwecksetzung her nur für diejenigen angezeigt, die aufgrund einer akuten psychischen Erkrankung oder aus anderen Gründen eben keine rationale und freiverantwortliche Suizidentscheidung (mehr) treffen können.

Die Deutsche Gesellschaft für Humanes Sterben (DGHS) begrüßt insofern zwar grundsätzlich Anregungen (wie z. B. die des Deutschen Ethikrats), die Suizidprävention über die gesamte Lebensspanne und für alle relevanten Lebensbereiche auszuweiten, sowie den am 06.07.2023 vom Bundestag verabschiedeten Antrag »Suizidprävention stärken«, der von der Bundesregierung fordert, ein Konzept vorzulegen, wie zeitnah bestehende Strukturen und Angebote der Suizidprävention unterstützt werden können. Um aber individuellen Lebenslagen wirklich gerecht werden zu können, darf es auf keinen Fall zu einer irreführenden Gleichsetzung der Personen, die sich in einer suizidalen Krise befinden, mit denjenigen, die einen freiverantwortlichen, wohlerwogenen und konstanten Suizidwunsch mittels professioneller Hilfe entwickelt haben, kommen. Ebenfalls ist hervorzuheben, dass ein freiverantwortlicher Suizidwunsch sich in aller Regel nicht aus einem pathologisch geprägten, aus Verzweiflung erwachsenen Suizidbedürfnis heraus entwickelt. Denn einsichts- und urteilsfähige suizidwillige Menschen kommen über einen rational geprägten, oft bilanzierenden und verschiedene Alternativen berücksichtigenden Reflexionsprozess zu einer persönlichen Entscheidung, ihr Leben selbstbestimmt beenden zu wollen und suchen hierfür nach professioneller Freitodbegleitung. Ein solcher Freitodwunsch hat keinen suizidalen Hintergrund, er weist keine Suizidalität als Symptom einer psychischen Erkrankung aus und sollte daher auch nicht fälschlich psychiatrisiert und pathologisiert werden. Die Freitodwilligen entscheiden sich nicht für einen Freitod, weil sie keinen anderen Ausweg mehr sehen und daher verzweifelt sind, sondern weil dies unter den verfügbaren Optionen diejenige ist, die ihrem Verständnis von Selbstbestimmung und ihrem Selbstbild am stärksten entspricht.

Die Unterstützung freitodwilliger Menschen darf daher nicht von einem paternalistischen Gestus geprägt sein, der unter dem Deckmantel eines nur scheinbar ergebnisoffenen Beratungsangebots darauf abzielt, ihnen eine Lebensbindung anzutragen, die ihrem eigenen gefestigten Willen widerspricht.

Eine Ausweitung von Angeboten der Suizidprävention kann sich daher nur auf Menschen beziehen, die einen Ausweg im Leben suchen, aber keinen solchen mehr finden können. Jedoch gleichermaßen vonnöten ist eine Ausweitung von Angeboten für Menschen, die freiverantwortlich und dauerhaft ihren Weg, nämlich der Inanspruchnahme einer professionellen Freitodhilfe, für sich bereits gefunden haben und diesen sicher, geschützt, schmerzfrei und vor allem würdevoll in die Tat umsetzen wollen.

Darüber hinaus sollten wir anstelle einer meist paternalistisch geprägten Suizidprävention, die bei psychisch kranken Menschen in bestimmten Fällen ihre Berechtigung haben mag, endlich die verfügbare Option, unter gewissen Umständen einen freiverantwortlichen Suizid sicher und schmerzfrei ausüben zu können, selbst als Prävention begreifen: Prävention gegen Verzweiflungstaten und nicht zuletzt auch Prävention gegen die Traumatisierung nicht Beteiligter, die durch Brutalsuizide unerwartet in ein erschütterndes Ereignis verwickelt werden (wie z. B. bei Menschen, die sich vor Züge oder von Häuserdächern hinab werfen). Dabei versteht es sich von selbst, dass ausschließlich die betroffene Person die Entscheidung darüber zu treffen hat, ob sie sich präventiv betätigen und eine (professionelle) Freitodbegleitung planen und in Anspruch nehmen möchte.

Abschließend möchte ich, bezugnehmend auf das obige Zitat von Peter Bieri, festhalten, dass sich aus dem in Art. 1 unseres Grundgesetzes enthaltenen höchsten Rechtsgut, der Menschenwürde, für den Staat ergibt, dass verfassungsrechtlich garantierte Grundrecht auf eine (professionelle) Freitodhilfe gesetzlich zu gewährleisten, zumindest aber nicht zu beschränken oder gar zu verhindern sind.

Diese Würde jedenfalls ist immer dann in Gefahr, wenn der Staat versucht, dem Menschen zu nehmen, was er hat: die Autonomie und Selbstbestimmung über sein Leben und sein Sterben. Solchen staatlichen Bestrebungen, die nicht selten in ein paternalistisches Mäntelchen gekleidet sind, wie beispielsweise die so genannte Fürsorge- und Schutzpflicht des Staates, gilt es eine eindeutige Absage zu erteilen.

Ähnliches gilt für gesellschaftliche Gruppen, wie z. B. die Kirchen, Parteien, ärztliche Organisationen, Wissenschaftler:innen jeglicher Couleur oder Lebensschützer:innen, die die Würde des Menschen nach ihren weltanschaulichen, religiösen oder ideologischen Überzeugungen definieren und meinen, dieser Definition nun allgemeine Geltung verschaffen zu müssen. Dem steht jedoch unser Grundgesetz entgegen, das den Menschen auch davor schützt, zum Objekt der Menschenwürdedefinition Einzelner (seien es Personen oder Interessengruppen) zu werden.

Sich aus dem Leben zu verabschieden, wenn es einem Menschen – aus welchen gewichtigen Gründen auch immer – zur Last geworden ist, gehört zum Wesenskern persönlicher Freiheit. Die Menschen möchten am Lebensende genauso wie während ihres Lebens nicht bevormundet werden und erwarten vom Staat, dass er die Voraussetzungen für ein freiverantwortliches und würdiges Ausscheiden aus dem Leben schafft und sich nicht in höchst private Entscheidungen unzulässig einmischt. Darüber hinaus wissen wir von sehr vielen Fällen, dass das Vertrauen darauf, die Verantwortung über das eigene Leben zu behalten und jederzeit diesen sicheren und friedlichen Weg zur Beendigung des Lebens einschlagen zu können, die Resistenz und den Willen zum Durchhalten häufig eher stärkt.

Will ein Mensch sich suizidieren, weil ihm das Leben unerträglich geworden ist, so hat er dazu dasselbe Recht, wie andere Menschen es auf ihren natürlichen Tod haben.

Der Freitod ist die letzte und radikalste Entscheidung, die man in seinem Leben treffen kann. Ihn, auch mittels professioneller Hilfe, sicher und human zu ermöglichen gehört zu den Kernaufgaben der DGHS.

Berlin, im Januar 2024

Robert Roßbruch
Präsident der Deutschen Gesellschaft für Humanes Sterben e.V. (DGHS)

Inhalt

Vorwort 5

Teil I
Hintergründe und Reflexionen

1 Reflexionen zur Rolle der Freiverantwortlichkeit bei Selbsttötung und Suizidassistenz 19
    1.1 Die Phalanx der Ablehnung; die Existenz der Befürwortung   19
    1.2 Suizidalität: Prinzipiell pathologisch – oder auch als freiverantwortlich denkbar? 22
    1.3 Notwendige Elemente der Freiverantwortlichkeit im Rahmen der Suizidassistenz 24
        1.3.1 Die Abwesenheit von Zwang und Druck 24
        1.3.2 Einsicht in Lebenslage und Sterbemotivation 25
        1.3.3 Einsicht in die Irreversibilität des Lebensendes 26
        1.3.4 Auseinandersetzung mit und Entscheidung über die Alternativen 27
        1.3.5 Kommunikation des Sterbewunsches gegenüber anderen 29
    1.4 (Mögliche) Kriterien zur Beurteilung der Freiverantwortlichkeit von Sterbewünschen 30
    1.5 Fortsetzung der Diskussion 32

2 »Die Anderen sind auch da« – Zur Position von Angehörigen bei der Vermittlung von Freitodbegleitungen 34

Teil II
Falldokumentationen

3 Fallschilderungen 43
    3.1 Falldokumentationen aus dem Jahr 2022 43

4 Fallbeschreibungen 155
    4.1 Zahlen & Fakten 155

	4.2	Zwei Fallbeispiele in einer vollständigen Dokumentation ...	155
		Causa 1	155
		Causa 2	164
	4.3	Fallstatistiken	171

Teil III
Anhang

5	Unsere Arbeit. Unsere Ziele.	177
Literaturverzeichnis		**179**
Die Autoren, die Autorin		**180**

Teil I
Hintergründe und Reflexionen

1 Reflexionen zur Rolle der Freiverantwortlichkeit bei Selbsttötung und Suizidassistenz

»Dass noch der Konservativste die Radikalität des Sterbens aufbringt!«
Franz Kafka (1995, S. 242)

Dass die Thematik der Suizidassistenz seit dem Verfassungsgerichtsurteil von 2020 nicht mehr juristisch mit dem Stempel der Illegalität versehen werden kann, macht ein wichtiges Element des gesellschaftlichen Umgangs mit der Thematik aus. Ein anderer Blickwinkel, der von der Frage: »Ist es möglich, auf legale Weise Suizidassistenz zu erhalten?« ausgehend auf eine konkretere Ebene abzielt, präzisiert: »Unter welchen Bedingungen ist es möglich, Suizidassistenz zu erhalten?« Ein Begriff, der, wenn es um solche Bedingungen geht, eine unverzichtbare Rolle im vorgenannten Urteil einnimmt, ist die *Freiverantwortlichkeit*, genauer: *die Freiverantwortlichkeit der Entscheidung eines Menschen für die Inanspruchnahme einer Suizidassistenz.* Sogleich können sich verschiedene Fragen anschließen: Wann liegt denn Freiverantwortlichkeit vor – und wann kann sie in Zweifel gezogen werden? Worauf bezieht sie sich bei einer Freitodbegleitung? Sind freiverantwortliche Suizide denn überhaupt möglich? Sind sie moralisch verwerflich, selbst wenn sie freiverantwortlich sein sollten? Es ließen sich noch viele weitere Fragen formulieren. Die folgenden Erörterungen können allerdings nur einen kurzen Streifzug unternehmen und Ausschnitte der umfassenden, oft in interdisziplinäres Terrain reichenden Debatten behandeln; sie sollen sich nicht an einer vermeintlichen »großen Lösung« verheben, sondern bleiben fragmentarische Reflexionen zu einigen philosophischen und psychologischen Dimensionen der umfangreichen Thematik.

1.1 Die Phalanx der Ablehnung; die Existenz der Befürwortung

Zunächst lassen sich einige grundsätzliche ablehnende Haltungen gegen die freiverantwortliche Umsetzung einer Selbsttötung adressieren, die allein schon aufgrund ihrer Wirkung in den mit dieser Thematik befassten Bereichen der Wissenschafts- und Geistesgeschichte zum Verständnis der bis heute von konträren Standpunkten bestimmten Diskussion von Relevanz sind – wobei aber auch befürwortende Stimmen nicht ignoriert werden sollen.

Natürlich aber können *sie* schwerlich übergangen werden: die vielen Generalverbote, von der Antike bis in den heutigen Tag reichend, die von vornherein jeder aktiven Umsetzung individueller Sterbewünsche eine Absage erteilen, meist aus einer moralischen oder religiösen Position heraus, und die einer Einschätzung zu Fragen von *Frei*verantwortlichkeit und Selbstbestimmtheit des Sterbens bereits die Diagnose der *Un*verantwortlichkeit jeglicher Selbsttötung und mehr noch – wenn sie überhaupt noch Erwähnung findet – jeglicher Form von Suizidassistenz vorschalten. Ein klassisch zu nennendes Suizid- und Suizidassistenzverbot, dessen Echo wir auch heute noch antreffen können, paraphrasiert Lacina (2009, S. 74) wie folgt:

> »Die mittelalterliche *ars moriendi* bezeichnet das rechte Sterben im Vertrauen auf Gott, der über Leben und Tod der Menschen verfügt. Niemandem stand es nach christlicher Auffassung zu, über das Ende seines eigenen Lebens zu entscheiden. Mit dem Tötungsverbot als zentrale ethische Bestimmung wurde auch die Lebensverkürzung mit ärztlicher Hilfe untersagt. Krankheit und Leiden waren Prüfungen Gottes und sollten ertragen werden.«

Solche und ähnliche Präskriptionen, die anderen Menschen paternalistisch vorschreiben, unabhängig von der Frage der Freiverantwortlichkeit des Sterbewunsches, einen solchen keinesfalls in die Tat umsetzen zu dürfen, da Leben zu geben und zu nehmen allein göttliches Vorrecht darstellt, finden sich in der europäischen Kulturgeschichte von (moral)philosophischer und religiöser Seite seit vielen Jahrhunderten. Es sind im Kern scharf ablehnende Haltungen gegenüber der doch fraglos gegebenen Möglichkeit des Menschen, sein Leben eigenhändig zu beenden.

Als eine der wenigen Ausnahmen in der Plethora der kategorischen Ablehnung jeder Selbsttötung ist – wenn man so will, im Sinne einer Existenzaussage – zumindest die philosophische Schule der Stoiker anzuführen. In dieser wurde das Weiterleben um des Weiterlebens willen nicht zum Prinzip erhoben, sondern folgendes erkannt: »Leben und Tod an sich sind indifferent, Adiaphora. Wert gibt ihnen erst ihr Vollzug. Stoisches Denken ist qualitativ. Nicht Lebensdauer, Lebensintensität entscheidet. Sinnvolles Leben bestimmt sich so als höchstmöglicher Selbstvollzug, der Freude macht« (Hammer 1975, S. 61). Ist ein sinnvolles, erfülltes Leben nicht mehr in der Praxis umsetzbar, so wird die Selbsttötung durch eine freie und vernünftige Entscheidung »zu seinem gewollten Ende, das mehr ist als stumpfes Verdämmern« (a.a.O., S. 62). Der freiverantwortliche und selbstbestimmte Suizid ist somit an sich betrachtet kein Übel. Sterben und Tod des Individuums sind Teil der Ordnung des Weltganzen, in dem alles Sein in kontinuierlichem Wandel ist – sodass Marc Aurel (1992, S. 57) affirmierend anmerken kann: »Als ein Teil des Ganzen hast du bisher existiert, und du wirst verschwinden in dem, was dich erzeugt hat. Vielmehr du wirst nach dem Gesetz der Umwandlung zurückgenommen werden in den Lebenskeim der Welt.«[1]

Vereinzelt lassen sich also geistesgeschichtliche Positionen ausmachen, die die Legitimität einer freiverantwortlichen Selbsttötung zumindest nicht ausschließen – allerdings gibt es in der Neuzeit für jeden Hume, der darzulegen versucht, dass »es

---

1 In diesem Zusammenhang sei erwähnt, dass freitodwillige Mitglieder der DGHS in ihren Anträgen gelegentlich ausdrücklich Bezug auf die Philosophie der Stoa und die aus ihr hervorgehende Legitimität des Freitodes unter bestimmten Bedingungen genommen haben.

1 Reflexionen zur Rolle der Freiverantwortlichkeit bei Selbsttötung und Suizidassistenz

sich beim Freitod um keine Pflichtverletzung gegenüber Gott handelt« (Hume, 2018, S. 10), mindestens einen Kant, der die individuelle Entscheidung zur Selbsttötung nicht akzeptieren kann, weil deren Verallgemeinerung zwecks Untersuchung der Tauglichkeit als Maxime ergäbe, dass letztere »dem obersten Prinzip aller Pflicht gänzlich widerstreite« (Kant 2011, S. 55).

Selbst wenn sich der Diskurs zum selbstbestimmten Sterben sowohl gesamtgesellschaftlich als auch in den beteiligten Fachwissenschaften in den letzten Jahrzehnten zu einem gewissen Grad liberalisiert hat, konnten historisch ablehnende Haltungen zu Suizid und Suizidassistenz lange dominieren; und sie wirken in der Gegenwart noch spürbar nach. Dennoch können sie allesamt keinen legitimen Anspruch auf Allgemeingültigkeit stellen. Menschen mit einer bestimmten religiösen (oder analog dazu: einer bestimmten moralischen) Überzeugung etwa sind frei, individuell den jeweiligen Suizidverboten zu folgen, doch in »einer pluralistischen Gesellschaft, in der Gläubige und Ungläubige zusammenleben müssen, lässt sich […] durch religiöse Überzeugungen weder ein allgemeines moralisches noch ein rechtliches Verbot begründen. Wenn es überhaupt *allgemein verbindliche* Gründe für das Verbot der Selbsttötung geben sollte, dann müssten diese unabhängig von der Religion sein« (Wittwer 2009, S. 87).

Philosophischen oder einzelwissenschaftlichen Behauptungen, jegliche Selbsttötung des Menschen verstoße gegen dessen »Wesen« und sei »widernatürlich«, kann an dieser Stelle ebenfalls eine Absage erteilt werden, wie Wittwer verdeutlicht: »Unter den wesentlichen Eigenschaften einer Gegenstandsklasse versteht man gewöhnlich die Eigenschaften, die für diese Klasse konstitutiv sind. Nun ist es aber ganz offensichtlich eine allgemein menschliche und spezifisch menschliche Eigenschaft, dass Menschen sich töten können, weil sie ihren Tod begrifflich antizipieren und handeln können. Es kann also keine Rede davon sein, dass der Suizid gegen das Wesen des Menschen ,verstoße' und in diesem Sinn unnatürlich sei« (a.a.O., S. 88). Damit wird keineswegs *jegliches* menschliche Verhalten legitimiert, da es nicht um einzelne Handlungen, sondern um einen Grundbestandteil der menschlichen Existenz geht, und *nur* der menschlichen, denn die »Möglichkeit der [Selbsttötung] steht nur dem […] Menschen offen; sie zeigt, dass er nicht einfach da ist, sondern sich zu sich selbst verhält, in diesem Sinne frei ist, dabei eine radikale Verfügungsmacht hat, die ihm auch eine besondere […] Verantwortung aufbürdet« (Höffe 2008, S. 274). Menschen wissen, dass sie sterben werden und dass sie in der reflexiven Auseinandersetzung mit ihrer eigenen Existenz absichtsvoll etwas zu tun imstande sind, um den eigenen Tod früher herbeizuführen, als er ohne dieses Handeln eingetreten wäre.

21

1.2 Suizidalität: Prinzipiell pathologisch – oder auch als freiverantwortlich denkbar?

Nun lässt sich entgegnen, dass spätestens in den letzten Jahrzehnten frühere Haltungen, die einen realisierten oder versuchten Suizid als moralisches Übel herabwürdigten, gesetzlich und gesellschaftlich spürbar weniger relevant geworden sind. Hier haben ohne Frage auch Erkenntnisse aus Psychiatrie, Psycho(patho)logie und Psychotherapie unverzichtbare Beiträge geleistet, die besser verstehen lassen, warum Menschen in bestimmten biographischen Situationen einen so intensiven Leidensdruck durchzustehen haben, der sie zu Versuchen führt, sich das Leben zu nehmen, unabhängig davon, ob diese Versuche gelingen oder nicht. Menschen mit suizidalen Tendenzen und/oder Handlungen werden als leidende Menschen gesehen und sind keine Sünderinnen und Sünder mehr. Das ist fraglos ein eminenter Fortschritt. Allerdings machen solche Differenzierungen immer noch zu oft dort halt, wo es darum geht, bei Selbsttötungsabsichten genauer zu unterscheiden, ob sie tatsächlich als Ausdruck schwerer psychischer Erkrankungen zu verstehen sind oder auf rationalen, freiverantwortlichen Erwägungen basieren.

Denn: Konkreter als die im 21. Jahrhundert nicht selten bizarr und museal anmutenden Generalverbote werden Standpunkte, die sich tatsächlich näher mit der inhaltlichen Verfasstheit der jeweiligen Sterbewünsche auseinandersetzen und nicht bei der Thematisierung von Selbsttötung und Suizidassistenz kategorisch die Tür zuschlagen. Voraussetzung für die Ermöglichung von Suizidassistenz ist dann insbesondere die Positionierung zu der Frage, ob es überhaupt freiverantwortliche Suizide geben kann oder ob das Vorliegen von Suizidalität unweigerlich auf psychopathologische Phänomene verweist.

Die psychiatrische Annahme, dass sich »hinter der so genannten ‚freien Willensentscheidung' [...] bei genauerer Exploration häufig doch psychopathologische Phänomene« verbergen (Möller et al. 2009, S. 386), wird oft genug eingebracht. Suizidalität, die unzählige individuelle – weil im Wortsinne mit Lebenslage, Biographie und Persönlichkeit des jeweiligen Individuums zusammenhängend – Ausformungen annehmen kann, wird hier als zumeist mit einer psychopathologischen Disposition verbunden verstanden oder der Sterbewunsch direkt selbst als psychopathologisches Symptom interpretiert. Dabei steht außer Frage, dass es viele Erscheinungen von Sterbewünschen und/oder Suizidalität gibt, in der psychische Erkrankungen eine entscheidende Rolle spielen, wie z. B. bei schweren Formen von Depression oder Schizophrenie. Auch wenn jeder Fall als Einzelfall betrachtet zu werden verdient, sind solche Manifestationen von Suizidalität nur schwerlich mit Freiverantwortlichkeit vereinbar. Zugleich wäre es eine unzulässige Generalisierung, von den eindeutigen Fällen eines Sterbewunsches mit psychopathologischem Hintergrund ausgehend *jeder* Form von Sterbewünschen und -absichten Freiverantwortlichkeit zu versagen.[2] Rationale, reflektierte Suizidabsichten können nicht

---

2 Hier verfiele man dem sogenannten Trugschluss der Komposition (vgl. dazu z. B. van Vleet 2011, S. 2), da von der Aussage »Verschiedene Formen von Sterbewünschen sind krankhaft

in das Reich des Unmöglichen verwiesen werden; und keine Kasuistik kann bei einer solch komplexen Thematik zu allgemeinen Aussagen zur Psychopathologie gelangen, weil sie sich in ihrer Geltung ohnehin nie auf alle oder auch nur die meisten relevanten Fälle erstrecken kann – somit ist die »psychiatrische Annahme, jeder Selbsttötung liege letztlich eine psychische Erkrankung zugrunde, unbewiesen, weil unbeweisbar« (Hammer 1975, S. 17). Das gilt gleichfalls für von Allaussagen abrückende, vorsichtigere Formulierungen wie der obig zitierten, die »nur« der großen *Mehrzahl* der Sterbewünsche und Suizidabsichten psychopathologischen Charakter zuweisen.

Um es pointiert zu formulieren: Wenn bei schweren depressiven Episoden regelhaft Suizidalität vermutet wird, so heißt das nicht zwingend umgekehrt, dass bei Suizidalität regelhaft schwere depressive Episoden vermutet werden müssen. Realität ist, dass Suizide und Suizidassistenzen durchgeführt werden, bei denen sich im Prozessverlauf keinerlei Indizien für eine psychopathologische Überformung des Sterbewunsches zeigen. Es gibt viele suizidbereite Menschen, die ohne jeglichen Anlass zu einem Kontakt mit dem psychologisch-psychiatrischen Teil des Gesundheitssystems freiverantwortlich ihre Pläne in die Tat umsetzen und oft genug noch ideelle und/oder materielle Unterstützung von Angehörigen und anderen Nahestehenden erhalten.

Zu bedenken sind etwa all diejenigen Freitodbegleitungen von somatisch schwerkranken Menschen, die eine negative Prognose mit der Aussicht auf eine krankheitsbedingt drastisch reduzierte Lebenszeit haben – eine Leidenszeit, die trotz aller konstruktiven medizinischen Interventionen doch noch oft genug Qualen und Siechtum mit sich bringen wird. Ist der Entscheidung einer solchen schwerkranken Person, die erfährt, dass sie z. B. noch ca. ein halbes Jahr zu leben hat und dass diese Lebenszeit ausgefüllt sein wird mit starken Schmerzen und Immobilität (um nur zwei Faktoren zu nennen), etwas von Grund auf psychopathologisch Auffälliges zu entnehmen? Es erscheint weit eher, dass eine Abwägung vor einem persönlichen Wertehintergrund, die zu dem Entschluss führt, auf diese zu erwartende qualvolle letzte Lebensphase nach Möglichkeit zu verzichten, vernünftig und der Realität zugewandt sein kann.

Menschen, die sich mit der Option des assistierten Suizids und einem selbstbestimmten Lebensende befassen, erleben indessen zweifellos häufig erhebliche Einschränkungen in ihrer Lebensführung. In vielen Fällen handelt es sich dabei um schwere und schwerste Erkrankungen, nicht selten auch letale, die nicht mehr kurativ behandelt werden können. Für die meisten Menschen kommen ohnehin mit steigendem Alter unausweichlich Gebrechen hinzu, die die Bewältigung des Alltags erschweren, selbst dann noch, wenn sie verschiedene unterstützende Maßnahmen des Gesundheitssystems in Anspruch nehmen. Die Möglichkeit, mit Hilfe der modernen Medizin deutlich länger zu leben als früher, bedeutet nicht automatisch, dass zugleich eine ausreichende Lebensqualität erhalten werden kann. Das Anerkennen vieler einschränkender Faktoren, die sich auf die Reflexion zu einem selbstbe-

---

und nicht freiverantwortlich« darauf geschlossen würde, dass dies für alle Formen von Sterbewünschen (oder alle Arten von Suizidalität) gelte.

stimmten Lebensende und die darauffolgenden Entscheidungen intensiv auswirken können, verwehrt der Freiverantwortlichkeit keineswegs eine Rolle in diesen Überlegungen.

Der existentiell-humanistische Psychotherapeut Rollo May beispielsweise formuliert einen Freiheitsbegriff, der den vielen objektiv einschränkenden Faktoren Rechnung trägt, ohne in einen radikalen Determinismus zu verfallen, und merkt entsprechend an: »Freiheit ist nicht das Gegenteil von Determiniertheit. Freiheit ist vielmehr die Fähigkeit des Individuums, zu erkennen, dass es determiniert ist, zwischen Reiz und Reaktion innezuhalten und sich für eine bestimmte Reaktion oder Antwort unter mehreren möglichen zu entscheiden, auch wenn nur wenig Spielraum vorhanden ist« (May 1982, S. 191). Dieser vorhandene Spielraum mag nicht mehr viele Optionen offenlassen – doch für die Freiverantwortlichkeit kann von größerer Bedeutung sein, dass überhaupt noch mehrere Handlungsoptionen bestehen, als dass es eine Vielzahl davon gibt. Diese Alternativen können ihrerseits von den objektiv einschränkenden Faktoren intensiv beeinflusst werden – etwa, wenn bei einer fortgeschrittenen somatischen Erkrankung nur noch wenige medizinische Behandlungsmöglichkeiten oder eben der Verzicht auf all diese gegeben sind. Solange sich der betreffenden Person noch ein »Ich kann dies *oder* jenes tun *oder* auch so handeln« im inneren Abwägungsprozess der Entscheidungsbildung zeigt, ist zumindest eine Ebene menschlicher Freiheit vorhanden.

1.3 Notwendige Elemente der Freiverantwortlichkeit im Rahmen der Suizidassistenz

Will man nun aber die Thematik der freiverantwortlichen Entscheidung für die Inanspruchnahme von Suizidhilfe näher von einer offenen Haltung betrachten, in der sich die Frage nach den konkreten Bedingungen stellt, so können nachfolgend einige Elemente herangezogen werden, ohne die ein solcher freiverantwortlicher Entschluss und seine Umsetzung nicht oder nur schwer denkbar sind – und das übrigens ganz unabhängig davon, ob die eigene Position in einer Befürwortung oder einer Ablehnung von Suizidassistenz besteht. Es lässt sich so an einigen konkreten Gesichtspunkten ansetzen, die später mit allgemeineren Begrifflichkeiten in Bezug gesetzt werden können.

1.3.1 Die Abwesenheit von Zwang und Druck

Eine unstrittige Minimalanforderung, die an eine freiverantwortliche Entscheidung für einen assistierten Suizid gestellt werden kann, besteht darin, dass kein äußerer Druck oder sogar Zwang auf die Person ausgeübt wird. *Negative* Freiheit lässt sich als

Freiheit *von* etwas, das heißt vor allem die Abwesenheit von Zwang (vgl. Blackburn 2008, S. 141: »absence of constraint«) verstehen. Die betroffene Person kann sich mit anderen beraten, muss aber ihre Entscheidung frei von Beeinflussungen treffen können. Ein Mensch z. B., der eigentlich weiterleben möchte, sich aber auf Drängen von Familienmitgliedern oder anderen bereiterklärt, den Weg einer Suizidassistenz zu verfolgen, hat nicht freiverantwortlich entschieden. Es ist nicht sein eigener Wille, sondern seine Fügung in den Willen von anderen Personen.

Ganz gleich, wie die jeweiligen fachlichen Positionen zu Möglichkeiten und Bedingungen von freiverantwortlichen Selbsttötungen aussehen: Es gibt unleugbare wahrnehmbare Unterschiede zwischen Entscheidungen für einen assistierten Suizid, bei denen eine Person hierzu gedrängt oder sogar gezwungen wird, und andererseits solchen, bei denen äußerer Druck oder Zwang eindeutig nicht vorliegen. Dass bei Hinweisen auf ersteres ohnehin keinerlei Suizidhilfe in Frage kommen kann und darf, ist unstrittig. Die genannte Anforderung ist somit zwar ein notwendiges, zugleich aber kein allein hinreichendes Element für das Bestehen von Freiverantwortlichkeit. Neben einengenden äußeren, intersubjektiven Faktoren dürfen ebenfalls keine inneren, intrasubjektiven Faktoren die Urteils- und Entscheidungsbildung einengen.

1.3.2 Einsicht in Lebenslage und Sterbemotivation

Ein offensichtlicher ebenso wie notwendiger Teil der Freiverantwortlichkeit im Kontext der Inanspruchnahme von Suizidassistenz ist ferner die Erkenntnis der aktuellen Lebenslage, in der sich der jeweilige Mensch derzeit befindet. Natürlich kann und wird diese Perspektive legitimerweise persönlich gefärbt sein – zugleich gilt es, die objektiven Gegebenheiten der eigenen Situation zunächst einmal erfassen zu können. Die betreffende Person muss vor allem erkennen können, in welchem gesundheitlichen Zustand sie selbst sich befindet, körperlich wie psychisch; sie muss generell erkennen können, wie sie in dieser Situation handeln kann, und im Besonderen, um welche Thematik es bei der möglichen Beantragung einer Suizidhilfe geht und welche Konsequenz diese für die eigene Person hätte. Kurzum: Sie muss erfassen können, in welchem Zusammenhang sich die Frage nach einer Freitodbegleitung für sie überhaupt stellt – »Warum steht gerade jetzt eine Entscheidung in meinem Leben an, Suizidhilfe zu beantragen und anzunehmen – oder das eben nicht zu tun?«

Dafür muss zunächst bei einem sterbewilligen Menschen eine Motivation vorhanden sein, die ihn zu der Absicht führt, Handlungen zu unternehmen, die bei Vollzug des Plans sein Leben beenden. Die Beweggründe der biographischen Situation, die bei dem jeweiligen Menschen die Intention befördern, das eigene Leben beenden zu wollen, bleiben bei aller legitimen Kategorisierung, wenn es um die Betrachtung einer größeren Anzahl von Fällen geht, immer auch individuell geprägt – sie stimmen in aller Regel »aber darin überein, dass der Einzelne von einem Weiterleben insgesamt eine negative Bilanz erwartet. Er erwartet, dass die Zukunft seines Lebens seinem Leben nicht hinreichend viel Positives bieten wird, um seine negativen Seiten aufwiegen zu können« (Birnbacher 2017, S. 61). Sich freiverantwortlich für ein selbstbestimmtes Sterben zu entscheiden, impliziert zudem keineswegs eine Geringschätzung des Lebens, denn wenn man z. B. »sein Leben immer geliebt hat und man nun weiß, dass fortan nichts mehr zu erwarten steht außer Schmerz und Leid, so unerträglich groß, dass man sich selbst an jenen nicht mehr erfreuen kann, die man am meisten liebt, dann könnte es sein, dass man sich aus Liebe zum Leben entschließt, es zu beenden« (Baggini 2014, S. 88).

Das Movens, aktiv die Beendigung des eigenen Lebens anzustreben, ist häufig eine Reaktion auf die Intensivierung von Leidenszuständen, wie z. B. schweren Erkrankungen, die von sich aus nicht unbedingt todbringend sein müssen. Doch auch Leidenszustände sind nicht auf schwere somatische Erkrankungen beschränkt; und die soeben angeführten negativ bewerteten Zukunftsaussichten müssen nicht einmal auf *gegenwärtige* intensive Leidenszustände beschränkt sein: Es ist darüber hinaus möglich, dass solches Leiderleben für die Zukunft mit hoher Wahrscheinlichkeit *erwartet* wird.

Einheitlich ist hingegen das Resultat, von dem nach erfolgter Umsetzung der gebildeten Absicht auszugehen ist: »Mag auch im Einzelfall nicht immer Klarheit darüber herrschen, bleiben doch primärer Todeswunsch (aus welcher Motivation auch immer) und Einsicht in den todbringenden Charakter der Tat oder Unterlassung bestimmend für das Wesen der Selbsttötung« (Hammer 1975, S. 16). Der todbringende Charakter als Konsequenz der Tat tritt nur dann ein, wenn sie von der sterbewilligen Person derartig umgesetzt werden kann, wie es ihrem Plan entspricht. Es lässt sich indessen davon ausgehen, dass viele Menschen zunächst einen Sterbewunsch entwickeln, ohne zugleich eine genauere Vorstellung von der Art und Weise haben, mit der sie ihr Sterben und ihren Tod herbeiführen wollen. Andererseits gibt es auch Menschen, die bereits eine lang andauernde Überzeugung haben, ihr Leben einmal unter bestimmten Bedingungen selbstbestimmt beenden zu wollen und dann Handlungsabsichten entwickeln, wenn schließlich für sie diese Bedingungen erfüllt sind – wie etwa bei schweren, unheilbaren Erkrankungen oder auch bei Lebenssattheit.

Erweitert man den Aspekt der Motivation zur Selbsttötung um die Absicht, bei der Umsetzung Unterstützung in Anspruch zu nehmen, so zieht dies, wie erwähnt, zwingend nach sich, dass es bei der sterbewilligen Person ein grundsätzliches Verstehen des Prozesses der Suizidhilfe geben muss, der als Resultat den eigenen Sterbeprozess einleitet und zum Tod führt.

1.3.3 Einsicht in die Irreversibilität des Lebensendes

Das Erkennen der Unumkehrbarkeit der ins Handeln umgesetzten Entscheidung zu einer Freitodbegleitung stellt einen wichtigen Grund dar, der die Frage der Freiverantwortlichkeit ins Zentrum der Debatten um die Suizidhilfe rücken lässt. Die wesenhafte Differenz zu anderen schwerwiegenden Lebensentscheidungen ist darin zu sehen, dass es nach Vollendung der begleiteten Selbsttötung keine Veränderungsmöglichkeit mehr gibt. Die Irreversibilität nach Abschluss der Suizidhilfe ist daher unleugbar, wenngleich Birnbacher (2017, S. 42) im Rahmen der Erörterung zu Fragen von Todesdefinition und -kriterien mit Recht darauf hinweist, dass der

Terminus der »Irreversibilität« einen gewissen Deutungsspielraum mit sich bringt und nicht so absolut sein muss, wie es den Anschein hat: »Irreversibilität hat [...] einen impliziten Zeitindex. Was gestern irreversibel war, ist es nicht notwendig auch heute. Was heute irreversibel ist, ist es nicht zwangsläufig auch morgen oder übermorgen.« Die medizinischen Möglichkeiten, einem sterbenden Menschen zumindest eine quantitative Verlängerung seiner Lebenszeit zu verschaffen, sind im 21. Jahrhundert andere als diejenigen, die medizinischen Praktiker*innen in früheren Zeiten zur Verfügung standen. Die Irreversibilität bei einem assistierten Suizid kommt hingegen vor allem deswegen zustande, weil gemäß dem Willen der sich suizidierenden Person ausdrücklich vereinbart wurde, dass Suizidhelfende nicht in irgendeiner Form intervenieren, um den Sterbeprozess aufzuhalten.

Sind alle inhaltlichen und organisatorischen Fragen geklärt und die entsprechenden Vorbereitungen absolviert, so ist demnach die (potenziell) letzte Entscheidung unmittelbar vor der Einleitung des Sterbeprozesses zu treffen. Sie hat binären Charakter: Will dieser Mensch jetzt freiwillig sein Leben beenden oder will er dies nicht? Die sterbewillige Person muss realisieren, dass die Option der Freitodbegleitung bedeutet, dass nach der eigenhändigen Zuführung des Medikaments das eigene Leben unumkehrbar beendet sein wird. Der Sterbevorgang führt zum Tod. Wenn von nun an die Existenz dieser besonderen Person adressiert wird, so gilt eindeutig: Dieses Leben ist vorbei, das Totsein ist ewig. Das bleibt unabhängig davon, ob der sterbewillige Mensch zuvor von einer Variante eines Jenseitsglaubens (oder auch eines Reinkarnationsglaubens) überzeugt war oder nicht. Es geht um mehr als nur das Wissen um die allgemeine menschliche Sterblichkeit. Ich muss verstehen, dass es um mein eigenes Sterben und meinen eigenen Tod geht: »Alle Menschen müssen sterben – das ist ein banales Faktum. Aber dass ich selbst sterben muss, das ist kein banales Faktum – für mich« (Schneiders 2007, S. 259). Die Einsicht in die Konsequenz dieser endgültigen persönlichen Entscheidung muss im Prozess der individuellen Urteilsbildung eine unverzichtbare Rolle spielen. Eine Variante der Aussage, die in einfachen, direkten Worten lauten kann: »Wenn ich dies tue, werde ich sterben und mein Leben wird für immer beendet sein«, muss der sterbewilligen Person also deutlich bewusst sein.[3]

1.3.4 Auseinandersetzung mit und Entscheidung über die Alternativen

Es können in vielen Fällen von durchgeführten Freitodbegleitungen alternative Handlungen genannt werden, die den sich selbstbestimmt suizidierenden Menschen anstelle des Freitodes zur Verfügung gestanden hätten. Daher ist von höchster Bedeutung, ob die Entscheidung gegen diese Alternativen – vorausgesetzt, sie wurden von der betreffenden Person in ihre Überlegungen einbezogen – wirklich

---

3 Der gegenteilige Gedanke legt im Übrigen Absurdität und einen Bruch in der zeitlichen und kausalen Logik offen. Wenn ich wirklich glaubte, nach meiner Freitodbegleitung noch weitere medizinische Interventionen in Anspruch nehmen zu können, so würde dies massive und berechtigte Zweifel an meinen kognitiven Kapazitäten im Allgemeinen und meiner Einsichtsfähigkeit in die Situation im Besonderen wecken.

freiverantwortlich getroffen wurde. Für Fachpersonal, das mit der Beantragung und Durchführung einer Suizidassistenz befasst ist, kann hier eine herausfordernde Aufgabe in der Einschätzung des Sterbewunsches des betreffenden Menschen entstehen: Handelt es sich hier um eine gut reflektierte Festlegung auf die Alternative der Freitodbegleitung, oder zeugt der Fokus auf diese Handlungsoption von einem Ausblenden anderer Möglichkeiten, mithin einer zu stark eingeengten Perspektive? Eine solche Einengung kann beispielsweise in einem klinisch-psychopathologischen Zusammenhang als »Einschränkung des inhaltlichen Denkumfanges, Verhaftetsein an ein Thema oder an wenige Themen, Fixierung auf wenige Zielvorstellungen« (AMDP 2015, S. 45) verstanden werden. Die Fixierung bestünde hier in einer frühzeitigen Festlegung auf eine (assistierte) Selbsttötung, ohne dass ein wirklicher Auseinandersetzungsprozess mit denkbaren anderen Handlungsoptionen erfolgt.

Wenn nun eine Entscheidung – mutmaßlich freiverantwortlich – für einen assistierten Suizid ausfällt, repräsentiert diese (wie auch im Bundesverfassungsgerichtsurteil klargestellt) das Wahrnehmen eines bürgerlichen Grundrechts. Gleichwohl steht außer Frage, dass nicht jeder Sterbe- oder Todeswunsch, der auftritt, automatisch zu Handlungsimpulsen, diesen in die Tat umzusetzen, mündet. Und weiterhin kann es zu der Situation kommen, dass ein assistierter Suizid zwar von jemandem gewünscht wird, aber niemand sich findet, der oder die dazu bereit ist, eine solche Assistenz zu leisten. Ein Faktor, der die Einschätzung der Freiverantwortlichkeit beeinflussen kann, besteht in der Frage der Auseinandersetzung mit Alternativen zu einer begleiteten Selbsttötung. Es gehört zum Prozess der Ausbildung eines freiverantwortlichen Wunsches nach assistierter Selbsttötung, verschiedene Handlungsalternativen und ihre jeweiligen Auswirkungen für sich zu bewerten, und das vor dem Hintergrund der eigenen Wertvorstellungen und biographisch geprägten Haltungen. Suizidassistenz ist nicht alternativlos. Das ist aus einer grundsätzlichen Sicht Tatsache, weil immer die Alternative vorhanden ist, eben keine Suizidassistenz in Anspruch zu nehmen. Die Alternative, das eigene Leben so wie bisher fortzusetzen, mag drastische und quälende Konsequenzen nach sich ziehen, so etwa bei schwersten somatischen Erkrankungen, die einen langen Prozess des Leidens und des Siechtums mit sich bringen können. Doch gerade die Reflexion darüber, was denn geschehen würde, sollte sich ein Mensch für das Weiterleben entscheiden, ist Teil der Abwägung. Zudem erscheint es erforderlich, weitere Handlungsmöglichkeiten, die bei einem Weiterleben bestünden, zumindest inhaltlich zur Kenntnis zu nehmen und für all diese Optionen – genauer gesagt: diejenigen, die es gibt, wenn man weiterlebt, plus die eines begleiteten Suizids – zu einer individuellen Einschätzung zu gelangen, welche Präferenzen man selbst für sich ausbildet. Für schwer kranke Menschen, die unter schier unerträglichen Schmerzen leiden, gibt es z. B. Hilfe durch palliativmedizinische Interventionen, die die Schmerzen häufig zumindest spürbar lindern können. Allerdings bedarf es noch eines weiteren kognitiven Schrittes, der notwendig ist: nämlich dem, tatsächlich eine Entscheidung zu treffen. Ich kann über die mir zur Verfügung stehenden Alternativen gut informiert sein und ausgiebig reflektiert haben, wie ich selbst zu jeder dieser Optionen stehe, wie sie jeweilig zu meinem persönlichen Wertesystem und biographisch geprägten Selbstverständnis passen, doch wenn ich nicht aktiv eine der Handlungsmöglichkeiten – oder dort, wo möglich, Kompromisse, Synthesen oder Ähnliches – wähle, wird automatisch die Entscheidung getroffen, wie bisher weiterzuleben und keine weitere Intervention vorzunehmen. Gewiss lassen sich in bestimmten Lebenslagen Handlungsschritte kombinieren, wie z. B. die Inanspruchnahme einer palliativmedizinischen Behandlung, um zu erfahren, ob hier doch noch eine Reduktion des Leidensdrucks erreicht werden kann und, falls das nicht im erhofften Umfang eintritt, die nächsten Schritte zur Planung einer Suizidassistenz zu treffen. In einer Reihe von individuellen Lebenslagen mag es also gangbar sein, verschiedene Unterstützungsangebote mit- und/oder nacheinander anzunehmen, also in irgendeiner Weise zu kombinieren. Geht es zum anderen aber um die Frage der letzten Handlung eines freiverantwortlichen selbstbestimmten Sterbens, ist am Ende die vorgenannte binäre Wahl zu treffen: Die Alternative einer Suizidassistenz schließt durch ihr Resultat alle anderen aus. Diese Entscheidung stellt ein besonders hervorstechendes Beispiel der Lebensregel dar, die der existentielle Psychotherapeut Irvin Yalom (2002, S. 163 f.) verdeutlicht: »Für jedes ‚Ja' muss es ein ‚Nein' geben. Entscheidungen sind kostspielig, weil sie Verzicht fordern. [....] Wenn wir eine Entscheidung treffen, schließen wir etwas aus.«

1.3.5 Kommunikation des Sterbewunsches gegenüber anderen

Sofern also eine Person als Ergebnis dieses Reflexionsprozesses für sich die Entscheidung trifft, eine Freitodbegleitung in Anspruch nehmen zu wollen, ist nicht ausschlaggebend, ob bestimmtes Fachpersonal eine andere Wahl vorgezogen hat oder haben könnte. Die Entscheidungshoheit verbleibt bei dem Individuum selbst. Alternativen können vorgeschlagen und skizziert, aber nicht verordnet werden – das widerspräche dem Recht auf Selbstbestimmung.

Wenn ferner eine Suizidassistenz stattfindet oder stattfinden soll, beinhaltet das unweigerlich das Mitwirken mindestens einer anderen Person. Es kann also nicht ein Handeln sein, das unabhängig von anderen in die Tat umgesetzt wird. In einem solchen letzteren Fall läge zwar ein Suizid vor, jedoch kein *begleiteter* Suizid. Viele Brutalsuizide kommen ohne direkte Einbeziehung irgendeines anderen Menschen zustande, wirken sich allerdings in ihrer Konsequenz häufig massiv auf andere ungewollt Beteiligte aus. Wenn eine oder mehrere andere Personen hingegen daran mitwirken sollen, dass ein Mensch seine Selbsttötungsabsicht in einer Freitodbegleitung umsetzen kann, so bedarf es zwingend eines Maßes an Kommunikation zwischen den Akteuren; denn bevor von allen Beteiligten entsprechende organisatorische Schritte erfolgen können, ist es notwendig, dass diese von dem bzw. der Sterbewilligen überhaupt erst einmal erfahren, dass ein solcher Wunsch bei diesem bzw. dieser vorhanden ist. Erforderlich ist also, dass der »Sterbewillige […] seinen Sterbewunsch unmissverständlich und im Zustand geistiger Klarheit geäußert« hat (Wittwer 2009, S. 99).

Ob dies bei etwaigen sprachlichen Einschränkungen unterstützt durch technische Hilfsmittel oder vertraute Personen geschieht, mündlich oder in Schriftform, verändert nichts an der Kernbotschaft – der oder die Sterbewillige muss in irgendeiner

Weise kognitiv imstande sein, sinngemäß auszusagen: »Ich habe mich entschieden, selbstbestimmt zu sterben. Dafür möchte ich Unterstützung in Anspruch nehmen.« Niemand ist gezwungen, Suizidhilfe zu leisten (vgl. ebd.). Ist aber jemand bereit, eben dieses zu tun, benötigt er oder sie eindeutige Aussagen des sterbewilligen Menschen zu seiner Situation, seiner Urteilsbildung und seinem Entschluss. Damit die freiverantwortliche Entscheidung im Rahmen einer Sterbebegleitung Realität werden kann, braucht es die unmissverständliche direkte Kommunikation dieser Entscheidung.

1.4 (Mögliche) Kriterien zur Beurteilung der Freiverantwortlichkeit von Sterbewünschen

Die DGHS-Geschäftsstelle berücksichtigt bei ihrer Einschätzung von Anträgen auf Vermittlung einer Freitodbegleitung für ihre Mitglieder unter anderem folgende Sicherheitskriterien, die gegeben sein sollten: *Urteils- und Einsichtsfähigkeit, Wohlerwogenheit, Konstanz, Autonomie* und *Tatherrschaft*. Diese Kriterien sind nicht als völlig trennscharf zu verstehen, da neben den jeweiligen Kernelementen auch Übergänge bestehen. Die unter ▶ Kap. 1.3.1 erwähnte negative Freiheit von ausgeübtem Zwang bei der Entscheidung für eine Freitodbegleitung findet sich primär in dem Kriterium der **Autonomie** wieder. Gehen wir über diese erste Minimalanforderung heraus, so lässt sich sagen, dass die **Urteilsfähigkeit** eine zentrale Rolle einnimmt, wenn es um die Einschätzung der Freiverantwortlichkeit eines Sterbewunsches geht. Liegt sie vor, kann der *Sterbe*wunsch als genuiner *Freitod*wunsch verstanden werden, sofern auch die übrigen Kriterien hinreichend erfüllt werden. Um daher beispielhaft den Schritt zu einer eindeutigeren Systematisierung einiger Aspekte der unter ▶ Kap. 1.3 vorgenannten Elemente von Freiverantwortlichkeit der Sterbewünsche vorzunehmen, lassen sich die von C. Thomas-Hund dargelegten allgemeineren Kriterien heranziehen. Diese gelten nach der *Schweizerischen Akademie der Wissenschaften* als wesentlich, um aus fachlicher Sicht eine Urteilsfähigkeit des sterbewilligen Menschen zu bejahen und damit bei entsprechender vorausgegangener Entscheidung der betreffenden Person eine Suizidassistenz befürworten zu können. Vorab sei angemerkt: Die Ausdifferenzierung der verschiedenen Gesichtspunkte mag besondere Relevanz für Fälle haben, in denen psychische Erkrankungen bei den jeweiligen sterbewilligen Menschen vermutet werden oder gesichert vorliegen und es notwendig wird, einzuschätzen, ob diese Personen in ihrer Entscheidung urteilsfähig sind – und damit freiverantwortlich handeln können. Gibt es aber im Antrags- und Vorbereitungsprozess auf eine mögliche Freitodbegleitung keinerlei solche Indizien, bleiben die Komponenten der Urteilsfähigkeit sozusagen »Hintergrundfolie« in der Kommunikation mit den sterbewilligen Menschen. Sie werden zunächst als gegeben vorausgesetzt und rücken erst dann zwecks näherer Erörterung in den Vordergrund, sofern Zweifel aufkommen, ob sie tatsächlich in

1 Reflexionen zur Rolle der Freiverantwortlichkeit bei Selbsttötung und Suizidassistenz

hinreichendem Maße vorhanden sind. Die Beweislast liegt hier ausdrücklich *nicht* bei dem oder der Suizidwilligen – es obliegt umgekehrt dem Fachpersonal, das sich mit dem Sterbewunsch und dessen konkreter Umsetzung befasst, genannte Indizien festzustellen und die Urteilsfähigkeit genauer zu explorieren. Das Vorgehen ist somit ähnlich anderen Lebenskontexten, in denen eine Person als urteilsfähig gilt, bis sich Hinweise zeigen, die dies in Frage stellen. Wäre es umgekehrt, so bestünde die Ausgangsposition in einer prinzipiellen Pathologisierung jedes Wunsches nach einer Suizidassistenz und das offene Gespräch zwischen suizidwilligen und potenziell suizidassistierenden Personen erhielte anamnestischen und diagnostischen Charakter.

Ungeachtet der verschiedenen fachlichen Positionen ist es sinnvoll, sich über die verschiedenen Komponenten der Urteilsfähigkeit zu verständigen und nach Möglichkeit zu einigen. Das gilt jedoch primär für die Bereiche von Psychologie, Psychotherapie und Psychiatrie – denn anders als bei einer juristischen Betrachtung der Freiverantwortlichkeit, bei der in verschiedenen Ländern unterschiedliche Gesetzeslagen ausschlaggebend sein können, dürfte es keine größeren Divergenzen in den psychologischen, psychotherapeutischen und psychiatrischen Positionen geben, die durch Landesgrenzen bedingt wären und sich daher in der hier herangezogenen schweizerischen Perspektive grundlegend anders darstellten als in Deutschland.

»Die Schweizerische Akademie der Wissenschaften (SAMW) lehnt sich in ihrer, Ende 2018 herausgegebenen, medizinisch-ethischen Richtlinie zur ‚Urteilsfähigkeit in der medizinischen Praxis' […] an das in den USA verwendete Verständnis an und schlägt vor, bei der Beurteilung der Urteilsfähigkeit, folgende Dimensionen und mentale Fähigkeiten zu beurteilen:

1. Die *Erkenntnisfähigkeit*, also die Fähigkeit, die für die Entscheidung relevanten Informationen zumindest in den Grundzügen erfassen zu können.
2. Die *Wertungsfähigkeit*, also die Fähigkeit, die Entscheidungssituation und die persönlichen Konsequenzen vor dem Hintergrund verschiedener Handlungsoptionen, die sich auch aus alternativen Möglichkeiten ergeben, abwägen zu können.
3. Die *Willensbildungsfähigkeit*, also aufgrund der erhaltenen Informationen im Kontext eigener Erfahrungen, Motive und Wertvorstellungen eine Entscheidung treffen zu können.
4. Die *Willensumsetzungsfähigkeit*, also die Fähigkeit, die eigene Wahl zu äußern und zu vertreten.

Das bedeutet, dass nicht, wie die Entscheidung ausfällt, sondern dass die Person überhaupt in der Lage ist, den Entscheidungsprozess durchlaufen zu können, eine Rolle spielt« (Thomas-Hund 2021, S. 172).

Die abschließend getroffene inhaltliche Entscheidung für oder gegen die Inanspruchnahme einer Suizidassistenz von Seiten einer Person ist also für die Beurteilung ihrer Urteils- und Einsichtsfähigkeit und damit die Freiverantwortlichkeit des Beschlusses irrelevant. Der Fokus liegt auf der Gegebenheit der vorgenannten verschiedenen Komponenten des Entscheidungsprozesses. Aus diesen Komponenten lassen sich exemplarisch verschiedene Orientierungsfragen formulieren, die dann als

Entscheidungshilfe herangezogen werden können, falls sich Indizien dafür ergeben sollten, dass der Sterbewunsch eines Menschen eventuell nicht freiverantwortlich, also bei gegebener Urteils- und Einsichtsfähigkeit, gebildet wurde. Nachfolgend daher einige beispielhafte informationsgenerierende Fragen, die nur *eine* Variation von möglichen Konkretisierungen der zuvor referierten Teilfähigkeiten darstellen – so wird z.B. im zuletzt zitierten Fachaufsatz ein geeigneter Evaluationsbogen dokumentiert. Gleichwohl sollten die Fragen zumindest umreißen können, worauf es bei der Urteilsfähigkeit mit Blick auf den Freitodwunsch ankommt und worin daher wesentliche Elemente einer freiverantwortlichen Entscheidung in diesem Kontext zu sehen sind:

Kann die betreffende Person

- inhaltlich erfassen, in welcher Lebenslage sie sich befindet – das heißt insbesondere, welche aktuellen somatischen, psychischen und gegebenenfalls sozialen und materiellen Belastungen sie erfährt – und kann sie ferner erfassen, dass eine assistierte Selbsttötung in dieser Lebenslage eine von mehreren Optionen darstellt?
- die zur Verfügung stehenden Optionen offen betrachten und für sich bewerten, u.a. mit Blick auf wahrscheinliche und mögliche Folgen? Ist ihr deutlich, dass eine Entscheidung für einen assistierten Suizid nach dessen erfolgter Ausführung unumkehrbar ist?
- unter Bezug auf eigene Erfahrungen, Überzeugungen und Haltungen ihre eigenen Präferenzen hinsichtlich der ihr zur Verfügung stehenden Optionen bilden? Kann sie vor diesem Hintergrund, wenn nötig, eine reflexive Haltung zu eigenen somatischen und/oder psychischen Belastungen und Erkrankungen einnehmen und schildern, ob und in welcher Weise sie sich auf ihre Präferenzbildung auswirken?
- eindeutig kommunizieren, für welche Option sie sich entschieden hat? Ist sie in der Lage, auf Nachfragen hin ihre Entscheidung näher zu erläutern und die von ihrer Seite hierbei notwendigen Handlungen in die Tat umzusetzen?

1.5 Fortsetzung der Diskussion

Es ist zu erwarten, dass eine Konzeption von Freiverantwortlichkeit – die sich, wie vorstehend ausgeführt, zu einem wesentlichen Teil im Vorliegen von Urteils- und Einsichtsfähigkeit ausdrückt –, wie auch immer sie letztendlich gefasst wird, immer auf Kritik von Seiten vieler mit der Thematik befassten Fachkräfte, Ehrenamtlichen und auch von Seiten vieler Menschen, die einen Sterbewunsch haben, stoßen wird. Vielen Psychiater*innen oder Psychotherapeut*innen mögen die Kriterien zu weit gespannt und niedrigschwellig sein, Aktivist*innen, die sich für die Möglichkeit des selbstbestimmten Sterbens einsetzen, mögen unzulässige Hürden beobachten; ein Abschluss der Diskussionen um selbstbestimmtes Sterben und Freitodbegleitung ist nicht absehbar – sollte aber auch nicht verordnet werden. Die Frage, wann bei einer Selbsttötung von freiverantwortlichem Handeln gesprochen werden kann, wird dabei mit großer Wahrscheinlichkeit stets eine zentrale Rolle einnehmen. Letztlich ist jeder Fall eines Menschen, der freiverantwortlich und selbstbestimmt sein Leben beenden kann, oft um weiteres Leiden zu verhindern, bedeutsam und stellt sozusagen ein existentielles Leuchtfeuer dar, das an den Wert erinnert, diese Diskussionen weiterhin zu führen.

2 »Die Anderen sind auch da« – Zur Position von Angehörigen bei der Vermittlung von Freitodbegleitungen

Persönlichkeitsrechte, wie sie mit Referenz auf das Grundgesetz vom Bundesverfassungsgericht in seinem Urteil, das seit 2020 Suizidassistenz wieder mit einer eindeutigen Rechtslage ermöglicht, betont wurden, betreffen in vielen Bereichen zunächst das einzelne Individuum, die einzelne Bürgerin, den einzelnen Bürger. Die Persönlichkeit des Einzelnen soll sich frei entfalten können, solange die Konsequenzen dieser Entfaltung anderen nicht zum Schaden gereichen. Das heißt auch – und es bedarf immer wieder der Hervorhebung – dass eine Person bestimmte eigenständige Überzeugungen in Handlungen übersetzen kann, die vom unmittelbaren Umfeld missbilligt werden, ohne dass dieses Umfeld letztlich ein legitimes Recht darauf hat, den Einzelnen oder die Einzelne an der betreffenden freiverantwortlich gestalteten Handlung zu hindern.

So verhält es sich mit der Frage nach der Möglichkeit von Suizidassistenz, oder, wie die von der DGHS gewählte Bezeichnung lautet: der Möglichkeit der Vermittlung von Freitodbegleitungen. Jedes Mitglied hat ein Recht darauf, eine solche Vermittlung zu beantragen, und dies auf Basis eigener Haltungen zum Thema des selbstbestimmten Sterbens. Ja: Es ist notwendig, sich über realistische Alternativen zu informieren und diese zu bedenken und erneut ja: Es ist zu empfehlen, sich mit Angehörigen und/oder vertrauten Menschen zu diesem Ansinnen zu beraten und zu verständigen.

Zugleich muss allerdings betont werden, dass eine Zustimmung der nächststehenden Personen zur Beantragung, Vermittlung und Durchführung einer Freitodbegleitung nicht erforderlich ist. Sie ist wünschenswert, selbst wenn ihre persönlichen Überzeugungen zur Gestaltung des Lebensendes andere sind, wenn also Angehörige und Vertraute die Inanspruchnahme von Suizidassistenz zur Beendigung des Lebens ablehnen. Dies nicht zuletzt aus dem Grund, dass es für alle Beteiligten emotional sicherlich weniger belastend ist, wenn Akzeptanz und Respekt für einen solchen Entschluss gegeben sind und hierdurch kein zusätzlicher familiärer Konflikt entsteht. Ausschlaggebend bleibt aber: Angehörige und andere nahestehende Personen mögen eine Suizidassistenz *für sich selbst* ablehnen, können hingegen niemand anderem das Recht auf die Entscheidung für und Inanspruchnahme einer Freitodbegleitung legitim absprechen. Wenn man Heideggers (2001, S. 240) Aussage »*Keiner kann dem Anderen sein Sterben abnehmen*« in dem begrenzten Rahmen zustimmen will, als tatsächlich ein jeder Mensch nur seinen eigenen Tod sterben kann, so lässt sich erweiternd sagen, dass auch niemand für einen anderen

Menschen *selbstbestimmt* sterben kann.⁴ Der Versuch der Vorstellung eines »fremdbestimmten selbstbestimmten Sterbens« käme einer widersprüchlichen Absurdität gleich. Ohne vorschnell vom Sein zum Sollen gleiten zu wollen, erscheint es daher evident, dass ein solches selbstbestimmtes Sterben primär auf einer persönlichen Reflexions- und Handlungsebene ruht und zu ruhen hat.

Ganz gleich, wie nahe sich verschiedene Menschen auch stehen, ganz gleich, wie einig man sich in einer Vielzahl von Fragen auch sein mag, so kann es doch keine völlige Identität in den individuellen Einstellungen, Emotionen und weiteren psychischen Phänomenen geben. Der nächststehende Mensch bleibt trotz allem immer ein Anderer. Es gibt »einen unüberbrückbaren Abgrund zwischen sich selbst und anderen Lebewesen« (Yalom 1989, S. 421). Das individuelle menschliche Erleben ist anderen Menschen also nie direkt zugänglich:»Wir können unsere Erfahrung mit niemandem teilen, wir können den Mitmenschen nur davon erzählen« (von Glasersfeld 1997, S. 92). Diese eigene Erfahrung ist etwas, das unmittelbar vorhanden ist. *Nur dieser Mensch weiß, wie es sich anfühlt, eben dieser Mensch zu sein.*⁵ Ein Austausch mit anderen über das eigene selbstbestimme Sterben ist wie erwähnt sinnvoll, doch am Ende führen alle Reflexionen, die eigenen und die mit anderen Personen ausgeführten, unweigerlich zu der geschlossenen Frage⁶, die dieses Individuum für sich auch individuell auf der Basis des eigenen Lebens und Erlebens beantworten muss: Will ich in der nächsten Zeit mit einer assistierten Selbsttötung dieses Leben beenden oder nicht? Andere Menschen dürfen die betreffende Person bei der Entscheidung weder in die eine noch die andere Richtung beeinflussen. So inszeniert sich die Konstellation bei der Beantragung, Vorbereitung und Durchführung von Freitodbegleitungen häufig dergestalt, dass im Zentrum der sterbewillige Mensch steht, der – das ist und bleibt Voraussetzung – eine eigenständige, stabile Entscheidung für sich getroffen hat, diesen partikulären Weg gehen zu wollen. Darum gruppieren sich in einer Vielzahl der Fälle andere Menschen mit verschiedenen Beziehungen zu der Person im Zentrum: Angehörige, Freundinnen und Freunde, oft auch Ärztinnen und Ärzte oder anderes Fachpersonal. Selbst wenn an der Entscheidung und Entschlossenheit des sterbewilligen Menschen keinerlei ernsthafte Zweifel angemeldet werden können, ist es doch immer noch möglich, dass von Seiten der genannten anderen Personen Haltungen bestehen, die von der des sterbewilligen Menschen graduell oder auch fundamental abweichen können. Solche

---

4 Heideggers Haltung zur Selbsttötung wie auch die weitergehende Rolle, die Tod und Sterben des Daseins in seiner Ontologie spielen, können in diesem limitierten Kontext außer Acht gelassen werden.
5 Unabhängig davon, wie weitreichend die Möglichkeiten, andere Menschen zu verstehen, eingeschätzt werden, hat das unmittelbare Erleben jeder einzelnen Person einen qualitativen Gehalt, die sogenannten »Qualia«. Nagel (2016, S. 9) veranschaulicht dies wie folgt: »Grundsätzlich hat ein Organismus bewusste mentale Zustände dann und nur dann, wenn es irgendwie ist, dieser Organismus zu *sein* – wenn es irgendwie *für* diesen Organismus ist.«
6 Geschlossene Fragen »sind Fragen, die die Antwortmöglichkeit sehr einschränken.« (Kanitz 2009, S. 41) Im Extremfall werden *dichotome Fragen* gestellt, bei denen nur noch zwei Antwortalternativen (ja/nein) möglich sind.« (Rau/Pauli 2004, S. 18). Hier geht es um einen inneren Dialog, um eine Frage, die sich die betreffende Person selbst stellen muss, und die tatsächlich dichotomen Charakter hat, denn es sind nur zwei Antworten möglich: Suizidassistenz ja oder nein?

abweichenden Haltungen können ihrerseits aus Respekt oder Akzeptanz gegenüber der Selbstbestimmtheit des oder der Sterbewilligen zurückgestellt werden und zu einer aktiven Unterstützung oder zumindest einem passiven Zulassen der verschiedenen Schritte des Prozesses hin zu einer Freitodbegleitung führen; sie können aber gleichermaßen aus welchen Motiven auch immer – Sorge, moralische Missbilligung, Verlustängste und viele andere Motive sowie Kombinationen von Motiven sind denkbar – zu Interventionen führen, die das Ziel haben, dass es zu keiner Suizidassistenz kommt. Bei solchen komplexen interpersonell-emotionalen Geflechten rücken vor allem Angehörige von sterbewilligen Menschen in den Fokus, da Erstere wenig überraschend zumeist engere, persönliche Bindungen an Letztere haben und in die vor einer Suizidassistenz stattfinden Prozesse oft eingebunden sind oder wenigstens Kenntnis davon haben.

Im Antrags- und Vermittlungsprozess einer Freitodbegleitung, der zu einem großen Teil schriftlich abläuft, und darüber hinaus auch in den Abklärungsgesprächen der mit der DGHS kooperierenden Freitodbegleitenden zeigen sich indessen maximal Ausschnitte aus familiären Beziehungen. Es ist allemal möglich – und kommt auch vor –, dass Angehörige im Antrag gar nicht weiter erwähnt werden; etwa, weil es schlicht keine solchen mehr gibt, oder weil sie, vielleicht weit weg lebend, keinen allzu engen Kontakt mit dem oder der Sterbewilligen haben.

Lassen sich die Positionen und Handlungen der benannten Angehörigen in diesem Kontext in bestimmte Gruppen einteilen? Die Bildung von Kategorien bedeutet immer Komplexitätsreduktion. Das vielschichtige, nicht selten ambivalente Erleben von Angehörigen soll nicht auf wenige Merkmale reduziert werden. Andererseits kann mit heuristischen Kriterien zugleich eine Orientierung für diejenigen entstehen, die beruflich (und gegebenenfalls auch privat) mit der Thematik der Suizidhilfe zu tun haben. Die Trauer, die Schwierigkeit des Loslassens, das Hadern mit der familiären Situation, die psychische und körperliche Belastung, die mit der Begleitung eines erkrankten Verwandten einhergeht – dies alles sind Phänomene, die eine große Rolle spielen und die nicht in wenigen Zeilen hinreichend behandelt werden können.

Das Spektrum von Reaktionen, die sich – soweit es für die DGHS-Mitarbeitenden aus dem Antragsprozess hervorgeht – insbesondere von Seiten der Angehörigen eines Mitglieds, das einen Antrag auf Vermittlung einer ärztlichen Freitodbegleitung stellt, einstellen, ergibt zumindest Eindrücke, die es in einem ersten Schritt möglich machen, die Haltungen der Angehörigen grob zu typologisieren. Das ist, wie soeben umrissen, ausdrücklich mit dem Vorbehalt zu versehen, dass eine solche Aufstellung von Reaktionstypen ein Maß an Abstraktion enthält, weil notwendigerweise nicht jeder Einzelfall genau abgebildet werden kann; zudem mit der Anmerkung, dass sich die Haltungen der Angehörigen selbstverständlich mit der Zeit und der möglichen Veränderung der Lebenslage der betreffenden Person (wie z. B. eine sich rapide einstellende Verschlechterung des Gesundheitszustandes) in eine andere Richtung entwickeln können. Es kommt beispielsweise vor, dass zunächst ablehnende nahe Verwandte sich zur Unterstützung bereit erklären, wenn sie erfahren, wie ernst es der freitodwilligen Person mit ihrer Intention ist – oder auch, dass sie zumindest ihren Frieden mit deren Entscheidung machen.

Dabei kann und soll niemandem vorgeschrieben werden, inwieweit er oder sie Angehörige in den Prozess des selbstbestimmten Sterbens einbindet. Es ist fraglos ebenso gangbar, mit behandelnden Ärztinnen und Ärzten oder geeigneten unterstützenden Angeboten – wie zum Beispiel des hierfür vorgesehenen Beratungstelefons der DGHS, Schluss.PUNKT, das ergebnisoffen zu Fragen am Lebensende berät – in Kontakt zu treten und die eigenen, vielleicht auch noch ambivalenten Gedanken zu den persönlichen Vorstellungen zu besprechen. Es gibt bisweilen die zuvor benannten Ausgangslagen, in denen Antragstellende davon berichten, dass der Kontakt zu den eigenen Angehörigen, oder zumindest den meisten davon, eingeschlafen oder abgebrochen sei und Letztere gar nicht mehr nah genug am Lebensalltag der sterbewilligen Person seien, um sinnvoll in den Prozess eingebunden werden zu können.

In vielen Anträgen auf Vermittlung einer Freitodbegleitung wird dennoch beschrieben oder zumindest angedeutet, wie sich die Angehörigen und anderen nahestehenden Personen der sterbewilligen Person zu deren Wunsch positionieren. Hier kann also zum einen auf die Empirie vieler bearbeiteter und vermittelter Fälle zurückgegriffen und zum anderen eine zwar nicht verbindliche, aber die verschiedenen angetroffenen Konstellationen abbildende Typologisierung angesteuert werden. Diese Unterscheidungen in Haltung und Handeln treffen natürlich nicht exklusiv auf Angehörige von Menschen, die eine Suizidassistenz in Anspruch nehmen wollen, zu – allerdings sehen sich vor allem nahe Verwandte wie Ehepartner*innen, Kinder und/oder Geschwister in solchen Situationen nun einmal besonders herausgefordert, sich in der einen oder anderen Weise zu positionieren.

Die Daten, die sich den Mitarbeitenden im Bereich Vermittlung von Freitodbegleitungen (»V FTB«) der DGHS-Geschäftsstelle hinsichtlich der Rolle, die Angehörige spielen, zeigen, sind im Übrigen heterogen: Viele dieser Informationen erhalten wir durch Erwähnung in den Antragsunterlagen, indem nämlich die sterbewilligen DGHS-Mitglieder mitteilen, wie sie die Haltungen ihrer Verwandten erleben. Hier kann selbstverständlich eine Diskrepanz zwischen der Darstellung der Antragstellenden und der Perspektive, die die erwähnten Angehörigen selbst auf den Prozess der Vermittlung und Durchführung einer Suizidassistenz haben, bestehen. Ausschlaggebend bleiben das Erleben und die Ausführungen des sterbewilligen Individuums. Ginge es um eine möglichst exakte Erfassung der Haltungen und Absichten der benannten Verwandten, so müssten diese direkt befragt werden – was wiederum nicht der Fokus einer Vermittlung von Freitodbegleitungen ist.[7] Die Alternativen bestehen darin, entweder auf eine Einschätzung der Rolle der Angehörigen gänzlich zu verzichten oder aber, sich des vorsichtigen und vorläufigen Orientierungscharakters der Kategorisierungen bewusst zu sein und letztere vorzunehmen, um sich zu vergegenwärtigen, dass die Entscheidung für eine Freitodbegleitung zwar ein *individuelles*, aber in der Regel kein *isoliertes* Geschehen bedeutet, denn: »Die Anderen sind auch da. Niemand agiert oder erfährt im luftleeren Raum. Der Mensch, den wir beschreiben oder über den wir theoretisieren, *ist nicht der einzige Akteur in seiner ,Welt'*« (Laing 1982, S. 6f.).

---

7 In einigen Fällen teilen uns bei der Antragstellung unterstützende Angehörige dennoch aus eigenem Antrieb mit, wie sie zu dem Vorhaben ihres bzw. ihrer Verwandten stehen.

Ein erster Versuch der Kategorisierung lässt sich nun so erstellen, dass zwei Dimensionen der Positionierung eines bzw. einer Angehörigen zu einer möglichen und/oder faktischen Beantragung und Durchführung einer Freitodbegleitung der betreffenden Person eingeschätzt werden, nämlich einerseits die Grundhaltung zu dem vorliegenden Sterbewunsch und andererseits die auf diesen bezogene Handlungsbereitschaft, also das Ausmaß der Beteiligung an dem Prozess. Die jeder Ausprägung beigefügten beispielhaften Kernaussagen dienen primär der Illustration der jeweiligen Einstellung bzw. Handlung – sie müssen nicht notwendigerweise in dieser oder ähnlicher Form explizit geäußert werden. Es sollte sich ferner von selbst verstehen, dass die Erstellung der folgenden Kategorien keine besondere Originalität für sich beanspruchen kann, da diese und ähnliche Differenzierungen in vielen anderen Kontexten auftreten. Eher geht es darum, einzuschätzen, wie sich solche Unterscheidungen im besonderen Kontext der Beantragung und Durchführung einer Suizidassistenz darstellen.

Die grundsätzliche Haltung zum Sterbewunsch der Antragstellenden

- Ablehnung des Sterbewunsches
  Kernaussage: »Du sollst/darfst das nicht tun: es ist falsch, diese Entscheidung zu treffen.«
- Ambivalenz gegenüber dem Sterbewunsch
  Kernaussage: »Einerseits spricht etwas für die Entscheidung, andererseits habe ich meine Zweifel an der Entscheidung; ich bin weder eindeutig dafür noch eindeutig dagegen.«
- Neutrale (u. U. indifferente) Einstellung zum Sterbewunsch
  Kernaussage: »Du kannst es tun oder nicht tun, ich habe hier keine Präferenz.«
- Affirmierende Haltung gegenüber dem Sterbewunsch
  Kernaussage: »Ich halte die Entscheidung in Deiner Lebenssituation für richtig und zu Dir passend – ich kann sie also gut verstehen.«

Die Beteiligung am Prozess der Beantragung einer Freitodvermittlung und bei der Durchführung der Freitodbegleitung

- Aktives Involviert-sein/»Mitbegleiten«
  Kernaussage: »Ich unterstütze und begleite Dich bei allen notwendigen Schritten, wo Du dies willst und bin auch bei der Freitodbegleitung zugegen, wenn Du das wünschst.«
- Punktuelle Unterstützung im Prozess
  Kernaussage: »Ich unterstütze Dich bei einigen Schritten des Antrags- und Durchführungsprozesses (z. B. bei der Niederschrift des Antrags), aber nicht bei allen.«
- Passives Tolerieren
  Kernaussage: »Ich akzeptiere, dass Du diesen Weg gehst, beteilige mich aber nicht an den einzelnen Schritten.«

- Passive Ablehnung
  Kernaussage: »Ich halte diesen Weg für falsch und/oder unangemessen, aber ich werde Dir dabei nicht im Weg stehen.«
- Aktive Ablehnung und Interventionen zur Abwendung
  Kernaussage: »Ich halte diesen Weg für falsch und/oder unangemessen und werde versuchen, zu verhindern, dass Du ihn gehen kannst.«

Die Kategorien sind nicht als durchgängig trennscharf aufzufassen; und es ist denkbar wie legitim, sie vor dem Hintergrund vieler zukünftiger Fälle von Suizidhilfe – genauer: ihrer Vermittlung und ihrer Durchführung – zu modifizieren. Für den Moment jedoch stellen sie eines heraus: Das Recht auf Entfaltung der Persönlichkeit, was die Gestaltung des eigenen Lebensendes betrifft, darf freiverantwortlich handelnden Individuen nicht verwehrt werden. Doch ein solches freiverantwortliches Handeln ereignet sich nicht in dem Film eines solipsistischen Bewusstseins, sondern ist meistens eingebettet in eine soziale Situation, in der insbesondere Angehörige eine bedeutsame Rolle spielen können.

**Teil II
Falldokumentationen**

3 Fallschilderungen

3.1 Falldokumentationen aus dem Jahr 2022

Im Jahr 2022 gab es 229 Freitodbegleitungen von DGHS-Mitgliedern, die zuvor einen Antrag auf Vermittlung einer ärztlichen Freitodbegleitung gerichtet hatten. Unter Einhaltung der bei der DGHS üblichen Sicherheitskriterien konnten diese 229 Menschen selbstbestimmt sterben. Nachfolgend sollen die Umstände, Lebensumstände und Motive dieser Menschen geschildert werden.

2022–001/ Fall Birgitta Z.-O.

> **Alter:** 63
> **Beruf:** Betriebswirtin
> **Beweggrund:** Krebserkrankung

Anfang Januar darf Birgitta Z.-O. im Beisein ihres Mannes, einem evangelischen Pfarrer, ihren Leidensweg selbstbestimmt abkürzen. Die ehemalige Betriebswirtin aus einer ostdeutschen Großstadt ist im November 2019 an einem zwölf Zentimeter großen Tumor am Gallengang operiert worden. Mittlerweile haben sich Metastasen in der Lunge gebildet. Sie weiß, dass sie als austherapiert gilt, als sie im Oktober 2021 einen Informationsvortrag von DGHS-Präsident Robert Roßbruch besucht.

Noch fühlt sie sich relativ gut, aber Luftnot und Hustenattacken schränken sie bereits deutlich ein. Ihr Entschluss steht fest. Sie schreibt am nächsten Tag einen Antrag an die Geschäftsstelle der DGHS. Die sechs Monate Mindestmitgliedschaft erscheinen ihr endlos. Zur ambulanten palliativen Versorgung haben sie und ihr Mann sich gründlich informiert, aber sie lehnen diese ab.

Bald wird sie von dem Juristen aus dem ihr zugeteilten Team aufgesucht. Sie schildert ihren Leidensweg und ihre Diagnose: metastasiertes cholangiozelluläres Karzinom. Im Dezember erläutert ihr der begleitende Arzt, wie die Freitodbegleitung für sie ablaufen wird. Ihr Mann trägt ihre Entscheidung mit.

2022–002/ Fall Ulrike K.

> **Alter:** 62
> **Beruf:** Bürokauffrau
> **Beweggrund:** Krebserkrankung

Ulrike K. lag bereits im Hospiz, doch wider Erwarten verbesserte sich 2017 ihr Zustand nach gut einem halben Jahr wieder, sodass sie nach Hause entlassen wurde. Heute liegt sie zu Hause im Bett, erhält Sauerstoff über ein externes Gerät, die Nahrungsaufnahme fällt ihr schwer. Ulrike K. hat die Lungenkrankheit COPD Stadium IV, zudem ein Sigma- und Rektumkarzinom. Obwohl sie hochkalorische Trinknahrung erhält, verliert sie zusehends an Gewicht. Ihr Mann pflegt sie, doch sie hat genug. Nichts von dem, was ihr einmal Freude bereitete, kann sie noch ausüben: tanzen, spazieren, Freunde treffen. Ulrike K. ist bewusst, dass sich ihre Situation nicht mehr verbessern wird.

Die heute 62-Jährige stammt aus dem Rheinland, hat nach der Mittleren Reife eine Ausbildung zur Elektrotechnischen Assistentin gemacht, anschließend eine Ausbildung zur Bürokauffrau. Aus einer ersten Ehe hat sie eine Tochter, eine zweite Ehe wird ebenfalls geschieden. Mit ihrem dritten Ehemann ist sie glücklich. Doch die Krankheit COPD wurde schlimmer, seit dem Jahr 2009 ist sie berufsunfähig. Beim Gespräch zur Überprüfung der Freiverantwortlichkeit wirkt sie klar und entschieden, ihrem Wunsch nach Freitodbegleitung kann entsprochen werden.

2022–003/ Fall Dr. Rainer A.

Alter: 60
Beruf: Kritiker und Übersetzer (freiberuflich)
Beweggrund: Lebenssattheit

Dr. Rainer A. ist ein Individualist. Er sagt, er habe alles gehabt. Nun gebe es für ihn keine neue Herausforderung mehr. Das Nachdenken, die Philosophie und die Literatur böten ihm keine Anregungen mehr. Er lebt in einer Großstadt im Osten Deutschlands. Es gibt es noch einen Bruder, dem er die Vollmacht für seine Angelegenheiten erstellt hat. Der Bruder soll von seinem Freitodwunsch zunächst nichts erfahren. Sein Leben lang ist Dr. A. von einem Gefühl der Entfremdung und des Nichtdazugehörens durchdrungen. Er stammt aus Rheinland-Pfalz und hat sieben Geschwister. Nach dem Studium der Philosophie schreibt er Bücher, arbeitet freiberuflich – und eine Weile angestellt – als Kritiker, Kommentator und Übersetzer. Seine beiden Ehen blieben kinderlos. Er lebt sehr zurückgezogen.

Seine Entscheidung aus Lebenssattheit erscheint beim persönlichen Gespräch wohlerwogen. Mitte Januar wird die Freitodbegleitung für den 60-Jährigen stattfinden. Der Bruder soll erst posthum verständigt werden.

2022–004/ Fall Angela K.-K.

Alter: 77
Beruf: Chefsekretärin
Beweggrund: multiple Erkrankungen

Die 77-jährige Angela K.-K. lebt in einer mittelgroßen Stadt in Bayern. Sie begründet ihren Sterbewunsch einerseits mit ihren intensiven, seit Jahrzehnten bestehenden und sich immer mehr verstärkenden Rückenschmerzen sowie andererseits ihrer Sorge, pflegebedürftig zu werden und auf andere Menschen angewiesen und ihnen ausgeliefert zu sein. Seit Herbst habe sie unerträgliche Schmerzen im Brust- und Wirbelbereich. Die vom Arzt verordneten Schmerzmittel zeigen keinerlei Wirkung. Konzertbesuche, die sie immer liebte, sind ihr nicht mehr möglich. Sie befürchtet, abhängig von anderen zu werden. Der Umzug in ein Alters- oder Pflegeheim kommt für sie nicht infrage. Im Ehrenamt hatte sie viele Jahre in solchen Häusern verbracht und erlebte die dort herrschende Atmosphäre als deprimierend.

Ihr Berufsleben hat K.-K., gelernte Technische Zeichnerin, als Chefsekretärin bei einem Versicherungskonzern verbracht. Ihre Ehe blieb kinderlos, mittlerweile lebt sie seit 13 Jahren getrennt. In ihrem Freundeskreis hat sie den Eindruck, dass der Tod als Thema ausgespart wird. Sie selbst setzt sich mit viel Literatur über Jahre mit dem Thema auseinander. Nun will sie nicht mehr. Mitte Januar darf sie gehen.

2022–005/ Fall Charlotte H.

> **Alter:** 55
> **Beruf:** Bürokauffrau
> **Beweggrund:** multiple Erkrankungen

Die Liste ihrer Beschwerden ist fast endlos. Charlotte H. ist erst 55 Jahre alt. Doch Misshandlungen in der Kindheit zeigen ihre Folgen. Von ihrer Mutter war sie immer und immer wieder in ihr verdunkeltes Zimmer eingesperrt worden, erhielt nur unzureichend Nahrung. Die kleine Charlotte war ein schwächliches Kind, mehr fehlte sie, als dass sie am Schulunterricht teilnehmen konnte. Als sie 12 ist, stirbt die Mutter. Der Vater beginnt, sie sexuell zu missbrauchen. Ihr Körper reagiert mit einem abnormen Haarwuchs. Sie bleibt körperlich schwach. Nach der Ausbildung als Büroassistentin wird sie nicht übernommen. Sie jobbt halbtags bei einem Krankengymnasten. Eine Ehe hält nicht lange, der Mann war gewalttätig, sie lässt sich scheiden. 2012 wird sie berufsunfähig und berentet. 2019 hat sie eine Zyste in der Hand, es folgen radioaktive Spritzen, die Kollaps und Krämpfe hervorrufen. Seit drei Jahren hat sie Handprothesen. Essen ist nur mit einem Plastiklöffel möglich, aber diverse Unverträglichkeiten und chronische Verstopfung haben auch ihren Darm ruiniert. Hinzu kommen sog. »Restless Legs«, also unerträgliches Kribbeln in den Beinen. Die Zähne sind wegen der Mangelernährung chronisch entzündet. Betäubungsmittel schlagen bei ihr nicht an. Mittlerweile kann sie nur noch püriertes Essen zu sich nehmen.

Seit sieben Jahren ist sie Mitglied in der DGHS. Als sie hört, dass die Vermittlung von Freitodbegleitungen durch die DGHS seit 2020 möglich geworden ist, wendet sie sich zunächst an die Telefonberatung Schluss.PUNKT. In ihrer Heimat, einer Großstadt in Nordrhein-Westfalen, erbittet sie von ihren Ärzten Atteste. Diese bescheinigen u. a. »Chronischen unbeeinflussbaren Schmerz«. Ihrem Antrag auf Vermittlung wird stattgegeben, im Januar kann sie sich aus ihrem Leben verabschieden.

2022–006/ Fall Elke J.

Alter: 50
Beruf: Finanzbuchhalterin
Beweggrund: neurologische Erkrankung

Elke J. leidet an der seltenen neurologischen Krankheit ADEM, mit starken Schmerzen, Zittern und eingeschränkter Motorik. Mittlerweile sieht sie in der fortschreitenden Krankheit einen starken körperlichen Verfall auf sich zukommen. Im Augenblick wird sie in ihrer Heimatstadt in Norddeutschland noch von ihren Eltern gepflegt (Mutter 70, Vater 80 Jahre). Beruflich war sie viele Jahre als Finanzbuchhalterin tätig gewesen. Sie kann absehen, wann ihre Eltern die Pflege nicht mehr leisten können und sie in ein Pflegeheim müsste. Bereits jetzt leidet sie unter spastischen Anfällen und dem Unvermögen, Augen und Gliedmaßen zu koordinieren. Sie ist das einzige Kind ihrer Eltern und hofft, dass diese mit ihrem Sterbewunsch einverstanden sein können.

Die 50-Jährige macht beim persönlichen Gespräch den Eindruck einer willensstarken Frau, die ihrem Schicksal sehr bewusst entgegensieht. Ihre einzige Sorge im Augenblick ist die, dass sie noch stürzen könnte und dann in einem Krankenhaus landet, in dem die Freitodbegleitung dann nicht möglich wäre. Im September 2021 wendet sie sich an die DGHS, reicht Befunde ein und stellt sich den Nachfragen. Mitte Januar findet schließlich ihre Freitodbegleitung statt.

2022–007/ Fall Dr. Jaroslav I.

Alter: 81
Beruf: Maschinenbauingenieur
Beweggrund: Krebserkrankung

Bereits seit Jahrzehnten leidet Dr. Jaroslav I. an starken Rückenschmerzen. Alles begann mit einem Bandscheibenvorfall. 30 Jahre und unzählige Operationen später ist ein weiterer Eingriff medizinisch nicht mehr möglich. Solange seine Frau noch lebte, ertrug er diese Schmerzen. Sie starb 2018, die Schmerzen wurden noch schlimmer. Eine private Pflegekraft kümmert sich um ihn, hilft beim Anziehen, Kochen und Waschen. Mittlerweile ist Speiseröhrenkrebs hinzugekommen. Chemotherapie lehnt er ab. Auch eine palliative Versorgung, die ihm beim Erstgespräch durch den Juristen ans Herz gelegt wird, lehnt er entschieden ab. Noch mehr Abhängigkeit will er nicht. Er weiß, was das Fortschreiten des Krebses bedeuten wird, und will nun gehen. Er könne auf ein schönes Leben zurückblicken, sagt er.

Dr. I. war Dozent für Maschinenbau in der DDR. Er und seine Frau fliehen in den Westen, ziehen zwei Kinder groß. 2003 ziehen sie wegen des Berufs seiner Frau in die USA. Doch sie erkrankt an Krebs und stirbt vier Monate später. Er geht zurück nach Deutschland. Mit dem jüngeren Kind lebt er gemeinsam in einer mittelgroßen Stadt in Sachsen. Beide Kinder glauben zunächst an eine depressive Phase, doch irgendwann erkennen sie die Ursache des Leidensdrucks in den starken Rückenschmerzen.

Er verspricht seinen erwachsenen Kindern einen letzten gemeinsamen Sommer. Nun ist es Herbst. Im November finden die Gespräche der durch die DGHS vermittelten Helfer statt. Es wird ein Termin für Januar vereinbart.

2022–008/ Fall Dr. Martina B.

Alter: 78
Beruf: Dozentin
Beweggrund: Multiple Sklerose

Die Situation von Dr. Martina B. ist nicht gut. Sie leidet an Multipler Sklerose, zudem an Diabetes, Gefäßproblemen und Bluthochdruck. Bereits mit 60 Jahren hat sie sich verrenten lassen, sie hat Pflegegrad 2. Ihre Gehfähigkeit nimmt kontinuierlich ab. Größere Reisen unternimmt sie nicht mehr. Im Sommer 2021 formuliert sie ihren Antrag auf Vermittlung einer Freitodbegleitung.

Martina B. war nie verheiratet, ihren einzigen Sohn zieht sie allein groß. Sie lebt in einer Stadt in Ostdeutschland und erfreut sich an den mittlerweile drei Enkelkindern, mit denen sie – wie zu ihrem Sohn – ein inniges Verhältnis hat.

Sie blickt auf ein erfülltes Leben zurück. Nach der Schule studiert sie Betriebswirtschaft. Zudem promoviert sie in Philosophie. Sie lehrt dann als Dozentin u. a. in der Großstadt in Ostdeutschland, in der sie lebt. Nach der politischen Wende 1989 ändert sich das. Sie arbeitet drei Jahre als Sozialarbeiterin an einer Suchtklinik, dann als Dozentin für Suchtprophylaxe. Einige Berufsjahre verbringt sie in Österreich. 2004 geht sie in Rente. Ihre sich ständig verschlechternde Verfassung hat ihren Wunsch reifen lassen, aus dem Leben zu gehen. Ende Januar ist es so weit.

2022–009/ Fall Hildegard B.

Alter: 82
Beruf: Verkäuferin
Beweggrund: multiple Erkrankungen

Bereits vor 19 Jahren war Hildegard B. in die DGHS eingetreten, nun ist sie froh, dass sie auf eine Vermittlung zurückgreifen kann. Eine Freitodbegleitung erscheint ihr als beste Option. Sie leidet an einer zunehmenden Sehbehinderung aufgrund von Makuladegeneration. Eine Wirbelgelenksarthrose und zahlreiche Polyneuropathien verursachen starke Schmerzen. Sie spürt, dass sie zunehmend von anderen Personen abhängig wird. Zeitlebens war sie ein ordentlicher Mensch, doch nun hat sie Mühe, Gegenstände in ihrem Haushalt selbstständig zu finden. Ihre Wohnung in einem kleinen Ort im Rheinland ist bereits leerer geworden, da sie begonnen hat, Gegenstände zu verschenken.

Ihr Leben ist nicht leicht gewesen. Nach dem frühen Tod der Mutter heiratet der Vater erneut, es gibt jüngere Stiefgeschwister, für die sie die Verantwortung übernehmen soll. Guten Kontakt hält sie mit der Tochter einer Stiefschwester. Mit dem Stiefbruder ist der Kontakt jedoch abgerissen. Sie selbst heiratet einen deutlich älteren Mann. Mittlerweile ist er verstorben. Eigene Kinder hat B. nicht. Ihren Beruf als Verkäuferin mochte sie gern. Mit ihrem Mann hatte sie wiederholt die Möglichkeit eines selbstbestimmten Todes diskutiert. Nun hält sie für sich den Zeitpunkt für gekommen. Mit Rücksicht auf ihre Nichte will sie aber noch warten, bis Weihnachten vorüber ist. Es wird mit ihr ein Termin für Januar verabredet.

2022–010/ Fall Renate K.

Alter: 88
Beruf: Friseurin
Beweggrund: Krebserkrankung

Renate K. lebt in einem kleinen Ort in Norddeutschland in einer Seniorenwohnanlage. Der Kontakt zu ihren erwachsenen Kindern ist nur noch sporadisch. Von ihren fünf Kindern leben nur noch drei, zwei Töchter und ein Sohn. Ihr zweiter Mann ist 2019 verstorben. Sie ist eine zierliche, lebhafte Person. Durch die Leukämie nimmt sie immer mehr ab, wiegt nur noch 41 Kilo. Bis zum ersten Kind hatte sie als Friseurin gearbeitet, dann war die Familie ihr Lebensmittelpunkt.

Als sie von dem Urteil des Bundesverfassungsgerichts hört, das 2020 das bis dahin geltende Verbot der Suizidhilfe aufgehoben hat, ist sie sich sicher, dass dies einmal ihr Weg sein soll. Nun hält sie den Zeitpunkt für gekommen, diskutiert ihren Entschluss mit den Töchtern, bis diese ihn schließlich akzeptieren. Mit dem durch die DGHS vermittelten Team wird ein Termin Ende Januar vereinbart.

2022–011/ Fall Andrea F.

Alter: 57
Beruf: Bürokauffrau
Beweggrund: Krebserkrankung

Im August 2017 ändert sich plötzlich das Leben von Andrea F, als sie einen Schlaganfall erleidet. Die Folgen machen ihr stark zu schaffen. Gemeinsam mit ihrem Mann erkundigt sie sich über Möglichkeiten der Sterbehilfe. Damals gilt der Strafrechtsparagraph 217 noch, sie erwägt eine Mitgliedschaft bei einem Schweizer Sterbehilfeverein. Vier Jahre später erfolgt ein weiterer Schlag: Ihr wird ein Darmkarzinom diagnostiziert, der Krebs hat bereits gestreut. Eine Chemotherapie schlägt nicht an, die Metastasen wachsen weiter. Sie hält sich in der Wohnung nur noch in einem Liegestuhl auf, ihr Mann pflegt sie aufopferungsvoll. Doch den benötigten Hilfebedarf empfindet sie als würdelos, selbst für den Toilettengang benötigt sie seine Hilfe. Als sie ihren Palliativarzt auf eine Suizidassistenz anspricht, weist dieser sie ziemlich brüsk ab. Die Eheleute recherchieren und stoßen auf die DGHS.

Das Ehepaar F. lebt in Ostdeutschland. Sie haben einen Sohn, mit dem ein sehr gutes Verhältnis herrscht. Bis zur Berentung wegen Berufsunfähigkeit war Frau F. als Sekretärin und Bürokauffrau tätig. Sie hatte nach dem Oberschul-Abschluss in der DDR eine entsprechende Berufsausbildung gemacht. Sie ist erst 57 Jahre alt, doch ihre Perspektive ist aussichtslos. Das ist ihr bewusst. Ihr Mann hält ihr die Hand, als sie gemeinsam den Termin für die Freitodbegleitung mit dem Arzt festlegen, den ihr die DGHS vermittelt hat.

2022–012/ Fall Ruth A.

Alter: 90
Beruf: Berufsschullehrerin
Beweggrund: multiple Erkrankungen

Es ist ihr 58-jähriger Sohn, der den Kontakt mit der Geschäftsstelle der DGHS aufnimmt. Seine Mutter Ruth A. ist fast 91 Jahre alt. Nach einem Suizidversuch mit Tabletten ist sie im Krankenhaus und fordert, dass ihr Herzschrittmacher entfernt wird. Das müsste operativ geschehen. Sie wolle einfach nicht mehr. Ihr Sohn hofft, dass eine organisierte Freitodbegleitung möglich wird. Er verspricht ihr, sich um alles zu kümmern. Die Mutter baut zusehends ab, ist fast blind.

Früher arbeitete sie als Berufsschullehrerin in Thüringen. Der Mann ist verstorben. Mittlerweile ist sie seit Jahren auf fremde Hilfe angewiesen. Bei der Prüfung ihres Antrags wird von der DGHS ein Facharzt für Psychiatrie hinzugezogen. Dieser kommt zu dem Schluss, dass »beginnende kognitive Defizite« dem hohen Lebensalter geschuldet sind. Gedächtnis und Orientiertheit seien intakt. Ein bilanzierender Sterbewunsch erscheint dem Experten nachvollziehbar. Schließlich ist es Ende Januar so weit. Ruth A. darf gehen.

2022–013/ Fall Annette M.

Alter: 72
Beruf: Friseurin
Beweggrund: COPD

Annette M. ist mit zwei deutlich älteren Brüdern in einer Großstadt in Nordrhein-Westfalen aufgewachsen. Sie heiratet früh, bekommt einen Sohn, es folgt bald die Scheidung. Mit dann 21 Jahren lernt sie ihren jetzigen Ehemann kennen. Sie bekommen einen zweiten Sohn, der mit starken geistigen und körperlichen Behinderungen auf die Welt kommt. Trotz aller Herausforderungen bezeichnet M. ihre Ehe als glücklich. Der erste Sohn fuhr zur See, die Familie konnte viele Reisen machen. Ihr Mann arbeitet als Werkzeugmacher bei einem Autohersteller, sie bauen sich ihr Eigenheim mit viel Eigenleistung selbst aus. Ihre Mutter war asthmakrank und starb qualvoll. Das wollte sie für sich immer vermeiden.

Deshalb ist sie seit mehr als 30 Jahren Mitglied in der DGHS und hat die lebhaften Diskussionen um das Thema Sterbehilfe und die Debatten im Bundestag verfolgt. Ihre Lungenkrankheit COPD ist bereits im Endstadium. Den Kostenbeitrag für die Freitodbegleitung können die beiden nicht aufbringen, der Solidarfond der DGHS wird dafür aufkommen. Ende Januar kann sie gehen. Sie wurde 72 Jahre alt.

2022–014/ Fall Dieter K.

Alter: 92
Beruf: Lehrer
Beweggrund: multiple Erkrankungen

Der frühere Lehrer Dieter K. ist 92 Jahre alt. Nach einem Sturz im Oktober wird er nie wieder laufen können. Für ihn ist dieser Zustand unerträglich, er will baldmöglichst sterben.

K. war als Einzelkind aufgewachsen. Er unterrichtete Geschichte und Geografie an einer Schule in Brandenburg. Nach vielen glücklichen Ehejahren starb seine Frau 2006, der gemeinsame Sohn wohnt mit einer Lebenspartnerin in der Nachbarschaft. Das Dorfleben hat K. immer genossen. Er erzählt beim Erstgespräch mit der von der DGHS vermittelten Juristin von vielen lustigen Begebenheiten. Er ist mit sich und seinem Entschluss im Reinen. Einen Wunschtermin hat er auch schon: ein Tag Ende Januar.

2022–015/ Fall Willi K.

Alter: 91
Beruf: Kaufmann
Beweggrund: Lebenssattheit

Mit 91 Jahren hat Willi K. endgültig genug. Seit nunmehr zwei Jahren muss er liegen und ist an seine Wohnung gekettet. Mit dem Rollator kann er wenige Schritte gehen. Er war Kaufmann in einem US-amerikanischen Unternehmen und in Südafrika tätig. Sein Leben empfindet er als reich. Er hat mit seiner Frau einen gemeinsamen Sohn. 1978 kommen sie nach Deutschland zurück, aber die Ehe geht in die Brüche. Seitdem ist er bis zur Pensionierung in einem Bundesministerium tätig. Es gibt eine Freundin, die ihn regelmäßig besucht.

Sein Motiv Lebenssattheit kann von den Helfern gut nachvollzogen werden, sie vereinbaren einen Termin für eine Freitodbegleitung.

2022–016/ Fall Dr. Werner M.

Alter: 77
Beruf: Arzt
Beweggrund: multiple Erkrankungen

Dr. Werner M. ist selbst Mediziner. Seine heutige Lage beurteilt er ungeschönt. Er hat zahlreiche Knochenbrüche hinter sich. Sein Rücken ist mittlerweile durch Skoliose zu einem Buckel deformiert. In seinen Jahren im Ausland hat er das Dengue-Fieber überstanden. Die Herzkranzgefäße sind verkalkt, er ist stark abgemagert und bereits sehr geschwächt. Dazu kommen gelegentliche Gedächtnislücken, die ihm zu schaffen machen.

Mit seiner Tochter und mit Freunden spricht er über seinen Sterbewunsch. Auch die Ex-Ehefrau ist in seine Überlegungen eingebunden. Er war als Internist in Baden-Württemberg tätig, nach der Aufgabe der Praxis noch als Notarzt. Gemeinsam mit der Freundin, die auch die Generalvollmacht für seine Angelegenheiten hat, besichtigt er Pflegeeinrichtungen, die ihn aber eher abschrecken. Er will sein Recht auf Selbstbestimmung ausüben, bevor er endgültig pflegebedürftig wird. Anfang Februar dreht er die Infusion auf, die ihm von einem Berufskollegen gelegt wird.

2022–017/ Fall Petra R.-R.

Alter: 56
Beruf: Fitnesstrainerin
Beweggrund: multiple Erkrankungen

Bis 2019 hatte Petra R.-R. ein gutes Leben, meint sie in der Rückschau. Doch die Folgen eines Zeckenbisses ändern alles. Die Borreliose wird zunächst nicht als solche erkannt und behandelt. Es folgen schleichend Lähmungen, Schmerzen. Therapien schlagen nicht an. Sie ist immer mehr ans Haus gekettet. Mit ihrer Familie, Mann und Tochter, lebt die frühere Fitnesstrainerin in finanziell auskömmlichen Verhältnissen.

Ihr Mann will sie nicht gehen lassen, er hofft auf den Erfolg weiterer Therapieversuche. Doch für die 56-Jährige ist klar, dass sie ihr einst so aktives früheres Leben nicht wiederbekommen kann. Ihr Mann gibt seinen Widerstand auf, als er einsieht, wie eindeutig und stabil die Entscheidung seiner Frau ist. Die Freitodbegleitung wird im Februar stattfinden.

2022–018/ Fall Ralf B.

Alter: 56
Beruf: Lastwagenfahrer
Beweggrund: Amyotrophe Lateralsklerose (ALS)

Wie die Krankheit einmal enden wird, weiß Ralf B. genau. Dieses letzte Stadium der völligen Unbeweglichkeit will er auf keinen Fall erleben. Er hat seit kurzem ALS, die Krankheit verläuft in seinem Fall sehr schnell. Seine Frau ist ihm eine große Stütze. Sie ist stark und trägt seine Entscheidung, eine organisierte Freitodbegleitung in Anspruch zu nehmen, mit.

Später wird sie sagen, dass es ihr hilft zu wissen, ihrem Mann wenigstens dieses letzte Stück Autonomie ermöglicht zu haben. Freimütig spricht sie im Bekanntenkreis über die Art und Weise, wie ihr Mann verstorben ist. Er ist nur 56 Jahre alt geworden. Lange Jahre war er gesund, genoss das gemeinsame Leben. Sie wird später auch in einer Fernsehdokumentation über das Thema mitwirken.

2022-019 Fall Heinz K. & 2022-020/ Fall Sigrid K. (Doppelbegleitung)

Alter: 88
Beruf: Ingenieur
Beweggrund: Lebenssattheit

* * *

Alter: 84
Beruf: Versicherungsangestellte
Beweggrund: Lebenssattheit

Heinz und Sigrid K. leben in einer fränkischen mittelgroßen Stadt. Er wird bald 89 Jahre alt. Der Alltag ist ihm zur Last geworden. Er leidet unter operations- und altersbedingten Schmerzen in den Beinen und der rechten Hand. Eine zunehmende Angst vor Stürzen und die allgemeinen Beschwerlichkeiten, dazu eine Inkontinenz, plagen ihn. Er verlässt nur noch zum Einkaufen das Haus. Heinz K. stammt aus der DDR, studierte Maschinenbau und ging kurz vor dem Mauerbau mit seiner Frau in den Westen. Lange Jahre konnte er in leitender Stellung als Ingenieur arbeiten. Seine Schwester starb vor fünf Jahren, sein Bruder fiel 19-jährig im Krieg. Sein Halt war immer seine Frau. Beide wollen nun gemeinsam aus dem Leben gehen. Er bilanziert für sich Lebenssattheit.

Sie schildert, dass sie an Gleichgewichtsstörungen leidet. Allein in jüngster Zeit sei sie viermal gestürzt. Dazu kommen eine Neurodermitis und vielfältige Medikamentenunverträglichkeit. Sigrid K. ist Jahrgang 1937, mit ihrem Mann ist sie seit 64 Jahren zusammen. Alles hätten sie gemeinsam erlebt und gemeistert. Ohne einander wollen sie nicht sein. An gebrechlichen Nachbarn sehen sie mit Erschrecken, wie zunehmende Hilflosigkeit aussieht. Frau K. war als Versicherungsangestellte tätig gewesen. Nähere Verwandte sind nicht vorhanden, ein befreundetes Ehepaar hilft viel. Ihr Motiv Lebenssattheit ist eindeutig. In getrennten Räumen werden beide Ehepartner intensiv zu ihrem geäußerten Sterbewunsch befragt. Anfang Februar wird ihnen ihr Wunsch nach einem zeitgleichen Ableben erfüllt.

2022–021/ Fall Peter R.

Alter: 78
Beruf: Betriebswirt
Beweggrund: Krebserkrankung

Peter R. lebt in einer süddeutschen Großstadt und ist entschlossen, sein Leben selbstbestimmt zu beenden. Der Hirntumor, medizinisch: Glioblastoma multiforme (WHO Grad IV), ist nach einer Operation inzwischen wieder so groß wie zuvor. Eine erneute Operation kommt aus ärztlicher Sicht wegen seines Alters nicht mehr infrage. Man rät ihm zu einer Bestrahlung. Doch Peter R. will das nicht mehr. Er befürchtet ein Dahinsiechen bis zum Ende. An einem Bekannten mit demselben Krankheitsbild hat er ansehen müssen, wie das sein kann. Mit seiner Frau hat er bereits verabredet, dass diese im Notfall nur noch das SAPV-Team rufen soll, nicht den Notarzt.

Der studierte Betriebswirt war bis zur Rente in einem Wohnungsunternehmen beschäftigt. Er konnte sich eine großzügige Wohnung leisten und war zufrieden. Seine Frau ist ihm liebevoll zugewandt. Doch nun ist es seines Erachtens genug. Im Februar soll die Freitodbegleitung stattfinden.

2022–022/ Fall Ursula K.

Alter: 77
Beruf: Betriebswirtin
Beweggrund: Krebserkrankung

Der Brustkrebs hat bereits Metastasen gebildet. Ursula K. fürchtet weitere Schmerzen und sogar einen Darmverschluss. Der Toilettengang ist zusehends zur Qual geworden. Bereits seit 1991 ist sie Mitglied in der DGHS, um Unterstützung bei ihrer Patientenverfügung zu bekommen. Immer wieder befasst sie sich mit der Option eines selbstbestimmten Sterbens. 2019 kam die Diagnose Brustkrebs, sie erwägt den Gang in die Schweiz. Damals galt noch das Strafgesetz § 217 in Deutschland.

Heute ist sie 77 Jahre alt. Die drei Kinder sind erwachsen, leben aber in der Nähe im Südwesten Deutschlands. Sie selbst hatte nach der Schule Betriebswirtschaft studiert, sich dann aber der Familie gewidmet. Ihr Mann trägt die Entscheidung mit, er ist beim ersten Abklärungsgespräch aber nicht dabei. Palliative Versorgung will sie jetzt nur noch so lange in Anspruch nehmen, bis für die Freitodbegleitung alles vorbereitet ist. Mitte Februar hat ihr Warten ein Ende.

2022–023/ Fall Margit M.

Alter: 87
Beruf: Technische Zeichnerin
Beweggrund: beginnende Demenz

Margit M. lebt in einer hessischen Großstadt. Sie ist alleinstehend, ihr an Demenz leidender Bruder ist in einem Pflegeheim untergebracht. Es gibt noch eine Schwester, mit der sie aber keinen Kontakt hat. Sie hat eine Ausbildung als technische Zeichnerin und diesen Beruf bis zum Renteneintritt ausgeübt. Weiterhin engagiert sie sich in einer Patientenschutzorganisation.

Im Mai des Vorjahres war bei ihr eine beginnende Demenz festgestellt worden. Da sie an ihrem Vater und am Bruder sah, wie die Krankheit ihren Verlauf nimmt, will sie das keinesfalls durchstehen, sondern noch rechtzeitig ihren Freitod einleiten. Noch kann die 87-Jährige ihren Alltag gut handhaben. Sie geht allein einkaufen, unternimmt Ausflüge mit ihren Freundinnen. Beim Erstgespräch ist ein befreundetes Ehepaar anwesend. Margit M. macht einen überlegten und wachen Eindruck, an der Freiverantwortlichkeit ihrer Entscheidung bestehen keine Zweifel. Mitte Februar darf sie die Infusion öffnen.

2022–024/ Fall Erika V.

> **Alter:** 94
> **Beruf:** Auslandskorrespondentin
> **Beweggrund:** Tuberkulose, Erblindung des rechten Auges

Erika V. lebt in einer Großstadt in Nordrhein-Westfalen. Sie bittet ein ihr sehr nahestehendes Ehepaar, ihr Anliegen auf Vermittlung einer Freitodbegleitung für sie schreiben. Ihr selbst fällt nicht nur das Schreiben mittlerweile schwer. Sie leidet an der Lungenkrankheit COPD, ist bereits sehr geschwächt. Auf einem Auge ist sie blind. Dazu kommt eine sehr starke Schwerhörigkeit. Auf Drängen ihrer Freunde war sie 2013 nach einem Schlaganfall in die Nähe eben dieser gezogen – in eine eigene Wohnung im Betreuten Wohnen. Noch lange kann sie sich selbst versorgen.

Nun sei der Zeitpunkt gekommen, dass die frühere Auslandskorrespondentin dieses für sie unwürdige Leben nicht mehr weiterführen möchte. Bereits seit 1989 ist sie DGHS-Mitglied und bittet ihre Freunde inständig, sich mit dem Verein in Verbindung zu setzen. Mit ihrer Ärztin dagegen will Frau V. keinesfalls sprechen, da sie dort keine Offenheit für ihren so eindeutigen Wunsch sieht.

2022-025/ Fall Hannelore B. & 2022-026/ Fall Klaus-Dieter B. (Doppelbegleitung)

> **Alter:** 82
> **Beruf:** Hausfrau
> **Beweggrund:** Lebenssattheit
> * * *
> **Alter:** 79
> **Beruf:** Bauingenieur
> **Beweggrund:** Krebserkrankung; Lebenssattheit

Seit 1966 ist Hannelore B. mit Klaus-Dieter verheiratet. Ihre Bedingung damals: »Ich heirate dich nur, wenn du mit mir Reisen unternimmst.« Das haben sie gemeinsam getan und vieles mehr. Nun ist sie altersbedingt geschwächt, viele Tätigkeiten fallen ihr schwer. Eine tödliche Krankheit hat sie nicht. Sie blickt auf ein glückliches Leben zurück. Die Arzttochter jobbte nach dem Abitur; nachdem sie Klaus-Dieter heiratet, ist sie nicht mehr berufstätig. Der gemeinsame Sohn kommt nur ein Jahr nach der Hochzeit zur Welt. Sie leben in einer Großstadt in Nordrhein-Westfalen.

Sein primäres Motiv ist eine tief empfundene Lebenssattheit. Sie haben alles gehabt: ein erfülltes Berufsleben, eine gute Ehe und viel Schönes. Zeit seines Lebens sei der Bauingenieur ein Genussmensch gewesen. Gutes Essen, Literatur, guter Wein. 2009 ging er in den Ruhestand. Nun kommen die gesundheitlichen Einschläge näher. Er hat Prostatakrebs. Die Lebensqualität verschlechtert sich rapide. Mit dem gemeinsamen Sohn hat er wiederholt über die geplante Doppelbegleitung gesprochen. Dieser respektiert den Wunsch, möchte aber am Tag selbst nicht zugegen sein.

2022–027/ Fall Almuth Sch.-R.

Alter: 82
Beruf: Lehrerin
Beweggrund: Herz-Arhythmie mit Vorhofflimmern

Die frühere Lehrerin Almuth Sch.-R. bekam bereits 2012 eine Brustkrebsdiagnose. Nach Operation und Chemotherapie hatte sie sich gut erholt, bis 2018 Metastasen gefunden wurden. Eine davon liegt so ungünstig am Zwerchfell, dass sie permanent an Atemnot leidet. Sie ist sehr geschwächt, dazu kommt eine Herz-Arhythmie mit Vorhofflimmern.

Sie ist in einer mittelgroßen Stadt in Norddeutschland zuhause. Ihr Mann war früher Amtsgerichtsdirektor, er ist als Bevollmächtigter vorgesehen und versorgt sie liebevoll. Unterstützung kommt zusätzlich von einer Pflegestation. Sch.-R. empfindet ihr Leben mittlerweile nur noch als Qual und ständigen Kampf gegen die Attacken ihrer Krankheit. Die 82-Jährige ist fest entschlossen, ihr Dasein zu beenden. Gemeinsam erwarten ihr Mann und sie die von der DGHS vermittelte Juristin für das Erstgespräch. Beide berichten von einer Mitgliedschaft in einer Schweizer Organisation; sie seien froh, dass sie für ein selbstbestimmtes Sterben nun nicht mehr ins Ausland fahren müssen. Sch.-R. liebte das Leben, ist immer noch geistig völlig klar, aber sie weiß, dass ihre gesundheitliche Situation sich nicht mehr bessern kann. Schweren Herzens wird sie ihren Mann allein lassen. Am Tag der Freitodbegleitung im Februar sind neben dem Team ihr Mann und ihr Bruder bei ihr.

2022–028/ Fall Heliane B.

Alter: 78
Beruf: Ingenieurin
Beweggrund: interstitielle Lungenerkrankung

Anfang Januar geht der Antrag von Heliane B. bei der DGHS ein. Ihr ginge es so schlecht, dass sie nun ihr Leben »mit Anstand beenden« möchte. Sie ist 78 Jahre alt, in zweiter Ehe verheiratet und hat zwei erwachsene Töchter. Sie lebt in einer ostdeutschen Großstadt. Ihr Befund: Interstitielle Lungenerkrankung. Zudem hat sie diverse Unverträglichkeiten und Allergien. Auf beiden Augen hat sie Grünen Star. Während eines Krankenhausaufenthalts wird eine Lungenerkrankung festgestellt. Das Cortison verträgt sie nicht gut. Mit ihrem Mann spricht sie über den Sterbewunsch.

Nach Abschluss der 10. Klasse hatte sie zunächst Säuglingsschwester gelernt. Später macht sie eine Ausbildung zur Chemielaborantin. Sie arbeitet in einem Institut für Energietechnik, wird mit der politischen Wende in der DDR arbeitslos.

Seitdem nutzte sie ihre Zeit verstärkt für die vier Enkelkinder und die Pflege ihrer Mutter. Ihr Mann und die jüngere Tochter hoffen zunächst, dass die Mutter vom Sterbewunsch ablässt und sich weitere medizinische Hilfe sucht. Als für das Zweitgespräch der beteiligte Arzt bei ihr ist, stellt sich heraus, dass der Ehemann über den bereits verabredeten Februar-Termin zur Freitodbegleitung noch gar nicht informiert ist. Der Arzt besteht darauf, dass der Ehemann hinzugezogen sowie eine ärztliche Zweitmeinung eingeholt wird. Heliane B. bleibt bei ihrem unbedingten Wunsch zu sterben. Ihr Gatte respektiert schließlich ihre Entscheidung.

2022–029/ Fall Rolf S.

Alter: 69
Beruf: Krankengymnast
Beweggrund: Querschnittslähmung

Bis zu seinem fatalen Unfall im August 2019 hatte Rolf S. ein aktives, selbstbestimmtes Leben. Das Gleitschirm-Fliegen war sein Lebensinhalt. Im Moment des falschen Aufpralls wusste er: Etwas Schreckliches ist passiert. Seitdem ist er querschnittsgelähmt. Den linken Arm kann er gar nicht mehr benutzen, den rechten nur eingeschränkt. Er war früher auf der anderen Seite des Bettes, arbeitete als Krankengymnast mit eigener Praxis. Nun ist er selbst pflegebedürftig.

Mit seiner Lebensgefährtin und Freunden spricht er wiederholt über den Wunsch, sein Leben schmerzfrei zu beenden. Ärzte, die er darauf anspricht, weichen dem Thema eher aus. Aber er ist sich absolut sicher: Ein Leben in dieser Form ist für ihn nicht akzeptabel. Mehrfach spricht er mit einem ehrenamtlichen Ansprechpartner der DGHS, der ihm das Prozedere und die nötigen Formalitäten erläutert. Der Ansprechpartner darf einen Journalisten mitbringen. Die Geschichte über die Begegnung erscheint 2021 anonymisiert in einem Magazin. Im Februar 2022 kann der 69-Jährige schließlich in seinem bayerischen Wohnort die gelegte Infusion aufdrehen.

2022–030/ Fall Annemarie B.

Alter: 90
Beruf: Hausfrau
Beweggrund: multiple Krankheiten / nach PTCA Koronarium mit Stent-Implantation

Für Annemarie B. ist klar: Man müsse es »gönnen können, wenn jemand sagt, er will nicht mehr.« Sie selbst will jetzt nicht mehr. Nach einem aktiven Leben mit ihrem zweiten Mann, mit dem sie viel reiste und der ihre zwei Kinder aus erster Ehe mit großzog, ist sie seit einem weiteren Sturz an ihre Wohnung gefesselt. Ihr Augenlicht hat sie bereits im Jahr 2019 verloren. Der Ehemann, einst Architekt, lebt in einem Pflegeheim am Bodensee. Palliative Versorgung oder ein Blindenhund sind keine Optionen, die für sie infrage kommen. Die 90-Jährige stammte wie ihr Mann aus der

Bodensee-Region, dort hat sie sich immer wohl gefühlt. Aber als sie das Gewässer und seine Schönheit nicht mehr selbst sehen kann, zieht sie in die Nähe eines ihrer Kinder.

Der Umzug in eine Großstadt im Westen Deutschlands bringt ihr nicht den erhofften engeren Kontakt zum Sohn. Nach etwa einem Jahr in der neuen Wohnung bilanziert sie entschlossen, dass für sie nichts Gutes mehr kommen kann. Im Februar soll ihr Leben enden.

2022–031/ Fall Dr. Wolfgang I.

Alter: 88
Beruf: Vorstandsvorsitzender
Beweggrund: Ischämie/ Gefäßerkrankung

Dr. Wolfgang I. war Vorstand eines größeren Stahlverarbeitungsunternehmens im Westen Deutschlands. Der studierte Ingenieur wird als Kopfmensch beschrieben. Er war Sprecher zahlreicher Organisationen. Stets sind er und seine Frau viel gereist, hatten im Ruhestand ein Anwesen in Frankreich, seiner selbsterklärten Seelenheimat. 13 Jahre lang lebten die beiden mit Pferden in der Provence, hatten einen interessanten Freundeskreis. Mittlerweile hat Dr. I. eine schwere Bandscheiben-OP und mehrere Eingriffe am Herzen hinter sich. Seit 2018 kommen Wortfindungsstörungen hinzu, die neurologische Untersuchung ergibt fortschreitende Aphasie. Er kann sich nicht mehr wie gewohnt ausdrücken, ganze Sätze gelingen ihm kaum noch.

Immer öfter denkt er über die Möglichkeit eines harten Suizids nach, will dies dann seiner Familien nicht antun. Durch einen Freund seines erwachsenen Sohnes, der in Berlin lebt, wird I. auf die DGHS aufmerksam. Er schreibt in seinem Antrag an die DGHS: »Ich fühle mich in mir selbst ›gefangen‹.« Zu seiner großen Erleichterung gelingt es ihm, Frau und Sohn von seinem Sterbewunsch zu überzeugen. In der bayerischen Kleinstadt, in der er lebt, darf er Ende Februar selbstbestimmt sterben.

2022–032/ Fall Liane K.

Alter: 84
Beruf: Einzelhandelskauffrau
Beweggrund: Spinalkanalstenose

Als ihr Mann noch lebte, reisten sie viel und hatten ein schönes Leben. Doch der Mann von Liane K. ist seit fünf Jahren tot. Auch die meisten Freunde leben nicht mehr. Es gibt keine Kinder, fast keine Verwandten. Die Tochter einer Cousine sieht gelegentlich nach ihr. In die Doppelhaushälfte in einer norddeutschen Großstadt kommt einmal im Monat ihre Putzhilfe, die für die 87-Jährige auch einkauft. Zudem beschäftigt sie einen Gärtner. Neue Kontakte will sie nicht knüpfen, das Leben hat sie vorsichtig, bisweilen sogar misstrauisch werden lassen.

Liane K. ist in der Stadt geboren, in der sie noch heute lebt. Nach der Mittleren Reife lernte sie Einzelhandelskauffrau. Bis zum Renteneintritt war sie im Kundendienst eines Traditionsunternehmens tätig. In den Jahren 2016 und 2017 musste sie sich schweren Rückenoperationen unterziehen, die aber nur wenig Linderung ihrer Schmerzen brachten. Sie leidet an Spinalkanalstenose (mit Ischialgie und Lumbalskoliose). Für die physiotherapeutischen Übungen, die sie verordnet bekam, hat sie mittlerweile keine Motivation mehr. Sie leidet an unerträglichen Schmerzen. Sie kann im Haus nur wenige Schritte mit einer Gehhilfe oder draußen mit einem Rollator zurücklegen. Eine erneute Operation wird empfohlen, doch Liane K. will nicht mehr. Sie wendet sich im Oktober 2021 an die DGHS. Nach entsprechender Prüfung und persönlichen Gesprächen bekommt sie die Einwilligung der vermittelten Juristin. Sie darf eine ärztliche Freitodbegleitung in Anspruch nehmen.

2022–033/ Fall Bettina v. P.

Alter: 66
Beruf: ungelernt
Beweggrund: tiefgreifende Entwicklungsstörung, Autismus

Die 66-jährige Bettina v. P. lebt in einer Großstadt in Süddeutschland. Wegen einer tiefgreifenden Entwicklungsstörung aus dem Autismus-Spektrum ist sie zeitlebens in ihrer Umgebung angeeckt. Soziale Kontakte strengen sie enorm an, also vermeidet sie diese, soweit möglich. Sie kann sich Gesichter nicht merken. Ihre Nachbarn, die darum wissen, haben sich angewöhnt, sich wiederholt bei ihr vorzustellen. Muss sie mit ihnen sprechen, ist sie um Höflichkeit bemüht, da sie wegen ihre Störung Gesichtsmimik nicht interpretieren kann. Zudem ekelt sie sich vor vielem. Auch Berührungen erträgt sie nicht, das Gewicht von Kopfhaar erdrückt sie, ihre Haare hat sie sich abrasiert.

Einen erlernten Beruf hat sie nicht. Nach vielen Schulwechseln hatte sie eine Holzbildhauerausbildung begonnen, aber nicht beendet. Durch ein ererbtes Vermögen kann sie ihren Lebensunterhalt bestreiten. Dafür ist sie den Eltern sehr dankbar. Ihre beiden Schwestern helfen bei Alltagsangelegenheiten. Bettina von P.s Schwierigkeiten verstärken sich aber im Alter. Es könnte ein Umzug oder die Pflegebedürftigkeit kommen. Wie soll sie damit umgehen? Es erscheint ihr unmöglich. Ihr jetziges Leben empfindet sie als ein »Absitzen«. Das ausführliche Gespräch mit der von der DGHS vermittelten Juristin wird diese später als »ungewöhnlich« schildern. Es habe ein großer körperlicher Abstand geherrscht, Blickkontakt gab es gar nicht. Dennoch ist die Freiverantwortlichkeit des Sterbewunsches nach ihrer Einschätzung gegeben. Die Freitodbegleitung kann stattfinden. Ihre beiden Schwestern tragen die Entscheidung mit. Bettina von P. verstirbt selbstbestimmt Anfang März.

2022–034/ Fall Rainer R.

Alter: 94
Beruf: Ingenieur in der Agrarwirtschaft
Beweggrund: Krebserkrankung

Der studierte Ingenieur Rainer R. lebt in einer größeren Stadt in Deutschlands Südwesten. Eigentlich hatte er gemeinsam mit einer Ehefrau in den Freitod gehen wollen. Sein Sohn und die Tochter wussten von dem Entschluss und konnten ihn akzeptieren. Bereits 2014 waren beide in die DGHS eingetreten, beobachteten die damals eingeführte gesetzliche Verbotspraxis und sind nun froh, dass das Bundesverfassungsgericht Anfang 2020 ein deutliches Urteil gesprochen hat. Als er die von der DGHS vermittelten Helfer empfängt, hat sich die gesundheitliche Situation seiner Frau gerade deutlich verschlechtert. Das hat Auswirkung auf die Terminfindung. Keinesfalls will er sie allein lassen, also will sich der 94-Jährige gedulden, trotz seiner Krebserkrankung, die ihm zu schaffen macht.

Auf sein Leben blickt er mit Dankbarkeit zurück. Sein Beruf als Ingenieur in der Agrarindustrie hat ihn in der Welt herumkommen lassen. Noch heute ist er am Tagesgeschehen interessiert, liest die Tageszeitung und andere Blätter. Die Ehe war lang und glücklich, die beiden Kinder sind jetzt erwachsen. Seine Wohnsituation ist komfortabel. Doch nun ist er fest entschlossen zu gehen. Gründe gibt es aus seiner Sicht genug: ein fortgeschrittener Prostatakrebs, Arthrose, zunehmende Schwerhörigkeit und Herzprobleme.

2022–035/ Fall Joachim D.

Alter: 93
Beruf: Geschäftsführer
Beweggrund: Krebserkrankung

Der 93-jährige Joachim D. kann auf ein langes und bewegtes Leben zurückblicken. 1928 in einer ostdeutschen Großstadt geboren, besuchte er dort die Volksschule und bis 1942 das Gymnasium. Wegen des Krieges musste er die Schule abbrechen und ging als Erntehelfer nach Schlesien. Schließlich wurde sein Jahrgang noch zum Wehrdienst eingezogen, er wurde Flakhelfer. 1945 kam er aus der Kriegsgefangenschaft frei, beendete die Schule mit dem Abitur. Aus politischen Gründen konnte D. nicht studieren, entschied sich für das Verlagswesen und den Wechsel in eine andere Großstadt. Wenig später ging es beruflich nach Nordrhein-Westfalen und Hessen. Er brachte es bis zum Geschäftsführer, nach der Rente machte er auf selbstständiger Basis mit dem Buchverkauf weiter. Er siedelte sich in einer hessischen Kleinstadt an. Er war dreimal verheiratet. Der Tod seiner dritten Frau macht ihm sehr zu schaffen. Eine Tochter aus früherer Ehe lebt in den USA.

Mittlerweile wird er von einer Pflegerin versorgt. Bereits Anfang der 90er gab es eine Operation wegen Prostatakrebs, nun nach 20 Jahren erneut, mit den Diagnosen Spinozelluläres Karzinom, Kollisionstumor und Basalzellkarzinom. Seinen körperlichen Verfall mitzuerleben, während der Geist noch wach ist, fällt ihm sehr schwer. Er setzt auf eine ärztliche Freitodbegleitung und hofft auf einen frühestmöglichen Termin. Seine Freiverantwortlichkeit ist unzweifelhaft, er kann Anfang März gehen.

2022–036/ Fall Klaus-Rainer H.

Alter: 61
Beruf: Sachbearbeiter
Beweggrund: Lebenssattheit

Seit 20 Jahren ist Klaus-Rainer H. Mitglied in der DGHS. Immer wieder hat er sich mit der Möglichkeit befasst, einmal selbstbestimmt abtreten zu dürfen. Nun findet er, dass der richtige Zeitpunkt erreicht ist. Er ist zurzeit als Berufsberater bei der Bundesagentur für Arbeit tätig.

H. ist in der Nähe einer sächsischen Großstadt aufgewachsen. Sein Vater war Pianist, es gibt eine Schwester. Als H. zehn Jahre alt ist, ziehen sie in die nahegelegene Großstadt. Seine Schwester lebt noch heute dort. Er selbst geht in eine andere Großstadt und beginnt zunächst ein Studium der Biologie. Doch er bricht ab, kommt zurück in die Stadt seiner Eltern und studiert Gesang und Klavier. Seine Pläne, als Chorsänger und Pianist tätig zu sein, zerschlagen sich, als er am Pfeifferschen Drüsenfieber erkrankt und zudem eine Schädigung des Handgelenks erleidet. Also sattelt er auf eine Lehrtätigkeit um.

Im Oktober 1989 flüchtet er gemeinsam mit seiner Freundin in den Westen und siedelt sich in einer baden-württembergischen Stadt an. Beruflich schlägt er sich mehr schlecht als recht durch und ist froh, als er eine Anstellung als Berufsberater für Abiturienten im Arbeitsamt erhält. Die Beschäftigung reduziert er auf Teilzeit und zieht eine Lebensbilanz. Sein Weg sei facettenreich gewesen, doch nun sei es genug. Anfang März geht H., 61 Jahre alt ist er geworden.

2022–037/ Fall Helga N.

Alter: 80
Beruf: Kinderkrankenschwester
Beweggrund: Querschnittslähmung; Makuladegeneration

Die ehemalige Kinderkrankenschwester Helga N. lebt in einer norddeutschen Großstadt. Sie kam vor dem Mauerbau aus der DDR in den Westen. Nach einer missglückten Operation am Rücken ist sie querschnittsgelähmt. Dazu kommt bei der 80-Jährigen eine Makuladegeneration, sie ist also fast blind. Zudem macht ihr Herzinsuffizienz zu schaffen. Von Lebensqualität, findet sie, könne keine Rede mehr sein. Mit der Tochter ist der Kontakt sporadisch geworden, nur noch ihr Sohn meldet sich regelmäßig bei ihr. Ihren Ehemann und auch die Mutter hatten N. jahrelang gepflegt.

Jetzt geht ihr die Kraft aus. Im Oktober des vorigen Jahres unternahm sie einen Suizidversuch mit Tabletten. Ihr Sohn fand sie, inzwischen kann er aber verstehen, dass sie einfach nicht mehr kann und nicht mehr will. In einem Pflegeheim will sie nicht enden, sie wendet sich also an die DGHS-Geschäftsstelle und beantragt die Vermittlung einer ärztlichen Freitodbegleitung. Als alle Formalien geklärt sind und ihr Fall vermittelt ist, können der Arzt und die Juristin kommen. Ihr Sohn wird am Tag ihres Sterbens ebenfalls bei ihr sein. Der Termin ist Mitte März.

2022–038/ Fall Gerda G.

> **Alter:** 88
> **Beruf:** Krankenpflegehelferin
> **Beweggrund:** multiple Erkrankungen

Vor einem Jahr starb ihr Mann an Leukämie, sie waren 65 Jahre lang verheiratet gewesen. Nun gibt es noch die Kinder, einen Sohn und eine Tochter sowie drei Enkel. Gerda G. war Krankenpflegehelferin und lebt in einer Großstadt in Norddeutschland. Als Folge eines Unfalls in ihren Vierzigern blieb ihr Knie beschädigt, eine Endoprothese folgte. 2011 hatte sie eine monatelange Durchfallerkrankung mit starkem Gewichtsverlust. Die Prothese hielt nicht mehr. Daraufhin wurde das gesamte Bein hüftabwärts operativ versteift. Ebenfalls in jüngeren Jahren wurde sie mehrfach im Unterleib operiert, es blieb eine Blasenschwäche, heute ist es Inkontinenz. Ihr Mann half ihr viel im Alltag, bis er starb.

Wegen ihrer vielen körperlichen Einschränkungen war sie nach einem Sturz 2021 in ein Pflegeheim gezogen. Mittlerweile ist sie auf ständige Hilfe angewiesen und kann nur noch wenige Schritte mit einer Gehhilfe laufen. Die 88-Jährige nimmt Kontakt zur DGHS auf. Sie weiß, dass ihr der Abschied von den beiden Kindern und den Enkelkindern unendlich schwerfallen wird, aber sie empfindet ihr Leben nur noch als quälend. Eine Besserung ist nicht in Aussicht. Ihre Tochter hat das Einverständnis der Pflegedienstleitung erwirkt, so dass die Freitodbegleitung in dem Pflegeheim stattfinden soll. Mitte März ist es so weit.

2022-039/ Fall Johannes K. & 2022-040/ Fall Marga K. (Doppelbegleitung)

> **Alter:** 81
> **Beruf:** Dipl. Elektroingenieur
> **Beweggrund:** Lebenssattheit
> * * *
> **Alter:** 77
> **Beruf:** Krankenschwester, Pflegedienstleitung
> **Beweggrund:** beidseitige schwerer Hüftarthrose

Johannes K. hasst Arztbesuche. Er ist 81 Jahre alt, noch älter will er nicht mehr werden. Bei seinen beiden Brüdern hat er die möglichen Begleiterscheinungen der Hochaltrigkeit wie Demenz gesehen. Zudem ist er durch seine Lebensgeschichte, die kriegsbedingte Flucht, das Leid und Sterben in seiner Jugend geprägt. Seine Frau Marga ist als Krankenschwester auch in Altenheimen tätig. Sein Eindruck ist, dass dort oftmals entwürdigende Umstände herrschen. So weit will er es nicht kommen lassen. Als er von dem Urteil des Bundesverfassungsgerichts hört, tritt er in die DGHS ein, will sich die Option eines selbstbestimmten Sterbens sichern. Das Ehepaar K. lebt in einer Großstadt im Südwesten Deutschlands. Zum Erstgespräch suchen zwei Personen das Ehepaar auf. Zu prüfen gilt, ob jeder für sich einen festen, freiverantwortlichen Entschluss gefällt hat. Der gemeinsame Besuch bei dem Ehepaar K. teilt sich in zwei Einzelgespräche auf. Herr K. war als Elektroingenieur tätig. Kinder wollten die beiden nie, sie waren sich gegenseitig genug.

Seine Frau Marga K. ist aufgrund einer beidseitigen Hüftarthrose stark gehbehindert. Sie fürchtet, bald auf einen Rollstuhl angewiesen zu sein. Die Aussicht, dass es bald zu Ende gehen könnte, beruhigt sie ungemein. Dann blieben ihr die Schreckensszenarien erspart, dass ihr Mann ins Krankenhaus kommen könnte, oder dass sie beide bald in ein Pflegeheim umziehen müssten. Mit ihrer Lebensbilanz ist sie zufrieden. Es gab keine übergroßen Ausschläge in Richtung Glück oder Unglück, sie ist mit sich im Reinen. Es bleibt nur noch der eine Wunsch: gemeinsam mit ihrem Mann aus dem Leben zu gehen, eine Doppelbegleitung wahrzunehmen. Beide können nur wenige Krankenunterlagen vorlegen, zumal sie keine Hausärzte konsultieren, aber ihre Argumentationen sind schlüssig und nachvollziehbar, Indizien für eingeschränkte Freiverantwortlichkeit nicht vorhanden. Es gibt also keine Einwände, in wenigen Wochen wird noch der involvierte Arzt zum Aufklärungsgespräch kommen.

Anfang März können beide selbstbestimmt sterben. Seite an Seite drehen sie jeweils ihre Infusion auf.

2022–041/ Fall Sabine O.

Alter: 65
Beruf: Arzthelferin
Beweggrund: Multiple Sklerose

Sabine O. ist in einfachen, aber behüteten Verhältnissen als jüngstes von drei Kindern aufgewachsen. Sie lernt mit 16 Jahren Arzthelferin, lernt ihre große Liebe kennen. Doch sie bleiben nicht zusammen, gehen nach fünf Jahren getrennte Wege.

Es folgt ein anderer Mann, mit dem sie 29 Jahre verheiratet bleiben wird. Die Ehe ist nicht einfach. Das erste Kind, ein Sohn, hat zahlreiche gesundheitliche Probleme, muss häufig operiert werden. Für die jüngere Schwester bleibt oft wenig Zeit. Eine erneute Begegnung mit ihrer Jugendliebe bringt sie schließlich dazu, sich zu trennen. Sie heiratet neu, es folgt die »schönste Zeit« ihres Lebens. Sie reisen viel, vor allem innerhalb Deutschlands und nach Frankreich. Doch ein Jahr später kommt die Diagnose: Multiple Sklerose. Weitere zwei Jahre später ist sie auf den Rollstuhl angewiesen. Beim Toilettengang muss sie sich helfen lassen. Ihr Mann kümmert sich liebevoll, auch mit der Tochter hat sie ein herzliches Verhältnis. Ihr Sohn hat sich allerdings von ihr zurückgezogen. Von Beginn ihrer Krankheit an ist sie sich sicher, dass sie diese nicht bis zum bitteren Ende durchstehen will. Sie ist nun 65 Jahre alt, lebt in einer Großstadt in Nordrhein-Westfalen. Zunächst sammelt sie Tabletten für einen Suizid. Nach Bekanntwerden des Bundesverfassungsgerichtsurteils leitet sie alles in die Wege, um eine ärztliche Freitodbegleitung wahrnehmen zu können. Sie kann im März selbstbestimmt und begleitet aus dem Leben gehen.

2022–042/ Fall Therese L.

> **Alter:** 95
> **Beruf:** Lohnbuchhalterin
> **Beweggrund:** Lebenssattheit

Therese L. begründet ihren Freitodwunsch mit Lebenssattheit. Durch ihre Blindheit sei ihr jegliche Beschäftigungsmöglichkeit genommen. Insbesondere vermisse sie das Lesen. Nicht einmal mehr fernsehen könne sie. Hinzu tritt auch das Gefühl der Vereinsamung. Der Tod ihres Mannes (2008) und der ihres jüngeren Sohnes (2019) haben die jetzt 95-Jährige schwer getroffen. Sie sagt, sie fühle sich »übriggeblieben«. Daran ändere auch die liebevolle Zuwendung ihres älteren Sohnes, der Enkel und Urenkel nichts. 2019 musste sie das ehemals gemeinsame Haus aufgeben und sich in stationäre Pflege begeben. Zwar ist L. noch sehr beweglich, gut zu Fuß und kann sich selbst duschen, doch ist sie das Herumtasten und ständige Anstoßen leid. Im Pflegeheim sind viele Mitbewohner dement, so dass eine Unterhaltung mit ihnen kaum möglich ist. Durch ihre Blindheit ist L. aber besonders auf Gespräche mit ihren Mitmenschen angewiesen. Der häufige Wechsel der Pflegekräfte bringe es mit sich, dass diese nicht um ihre Blindheit wüssten. Auf ihre Frage, wo etwas sei, antworteten sie ungeduldig: »Da steht es doch!«, ohne sich klarzumachen, dass sie nichts sieht. Aufgrund ihrer Blindheit isst sie auch allein auf ihrem Zimmer. Wenn ihr das Essen gebracht wird und sie sich erkundigt, was auf dem Teller sei, antworten viele Pflegende, dass sie ihr das nicht sagen könnten. Dies alles empfindet L. als in höchstem Maße entwürdigend. So will sie nicht mehr weiterleben.

Wie sie in ihrem Antrag schreibt, sei das nun schon das zweite Heim, das sie »ausprobiere«, doch fühle sie sich nicht sehr gastlich im »Wartesaal« zum Tod. In ihrem Berufsleben war sie als Lohnbuchhalterin tätig gewesen, nach der Geburt der beiden Söhne als Hausfrau. Ihr jüngerer Sohn stirbt bereits mit 51 Jahren an Leukämie. Ihr Ehemann, eine Jugendliebe, lebte bis 2008. Das Ehepaar trieb gerne Sport. Der ältere Sohn und dessen Frau kümmern sich rührend um die alte Dame, vermögen es aber nicht, ihre Meinung zu ändern. Es wird verabredet, dass die Freitodbegleitung in der Wohnung ihres Sohnes stattfinden wird. An einem Tag im März.

2022–043/ Fall Marianne B.

> **Alter:** 93
> **Beruf:** technische Zeichnerin
> **Beweggrund:** Lebenssattheit

Sie wolle einen »sauberen Schluss«. So sieht es die 93-jährige Marianne B. Sie lebt in einer Großstadt im Osten Deutschlands. Unerträgliche Gelenkschmerzen, die nur mit einer sehr hohen Dosis Kortison behandelbar seien, Schmerzen, wenn sie berührt werde, Grüner Star und Bettlägerigkeit führten zu ihrem Sterbewunsch. Sie sei sehr froh, dass es seit kurzem die Möglichkeit des ärztlich assistierten Freitods gibt. Dies wolle sie nun so schnell wie möglich in Anspruch nehmen. Ihren Freitodwunsch habe sie mit ihrem Lebensgefährten, ihrem Sohn und ihren Enkeln besprochen. Diese akzeptieren ihn.

Ihre Jugend fiel in die Zeit des zweiten Weltkrieges. Sie konnte nach der Volksschule eine Ausbildung zur technischen Zeichnerin machen. Mit Anfang 30 heiratet sie und bekommt einen Sohn. Doch ihr Mann ist alkoholkrank. Die Ehe ist nach fünf Jahren zu Ende. Sie findet einen Arbeitsplatz, dort lernt sie einen Mann nach ihrem Herzen kennen. 52 Jahre sind sie mittlerweile zusammen. Jetzt ist die zarte Frau seit Silvester bettlägerig und kann ihren rechten Arm wegen einer Parese nicht mehr bewegen. Mitte März will sie ihr Leben selbstbestimmt beenden.

2022–044/ Fall Elisabeth F.

Alter: 91
Beruf: Hausfrau
Beweggrund: Lebenssattheit

Elisabeth F. begründet ihren Freitodwunsch mit der zunehmenden Schwäche und den sich verstärkenden Gesundheitsproblemen. Besonders belastet sie ihre Schwerhörigkeit, die eine Unterhaltung mit anderen sehr erschwert und zur Vereinsamung führt. Sie sei mittlerweile auf die Hilfe anderer, insbesondere ihres Sohnes, angewiesen. Andere Nahestehende gibt es nicht mehr. Sie ist seit 2007 verwitwet. Anfang 2021 sei ihre beste Freundin gestorben, sagt sie der angereisten Juristin. Auch alle anderen Bekannten seien mittlerweile tot. Ein Kontakt zu Nachbarn ergebe sich kaum, da die meisten Wohnungen im Haus nur sporadisch genutzte Ferienwohnungen seien. Sie lebt in einer mittelgroßen Stadt in Oberbayern.

Die 91-Jährige weiß, dass eine Pflege im Heim oder ambulant möglich wäre. Das will sie keinesfalls. Einen Notfall-Knopf am Handgelenk nutzt sie aber. Mit ihrem Sohn und dessen Lebensgefährtin spricht sie oft über die Möglichkeit eines selbstbestimmten Abschieds. Der kann das akzeptieren, ebenso ihre Schwester. Der Hausarzt will ihr nicht helfen, also wendet sie sich an die DGHS. Mitte März stirbt sie selbstbestimmt.

2022–045/ Fall Renate P.

Alter: 94
Beruf: Zahntechnikerin
Beweggrund: multiple Erkrankungen

Bereits vor 30 Jahren war Renate P. in die DGHS eingetreten. Nun hat sich ihre gesundheitliche Lage so verschlechtert, dass sie ihr Leben beenden will. Das Schlimmste ist für die 94-Jährige die zunehmende Erblindung aufgrund einer altersbedingten Makuladegeneration (AMD). Die so entstandene Abhängigkeit von anderen ist für sie kaum erträglich. Eine Hörbehinderung nach Masern, Mittelohrentzündungen und Operationen existiert seit ihrer Jugend. Dann kam der Schlaganfall 2021. Nur noch ganz kurze Strecken kann sie noch mit dem Rollator laufen. Jeder Schritt schmerzt wegen diverser Arthrosen, sie wird immer kraftloser. Vor kurzem hat sie ihre eigene Wohnung aufgeben müssen und ist in eine Seniorenresidenz in der Nähe ihrer Tochter in einer südwestdeutschen Kleinstadt gezogen.

Die gelernte Zahntechnikerin war aus der damaligen Sowjetischen Zone 1948 in den Westen gegangen und hat ihr Leben selbstständig und selbstbestimmt führen können. Nun hat sie eine letzte Entscheidung getroffen. Ende März geht sie.

2022–046/ Fall Helga Th.

Alter: 79
Beruf: Buchhändlerin
Beweggrund: multiple Erkrankungen

In ihrem Antrag nennt Helga Th. ihre vorliegenden körperlichen Einschränkungen. Die von ihr so empfundenen »Defizite« haben dazu geführt, dass sie sich entschlossen hat, ihr Leben selbstbestimmt zu beenden. Arthritis, Inkontinenz, Makuladegeneration.

Sie blickt auf ein erfülltes Leben zurück: Nach der Schule machte sie eine Ausbildung zur Buchhändlerin. Ein Beruf, den sie bis zum Rentenbeginn gerne ausübte. Später engagierte sie sich ehrenamtlich, bis gesundheitliche Einschränkungen wegen einer Cortison-Therapie dies nicht mehr zuließen. Sie wendet sich bereits 2020 an die DGHS. Nach einem warmherzigen Briefwechsel legt sie ihr Vorhaben zunächst auf Eis. Es folgt ein für sie schöner Sommer. Gemeinsam mit ihrem zweiten Mann bewohnt sie ein kleines Haus mit Garten, in dem sie sich sehr wohl fühlt. Doch ihre Belastungen nehmen immer mehr zu, sie mag nicht mehr. Mit ihren drei erwachsenen Kindern führt sie intensive Gespräche über ihre Absichten. Dann stellt sie einen formalen Antrag. Ende März hat ihr Warten ein Ende, sie darf sterben.

2022–047/ Fall Ralf P.

Alter: 72
Beruf: Dipl.-Ökonom
Beweggrund: Krebserkrankung

Ralf P. weiß, dass es für ihn keine Heilung mehr gibt. Der Prostata-Krebs hat bereits bis in die Knochen gestreut. Er ist 72 Jahre alt und war als Diplom-Ökonom tätig gewesen. Seine Frau und er haben eine Tochter. Er ist mittlerweile in einer Pflegeeinrichtung. Da dort die Durchführung des Suizides nicht möglich ist, wird verabredet, dass er mit einem Krankentransport in seine Privatwohnung gebracht wird.

Sein Allgemeinzustand ist schlecht, er hat ständig Schmerzen. Aber sein Wille ist eindeutig und wird von ihm klar kommuniziert. Die Juristin, die ihn aufsucht, erkennt, dass die Hilfe kurzfristig erfolgen muss. Bereits drei Tage später kann die Freitodbegleitung stattfinden. Ralf P.s Leid hat ein Ende.

2022–048/ Fall Christel R.

Alter: 71
Beruf: Hausfrau
Beweggrund: multiple Erkrankungen/Lebenssattheit

Christel R. und ihr Mann hatten sich eine Doppelbegleitung gewünscht, Hand in Hand wollten sie zeitgleich in ihrem hessischen Zuhause aus dem Leben gehen. Also stellten sie einen entsprechenden Vermittlungsantrag an die DGHS. Nach 50 Jahren Ehe konnte sich Christel R. ein Leben ohne ihre »bessere Hälfte« nicht vorstellen. Bei dem Hausbesuch, der die Freiverantwortlichkeit des Entschlusses bestätigen soll, bekommen die damals sie aufsuchenden Juristen Zweifel. Nur für ihn können sie eine Suizidassistenz befürworten, bei ihr nicht.

Herr R. stirbt im März dieses Jahres an den Folgen seines Hirntumors. Nach seinem Tod ist sie sich ganz sicher. Sie wendet sich erneut an die DGHS, kann jetzt überzeugend darlegen, dass es ihr ernst mit dem Sterbewunsch ist. Sie hat sich entschieden. Ihr erwachsener Sohn – ein zweiter Sohn starb im Kindesalter – will sie abhalten. Doch ihr Entschluss ist unumstößlich, trotz des großen Bekanntenkreises und gutem Kontakt zur Familie. Mit 71 Jahren folgt sie ihrem Mann nach – mit ärztlicher Hilfe.

2022–049/ Fall Susanne W.

Alter: 54
Beruf: Arbeiterin
Beweggrund: Krebserkrankung

Susanne W. ist erst 54 Jahre alt. Sie hat den höchsten Pflegegrad, ihr bösartiger Krebs in der Hirnhaut, ein anaplastisches Meningeom mit ausgeprägter Paraparese, kennt keine Gnade. Immer wieder hat sie Krampfanfälle, ihre Gliedmaßen gehorchen ihr nicht mehr, sie sitzt im Rollstuhl und muss einen Katheter tragen. Ihr geistiges Vermögen beginnt bereits nachzulassen. Regelmäßig sieht ein Pflegedienst nach ihr, die drei Söhne wohnen noch zuhause. Ihr Mann ist unter derselben Adresse in einem kleinen bayerischen Ort zu erreichen, hat sich aber einer anderen Frau zugewandt. Er kümmert sich, sie will nicht klagen.

Zunächst hatte sie Hauswirtschafterin gelernt, aber nach der Heirat nur noch sporadisch gearbeitet. Die drei Söhne fordern ihre ganze Kraft. Nun verfügt ihr

Ältester, er ist 25, über die Vollmacht für ihre gesundheitlichen Angelegenheiten. Anfang des Jahres hat er ihr geholfen, in die DGHS einzutreten. Die vorgesehene Wartefrist erfüllt sie noch nicht, aber ihr Schicksal duldet keinen Aufschub. Ende März darf sie mit ärztlicher Hilfe versterben. Einen Teil der Kosten trägt der Solidarfonds.

2022–050/ Fall Gertrud G.

Alter: 78
Beruf: Kindergärtnerin
Beweggrund: Lebenssattheit

Ihre Ehe sei ihr großes Glück. Dass es mit eigenen Kindern nicht klappen wollte, sei ein Kummer. Aber es gebe ja sonst so viele kleine Menschen in ihrem Leben. Gertrud G. hatte nach der Schule Erzieherin gelernt, zu DDR-Zeiten hieß es noch Kindergärtnerin. Eigentlich stammt sie aus Polen, kam nach Kriegsende mit ihrer Mutter und drei älteren Geschwistern in die Nähe einer ostdeutschen Großstadt, wo sie noch heute in einer Randgemeinde lebt. Früh lernt sie ihren späteren Mann kennen. Sie ist ihr Leben lang berufstätig. Als es im Kindergarten wegen der Belastung nicht mehr geht, arbeitet sie in Verwaltungsjobs. Nachdem sie beide in Rente gegangen sind, reisen sie viel zusammen. Mit den Nichten und Neffen ist der Kontakt herzlich.

Beide sind entschlossen, einmal gemeinsam aus dem Leben zu gehen. Doch er bekommt Leukämie und verbringt seine letzte Zeit im Hospiz. Dann stirbt eine ihrer Schwestern. Deren Patientenverfügung sei nur zögerlich beachtet worden. So weit will sie es nicht kommen lassen. Sie hat genug. Am Todestag ihres Mannes soll ihr Sterbetag sein.

2022–051/ Fall Wolfgang L.

Alter: 73
Beruf: Dipl.-Betriebswirt
Beweggrund: einsetzende Demenz

Der 73-jährige Wolfgang L. lebt in einer ostdeutschen Kleinstadt. Ihn quälen Lewy-Body-Demenz, Diabetes mellitus Typ II und vor allem ein Restless-Legs-Syndrom. Er spricht von einem unkontrollierbaren Bewegungsdrang, Ziehen und Stechen in den Beinen, nächtlicher Unruhe. Als Folge der Lewy-Body-Demenz, die er ebenfalls zur Begründung seines Antrags auf Vermittlung einer ärztlichen Freitodbegleitung angibt, hat er Bewegungsstörungen, Muskelsteifheit, Zittern in den Händen und schläft schlecht. Er bemerkt an sich erste kognitive Beeinträchtigungen.
Seinem Antrag kann stattgegeben werden. Er verstirbt Ende März.

2022-052/ Fall Prof. Dr. Dorothee R. & 2022-053/ Fall Dr. Ingo R. (Doppelbegleitung)

> **Alter:** 78
> **Beruf:** Hochschullehrerin
> **Beweggrund:** Lebenssattheit
> * * *
> **Alter:** 80
> **Beruf:** evang. Theologe
> **Beweggrund:** u. a. Leberzirrhose CHILD B; Parese links DD

Das Ehepaar R. lebt in einer Großstadt im Westen Deutschlands. Nun wollen sie gemeinsam gehen.

Dr. Dorothee R. sagt beim Erstgespräch mit dem Juristen im Dezember des Vorjahres, dass sie auf ein sehr schönes gemeinsames Leben zurückblicken. Sie selbst ist vergleichsweise wenig gesundheitlich belastet, in jüngster Zeit trat eine Polyneuropathie auf – möglicherweise eine Reaktion auf die Belastung durch die Pflege ihres Mannes.

Dr. Ingo R. ist seit etwa einem Jahr ans Haus gefesselt. Eine Leberzirrhose und weitere Krankheiten haben sein einst so aktives Leben, das von seiner Tätigkeit als Pfarrer und weiten Reisen geprägt war, auf ein Minimum zusammenschrumpfen lassen. Er stammt ursprünglich aus Norddeutschland, hat seine Frau früh kennengelernt, Freunde bezeichnen die beiden als symbiotisches Paar. Zunächst studiert er Malerei, später Theologie. Weil sie keine eigenen Kinder bekommen, adoptieren sie zwei Mädchen und begleiten deren Weg in ein eigenes selbstbestimmtes Leben. Für ihn und seine Frau ist Selbstbestimmung ein ganz wichtiger Aspekt. Sie beantragen die Vermittlung einer gemeinsamen ärztlichen Freitodbegleitung. Diese kann Anfang April stattfinden.

2022–054/ Fall Hella Käthe D.

> **Alter:** 84
> **Beruf:** Büroleiterin im eigenen Betrieb
> **Beweggrund:** multiple Erkrankungen

Die zunehmenden Altersgebrechen machen Hella Käthe D. zu schaffen. Sie ist mittlerweile 84, lebt in einem kleinen bayerischen Ort. Immer wieder ist sie wegen ihrer Arthrose in jüngster Zeit gestürzt und hat sich Knochenbrüche zugezogen. Zuletzt war der Innenknöchel gebrochen, sie saß sechs Wochen lang im Rollstuhl. Wegen einer Krebserkrankung ist ihr die Gebärmutter entfernt worden, zudem leidet sie an Herzinsuffizienz. Das Schlimmste ist der Verlust ihrer Tochter. Sie war an Darmkrebs erkrankt und starb vor drei Jahren – mit 62. Darüber kommt sie nicht hinweg. Die Tochter war ihre Vertraute, wenigstens blieb ihr eine Enkelin. Ihre lange Ehe war nicht glücklich. Der Mann war Alkoholiker, mit seiner Firma ging er bankrott.

Sie sieht an ihrem Bruder und dessen Frau, wie ein Alltag mit einer pflegebedürftigen Person aussieht. In eine solche Situation will die frühere Büroleiterin nicht geraten. Sie wird Anfang April selbstbestimmt gehen.

2022–055/ Fall Brigitte Z.

Alter: 85
Beruf: Buchhalterin
Beweggrund: Lebenssattheit

Brigitte Z. blickt auf kein einfaches Leben zurück. 1936 kam sie als Tochter eines Handwerkers auf die Welt, Sie hat keine Geschwister. Bereits mit 52 Jahren stirbt der Vater. Sie arbeitet als Botenmädchen, lernt zunächst an einer Hauswirtschaftsschule, danach noch Buchhaltung. Sie heiratet, bekommt eine Tochter. Die Ehe hält nur kurz, sie muss als Packerin am Fließband arbeiten. Mit ihrem zweiten Ehemann wird sie mehr als 50 Jahre glücklich verheiratet sein. Er hatte sie motiviert, sich zur Buchhalterin weiterzubilden. Vor drei Jahren starb er an Krebs. Wie er sich am Schluss gequält hat, kann sie nicht vergessen. Sie will nicht in der Pflegebedürftigkeit landen und ihrer Tochter mehr zumuten, als diese verkraften kann.

Brigitte Z. lebt in ihrer Wohnung in einer Großstadt im Osten Deutschlands sehr zurückgezogen. Übergewicht, Diabetes und schlechte Beweglichkeit machen ihr zu schaffen. Sie gibt Lebenssattheit als Begründung für ihren Sterbewunsch an. Anfang April wird sie ihre Infusion aufdrehen und ihr Leben beenden.

2022–056/ Fall Karl Otto K.

Alter: 91
Beruf: Gymnasiallehrer
Beweggrund: multiple Erkrankungen

Karl Otto K. ist verwitwet und hat drei erwachsene Kinder. Der ehemalige Gymnasiallehrer lebt in einer größeren Stadt in Nordrhein-Westfalen. Seine Kindheit bezeichnet er als glücklich, doch als er neun Jahre alt ist, bricht der zweite Weltkrieg aus. Die Bombennächte sind für ihn und seinen Bruder eine enorme Bedrohung. Ein Blindgänger schlägt ins Elternhaus ein. Dann folgen die Hungerjahre. Ab 1948 wird es allmählich besser. Er kann Musik studieren. Zudem unterrichtet er Mathematik. Über die Musik lernt er seine spätere Ehefrau beim Tanztee kennen. Seine Ehe empfand er als glücklich, mit den drei Kindern, viel Musik und einigen Reisen. Durch den Tod seiner Frau, die zuletzt an Demenz litt, wird alles belastender. Seine Finger kann er nicht mehr richtig bewegen, mit dem Klavierspielen ist es vorbei.

Bereits seit den achtziger Jahren ist K. Mitglied in der DGHS, die Vorstellung, hilflos zu siechen, war ihm immer ein Graus. Jetzt ist er 91 Jahre alt, sehr gebrechlich und teils auf den Rollstuhl angewiesen. Eine 24-Stunden-Pflegekraft lebt in seinem

Haushalt. Er meint, es sei genug. Anfang April findet die Freitodbegleitung in seinem Zuhause statt.

2022–057/ Fall Wilfried Z.

Alter: 78
Beruf: Bankkaufmann
Beweggrund: Parkinson'sche Krankheit

Seit seinem ersten Schreiben an die DGHS hat Wilfried Z. abgewartet, doch seine gesundheitliche Verfassung hat sich inzwischen sehr verschlechtert. Er leidet an Parkinson und chronischen Gelenkschmerzen aufgrund von Arthrose. Mittlerweile ist er so schwach, dass er das Haus nicht mehr verlassen kann. Auch den Haushalt hat er nicht mehr im Griff. Zwar kommt einmal die Woche eine Putzhilfe und auch sein Bruder packt mit an, doch er kommt nur noch schlecht zurecht.

Es ist sein ehemaliges Elternhaus. Hier hat er immer gewohnt, die Mutter bis zu deren Lebensende 2021 versorgt. Eine eigene Familie hat er nie gegründet, es gibt auch keine Partnerschaft. Er informiert sich über Pflegeeinrichtungen, aber in eine solche einziehen will der 78-Jährige nicht. Nach dem Abitur hatte K. eine Ausbildung zum Bankkaufmann absolviert und danach bis zur Rente in einer Bundesbehörde gearbeitet. In die DGHS ist er bereits vor fast 40 Jahren eingetreten. Nun setzt er auf Unterstützung durch den Verein. Es wird ihm ein Jurist/Ärzt:innen-Team vermittelt. Anfang April kann er selbstbestimmt sterben.

2022–058/ Fall Ingrid B.

Alter: 88
Beruf: Buchbinderin
Beweggrund: multiple Erkrankungen

Ingrid B. ist 88 Jahre alt und seit Jahrzehnten verwitwet. Ihre jetzige Familie besteht aus einer erwachsenen Tochter, deren Ehemann und einem Enkel. Gelernt hat sie Buchbinderin. Doch nach der Geburt der Tochter kann sie diesen Beruf nicht weiter ausüben, Teilzeitstellen gab es nicht. Sie geht als Reinigungskraft arbeiten. Später qualifiziert sie sich noch als Wirtschafterin und als Fußpflegerin. Sie wohnt in einer norddeutschen Großstadt in einer gepflegten Zwei-Zimmer-Wohnung. Doch sie kann kaum noch sehen, droht völlig zu erblinden. Daneben belasten sie die Altersbeschwerden, Arthrose, Inkontinenz und Verstopfung. Nichts von dem, was ihr mal Freude bereitete, kann sie noch ausüben: weder Gartenarbeit noch Nähen oder Gymnastik. Von Lebensqualität könne man nicht mehr sprechen, findet sie. Immer öfter stürzt sie.

Auf ihre Besucher macht sie den Eindruck einer kleinen, drahtigen, geistig völlig klaren Person. Im April kann sie selbstbestimmt sterben.

2022–059/ Fall Alexander P.

Alter: 70
Beruf: Landwirt
Beweggrund: Krebserkrankung

Alexander P. ist mit seinen Geschwistern auf einem Bauernhof großgeworden. Er heiratet, es werden zwei Kinder geboren. Die Familie führt ein normales Leben. Nach 15 Jahren wird die Ehe geschieden, sie haben sich auseinandergelebt. Viele Jahre bleibt er allein. Dann lernt er wieder eine Frau kennen, diese zweite Ehe empfindet er als wirklich glücklich. Es folgt noch ein drittes Kind, eine Tochter. Er ist als Landwirt im hessischen Raum tätig, zieht einen Käsehandel auf und übergibt ihn an seinen Sohn. Kurz bevor er in Rente gehen will, wird Krebs diagnostiziert. In der Nasen- und Kiefernhöhle wuchert es. Es folgen Operation, Chemotherapie und Bestrahlung. Er verträgt die Behandlungen schlecht, eine Besserung will sich nicht einstellen. Anfangs wollte er sich nicht unterkriegen lassen, doch vor einem Jahr hat er kapituliert. Zeitweise wird er über eine Sonde ernährt. Ein Auge ist durch ein Lipödem entstellt. Die Erblindung droht.

Sein Schwager ist kürzlich mithilfe einer Freitodbegleitung friedlich aus dem Leben gegangen. So will er es auch. Nun geht es darum, Abschied zu nehmen. Er ist 70 Jahre alt.

2022–060/ Fall Klaus R.

Alter: 65
Beruf: Diplom-Ingenieur
Beweggrund: Lungenkrankheit COPD

Immer wenn es Abend wird, geht es Klaus R. etwas besser. Dann ist es nicht mehr ganz so arg mit der Luftnot. Er ist 65 Jahre alt, seine Lungenkrankheit COPD ist bereits im Stadium IV, nicht mehr heilbar. Auch das Herz schwächelt. Seit etwa zwei Jahren ist es schlimm geworden mit der Luftnot, er ist nun berufsunfähig, hält die Situation nicht mehr aus. Er ist in einem kleineren Ort in Sachsen zuhause. Seitdem er geschieden ist, lebt er mit einem seiner Brüder und der dementen Mutter (92) in einem Haushalt. Für die Freitodbegleitung wird er in eine eigens angemietete Ferienwohnung gehen, seine betagte Mutter und die Nachbarn im Dorf sollen von dem ganzen Vorgang nichts mitbekommen.

Er ist Dipl.-Ing. für Holztechnik und Einbauküchenplaner und hat sich zeitlebens für Kunst interessiert. 1977 lernte er seine Frau kennen. Vier Jahre später wird ein Sohn geboren, die Ehe hält nicht. Seit der Scheidung hat er mit beiden keinen Kontakt mehr. Jetzt bekommt er nach wenigen Schritten keine Luft mehr. Er quält sich sichtlich. Ende April kann er selbstbestimmt sterben.

2022–061/ Fall Ulrich B.

Alter: 63
Beruf: Psychotherapeut
Beweggrund: Hirnblutungen; Taubheit der linken Körperhälfte

Ulrich B. wird mit seinen Geschwistern in einem katholischen Umfeld groß. Die frühen Jahre waren eine glückliche Zeit. Als Jugendlicher löst er sich davon, zumal er spürt, dass er eher zum gleichen Geschlecht neigt. Er zieht zum Studieren in eine Großstadt in Nordrhein-Westfalen, engagiert sich in der queeren Community und in der Aids-Hilfe. Dort lernt er auch seinen Partner fürs Leben kennen. Sie lieben das Reisen und den Skisport. Eine Hirnblutung 2020 wendet sein Schicksal. Er wird depressiv, was sich durch Medikamente zunächst in den Griff bekommen lässt. Es folgt eine zweite Hirnblutung. Jetzt ist er fast bewegungsunfähig. Seine linke Körperhälfte ist taub, er ist 63 Jahre alt.

Bereits Anfang der 1990er Jahre waren sein Partner und er Mitglied in der DGHS geworden. Im Tod sieht B. eine Erlösung und ist froh, auf eine ärztliche Freitodbegleitung setzen zu können.

2022–062/ Fall Dr. Hans Julius B.

Alter: 87
Beruf: Jurist und Diplomat
Beweggrund: Parkinson'sche Krankheit u. a.

Ende April ist es so weit: Dr. Hans Julius B. darf sein Leben beenden. Er hat genug, sein Leben war reich. Als promovierter Jurist hatte er im Diplomatischen Dienst gearbeitet und ist viel in der Welt herumgekommen. Mit seiner Frau hat er eine lange, sehr glückliche Ehe geführt. Als diese starb, wurde ihm klar: Das Leben ist endlich. Kinder hatten sie nicht, nun lebt er allein. Einer seiner beiden Brüder ist bereits verstorben, mit dem anderen gibt es nur wenig Kontakt. 87 Jahre ist er nun alt, er leidet unter Morbus Parkinson, Herz- und Niereninsuffizienz. In seiner Wohnung in einer Großstadt im Südwesten Deutschlands kann er sich nur noch mühevoll bewegen. Die vielen Einschränkungen, die sein immer schlechter werdender körperlicher Zustand mit sich bringt, kann er kaum noch ertragen. Finanziell geht es ihm gut. So kann er in einer weiteren Wohnung im selben Haus eine Pflegekraft wohnen lassen, die ihn versorgt.

Mit einer Nichte und deren Mann steht er sich sehr nahe. Mit ihnen bespricht er wiederholt seinen stabilen Wunsch, selbstbestimmt aus dem Leben zu gehen. Schließlich können die beiden seinen Wunsch nachvollziehen. Sein Bruder hätte es sich anders gewünscht, nämlich dass er sich palliativmedizinisch noch eine Weile begleiten lässt. Dr. B. ist ein leiser Mensch, aber sehr entschlossen. Ende April geht er.

2022–063/ Fall Agnes B.

Alter: 75
Beruf: Dipl.-Sozialpädagogin
Beweggrund: multiple Erkrankungen

Seit etwa 15 Jahren ist es einsam geworden um Agnes B. Ihr Mann stirbt plötzlich während eines gemeinsamen Urlaubs auf den Kanaren. Auch ihre drei Geschwister verliert sie in dieser Zeit.

Sie ist im Süden Deutschlands zuhause. Zunächst hatte sie nach der Schule Einzelhandelskauffrau gelernt. Dann noch das Abitur nachgeholt und Sozialpädagogik studiert. Sie ist beim Jugendamt, im Kinderschutzbund und in der Altenhilfe tätig. Nun ist sie 75 und kämpft mit Altersgebrechen. Ihre Sehkraft ist kaum noch vorhanden, sie übersieht im Alltag vieles. Zahlreiche Augenoperationen helfen kaum. Das quält sie. Im August des Vorjahres ist sie gestürzt, hat sich mehrere Lendenwirbel gebrochen und davon nicht erholt. Sie hat starke Schmerzen, nimmt starke Medikamente und ist auf einen Rollator angewiesen. Der kurzfristige Aufenthalt in einem Pflegeheim hat sie erschreckt. Dort will sie nicht enden. Auch an ihrer älteren Schwester, die an Demenz leidet, sieht sie, was sie für sich selbst nicht will. Sie recherchiert im Internet, stößt auf das DGHS-Beratungstelefon Schluss.-PUNKT. Nach einigen Gesprächen weiß sie, welches ihr Weg sein soll: ein assistierter Suizid.

2022–064/ Fall Kora K.

Alter: 71
Beruf: Justiziarin
Beweggrund: multiple Erkrankungen

Kora K. lebt mit ihrem Mann am Rande einer Großstadt im Osten Deutschlands. Er ist elf Jahre älter als sie und leidet an Demenz und Parkinson. Einmal ohne ihn zu sein, will sie sich nicht vorstellen. Bereits vor Jahren, als er noch klar im Kopf war, hatten die beiden Methoden eines zeitgleichen Suizids durchgespielt, sich sogar eine Apparatur in der Garage selbst gebastelt. Das Thema begleitet die beiden seit Langem. Bereits vor 22 Jahren sind beide in die DGHS eingetreten. Sie war in ihrem Berufsleben Justiziarin. Doch ein chronisches Schmerzsyndrom sowie eine Chronische Fatigue und Polyneuropathie bremsen sie seit Jahren aus. Bereits 1992 wird sie berentet. Da ist sie 42. Ihr Ehemann ist ihr Lebensmittelpunkt. Bewusst verzichtet sie auf Kinder.

Immer wieder beschäftigt sie die Frage, wie sie aus dem Leben gehen kann. Ein Medikamentensuizid erscheint ihr als nicht verlässlich, weil sie viele Arzneimittel ohnehin nicht verträgt. Deshalb schlugen auch so viele Therapieversuche bei ihr nicht an. Der Bluthochdruck lässt sich medikamentös nicht korrigieren, sie hat Angst vor einem Schlaganfall und Hilflosigkeit. Auch der freiwillige Verzicht auf Nahrung und Flüssigkeit kommt für sie nicht infrage. Mittlerweile ist ihr auch klar, dass ihr Mann wegen seiner Demenz nicht mehr eigenverantwortlich entscheiden kann. Sie will für sich auf Nummer Sicher gehen, kümmert sich Anfang des Jahres um die Bewilligung einer Freitodbegleitung. Mit dem Termin ihres Todes wartet sie, bis ihr Mann nicht mehr lebt. Anfang Mai geht auch sie.

2022–065/ Fall Anette R.

Alter: 68
Beruf: Chefsekretärin
Beweggrund: Krebserkrankung

Anette R.'s Kindheit war sehr schlimm. Sie wurde regelmäßig misshandelt, ihr älterer Bruder beschützte sie nicht vor den Attacken der Mutter. Mit 16 Jahren hofft sie, mit einer Heirat aus dem Elternhaus herauszukommen. Doch ihr Mann entpuppt sich ebenfalls als gewalttätig. Sie wehrt sich, lässt sich nach zwei Jahren scheiden. Zunächst schlägt sie sich beruflich als Bürokraft durch. Sie muss für Schulden ihres Mannes geradestehen, arbeitet also noch zusätzlich am Wochenende als Kindermädchen und Haushaltshilfe. Eigentlich hat sie immer gearbeitet, Überstunden gemacht, sich fortgebildet und es bis zur Chefsekretärin gebracht. Bei dem großen Konzern, in dem sie tätig ist, lernt sie wieder einen Mann kennen. Mit ihm hat sie endlich Glück. Gemeinsam renovieren sie ein Fachwerkhaus in einer kleinen Gemeinde in Nordrhein-Westfalen. Sie liebt das Kochen und Backen, ist auf vielen Gebieten kreativ. Sie beendet mit Anfang 50 ihre Berufstätigkeit und will endlich ihr Leben genießen. Ihr Ehemann kann ihr das ermöglichen. Doch Ende 2020 erleidet sie Bauchkrämpfe, die nicht besser werden. Es folgen Untersuchungen und eine Schockdiagnose: ein bösartiger Tumor im Darm. Aus der Operation erwacht sie mit einem künstlichen Darmausgang. Die starken Schmerzen kann ein ambulantes Palliativteam in den Griff bekommen. R. wird zusehends schwächer. Sie hatte bereits als junger Mensch keine Angst vor dem Tod. und will nicht »hilflos krepieren«, wie sie sagt. Ihr Mann ist bei ihr, als sie Anfang Mai mit ärztlicher Hilfe ihrem Leiden ein Ende setzt.

2022–066/ Fall Gisela L.

Alter: 87
Beruf: Sekretärin
Beweggrund: Skoliose

Gisela L. lebt in einer Großstadt im Osten Deutschlands und sieht für sich keine Besserung. Dauernd hat sie Schmerzen wegen ihrer Skoliose, dazu kommen Inkontinenz und ein chronisch dekompensierter Tinnitus. Den Umzug in ein Pflegeheim will sie keinesfalls. Die 87-Jährige befürchtet ein Dahinsiechen, für sie ein schrecklicher Gedanke.

Ihre Jugend war geprägt vom Krieg. Bereits im Alter von 13 Jahren beginnt sie eine Ausbildung zur Verkäuferin. Ihr älterer Bruder stirbt mit 18, zwanzig Jahre später wird ein weiterer Bruder geboren, nachdem ihre Mutter neu geheiratet hat. Der Kontakt mit ihm wird nie richtig eng sein. Sie muss in den Nachkriegsjahren Trümmer beseitigen, lernt an der Volkshochschule Stenografie und Tippen. So findet sie eine Anstellung als Sekretärin in einem Hotel in der Innenstadt. Die angeborene Skoliose wird von keinem Arzt erkannt und ernst genommen, bevor sie 30 ist. 1953 lernt sie ihren ersten Mann kennen, ein Sohn wird geboren. Die Ehe hält nicht lange. Ihr zweiter Mann ist vor elf Jahren verstorben. Sie selbst wird mit 53 Jahren berufsunfähig. Heute bewegt sie sich mühsam mit dem Rollator durch ihre Wohnung. Immer wieder hat sie darüber nachgedacht, ihrem Leben ein Ende zu setzen, fürchtete sich aber, dass es nicht »klappt«. Nun hat sie Kontakt zur DGHS aufgenommen, im April wird sie von einer Juristin aufgesucht. Anfang Mai wird ihr Todestag sein.

2022–067/ Fall Sabine S.

Alter: 63
Beruf: Elektroprojektiererin
Beweggrund: multiple Erkrankungen

Seit einer Hirnblutung vor fünf Jahren und einer weiteren im vorigen Jahr geht es Sabine S. sehr schlecht. Sie hört ihren eigenen Herzschlag im Kopf pochen. Ihr Gleichgewichtssinn ist gestört, zudem schmeckt sie nichts mehr. Die Ärzte wissen nicht weiter. Sie schleppt sich durch ihre Tage, ist ungemein geräuschempfindlich geworden. Ein Schweregefühl will nicht weichen. Jeden Morgen denkt die 63-Jährige: Noch ein Tag. Wie viele sie wohl noch durchstehen muss. Sie will nicht mehr.

Sabine S. wuchs mit vier Geschwistern im heutigen Brandenburg auf. Nach dem Abitur lernte sie Technische Zeichnerin. Bis zum Mauerfall arbeitet sie als Elektroprojektiererin in einem Stickstoffwerk. Sie ist sehr sportlich – wandert, fährt Ski, spielt Volleyball. Ihren Ehemann kennt sie aus der Jugend, sie lernten sich beim Tanzen kennen. Sie bekommen drei Kinder. Als sie erkrankt, geht ihr Mann vorzeitig in den Ruhestand, um sie pflegen zu können. Es fließen viele Tränen, als sie die von der DGHS vermittelte Juristin zum Erstgespräch empfängt. Ihr Mann sitzt neben ihr. Die Kinder will sie vor ihrem Todestag gar nicht mit ihren Absichten belasten, doch die Juristin rät ihr dringend dazu, ihre Kinder einzuweihen. Sie verspricht, es sich zu überlegen. S. wird sich wieder melden. Als der Arzt sie aufsucht, um ein letztes Aufklärungsgespräch durchzuführen, will sie weiterhin nur ihren Mann in die Entscheidung einbeziehen. Im Mai leitet sie ihr Sterben ein, ihr Mann ist an ihrer Seite.

2022–068 Fall Wolfgang & 2022–69/ Lieselotte H. (Doppelbegleitung)

Alter: 87
Beruf: Verwaltungsangestellter
Beweggrund: Lebenssattheit
* * *

> **Alter:** 85
> **Beruf:** Verwaltungsangestellte
> **Beweggrund:** Lebenssattheit

Wolfgang (87) und Lieselotte H. (85) leben in einer Großstadt im Osten Deutschlands. Sie waren beide als Verwaltungsangestellte tätig gewesen. Er ist mittlerweile stark abgemagert und bettlägerig, lebt in einer Pflegeeinrichtung und droht zu erblinden. Darmentzündungen und diverse Alterserkrankungen setzen ihm zu. Die Abhängigkeit von den Pflegekräften und die erforderliche Versorgung empfindet er als unwürdig. Bereits vor vielen Jahren waren sie über die Medienpräsenz der Schauspielerin Inge Meysel, die sehr offen über ihre Mitgliedschaft in der DGHS und ihren Wunsch nach einem selbstbestimmten Sterben sprach, auf den Verein aufmerksam geworden.

Wolfgang H. stammt aus Pommern, dem heutigen Polen. Mit zehn Jahren kam er wegen des Krieges mit seinen Eltern und zwei Brüdern in die ostdeutsche Großstadt. Erst als 15-Jähriger konnte er seine Schulausbildung fortsetzen, begann dann eine Laufbahn in der Stadtverwaltung. Dort lernte er auch seine Ehefrau kennen, mit der er eine jahrzehntelange glückliche Ehe führen konnte.

Lieselotte H. wuchs als Scheidungskind auf, besuchte die Schule nur unregelmäßig, weil ihrer Mutter die dort gelehrte Nazi-Propaganda zuwider war, aber konnte schließlich 1956 Abitur machen. Sie lernte Verwaltungsfachkraft und traf am Arbeitsplatz ihren späteren Mann. Er ist ihr wichtigster Lebensinhalt. Für eigene Kinder entscheiden sie sich nie. Sie gibt ihre Arbeit auf, sorgt für ihn. Sie reisen, erfreuen sich 60 Jahre lang an der Natur, an Theater und Kunst. Seitdem ihr Mann ins Pflegeheim musste, ist das schöne gemeinsame Haus für sie nur noch eine leere Hülle. Schließlich reift bei beiden der Entschluss: Sie wollen gemeinsam aus dem Leben gehen. An einem Tag Mitte Mai lassen sich beide in der gemeinsamen Wohnung eine Infusion legen. Zwanzig Minuten nach ihm dreht Lieselotte H. das Rädchen der tödlichen Dosis auf. Sie bleiben bis zum letzten Lebenstag zusammen.

2022–070/ Fall Angelika R.

> **Alter:** 76
> **Beruf:** Buchhalterin
> **Beweggrund:** chron. Schmerzsyndrom; multiple Erkrankungen

Angelika R. ist 76 Jahre alt. Ihre Schmerzen hält sie kaum noch aus. Die Ursachen sind Fibromyalgie sowie eine Spinalkanalstenose, eine Verengung in der Wirbelsäule, die in die Gliedmaßen schmerzhaft ausstrahlt. Dazu kommen Altersdiabetes und Probleme mit dem Darm. Schmerzmedikamente schlagen bei ihr nicht mehr an. Ständig begleitet sie ein Brechreiz, selbst wenn sie nur ein Glas Wasser zu sich nimmt. Sie lebt alleinstehend und zurückgezogen in einer Großstadt im Westen Deutschlands. Ein Bruder ist bereits verstorben, mit ihrer Schwester pflegt sie keinen Kontakt, diese lebt in einem Pflegeheim.

Ihr Vertrauter ist ein Seelsorger, mit dem sie bereits seit mehreren Jahren ihre Idee von einem selbstbestimmten Sterben diskutiert. Sie will aus ihrem Dasein baldmöglichst aussteigen. Im Berufsleben war sie als Buchhalterin tätig, musste aber bereits mit 49 Jahren wegen ihrer vielen gesundheitlichen Probleme berentet werden. Ein Arzt, der ihr über die DGHS vermittelt wird, soll den gewünschten Abschied ermöglichen.

2022–71/ Fall Evelyn K.

Alter: 69
Beruf: Kontoristin
Beweggrund: multiple Erkrankungen

Zunächst hatte Evelyn K. eine Ausbildung als Einzelhandelskauffrau begonnen, entschied sich dann aber für den Beruf der Kontoristin, den sie bei einer großen Bank ausüben konnte. Sie ist 69 Jahre alt und lebt in einer Großstadt in Süddeutschland. Ihr Vergnügen sind die Passionsspiele in Oberammergau, die sie einmal noch erleben will. Doch die Zeit wird knapp. Die starken Schmerzen, ausgehend von der Halswirbelsäule, werden immer schlimmer. Auch im Lendenbereich hat sich die Wirbelsäule verhärtet. Jede Bewegung schmerzt, Operationen brachten nur kurzfristig Linderung.

In ihrem Leben war sie ohnehin nicht vom Glück verfolgt. Sie war ein ungewolltes Kind, ein »Unglücksfall«, wie sie meint. Wegen regelmäßiger epileptischer Anfälle konnte sie an vielen Unternehmungen Gleichaltriger nicht teilnehmen. Mit 18 wird sie schwanger, doch der Sohn ist schwerstbehindert. Es gelingt ihr nicht, Muttergefühle zu entwickeln. Als das Kind drei Jahre alt ist, gibt sie es in ein Heim. Die Besuche stellt sie irgendwann ein. Sie bekommt ein schlechtes Gewissen. Ihr Geld steckt sie in eine Eigentumswohnung und beschäftigt sich in einer eigens eingerichteten Ecke mit Malerei. Menschlich wird sie oft enttäuscht. Nun hat sie genug. Mit einer Nachbarin, von Beruf Krankenschwester, spricht sie offen über ihren Sterbewunsch.

2022–72/ Fall Aldo R.

Alter: 92
Beruf: Techniker
Beweggrund: starke Immobilität

Aldo R. wird um den Schlaf gebracht, wenn ihn die Erinnerungen an den einstigen Jugoslawien-Krieg heimsuchen. Diese frühen schlimmen Erfahrungen haben ihn bestärkt, keine eigene Familie zu gründen. Als Student drohte ihm der Militärdienst, so floh er nach Deutschland. Als Techniker fand der bei einem großen Autohersteller in Süddeutschland Arbeit.

Er hält noch Kontakt zu seinen Neffen. Mittlerweile ist er 92 und wohnt in einer Großstadt im Süden Deutschlands. Er hat ständige Schmerzen, ist kaum noch mobil. Ein ständiger Schluckauf und Albträume bringen ihn um die Nachtruhe.

Bereits Mitte der achtziger Jahre war er in die DGHS eingetreten. Nun will er einfach nicht mehr. Dass die DGHS ihm ein helfendes Team aus Juristen und Arzt vermitteln kann, ist ihm eine große Erleichterung. Ein ihm nahestehendes Ehepaar wird an seinem letzten Tag Mitte Mai bei ihm sein.

2022–73/ Fall Rosemarie M.

Alter: 75
Beruf: Erzieherin
Beweggrund: Krebserkrankung

Ein Pankreaskopfkarzinom ist erbarmungslos. Rosemarie M, weiß, dass sie nicht mehr viel Zeit hat. Sie ist bereits sehr geschwächt. Feste Nahrung kann sie nicht mehr aufnehmen. Es soll jetzt zu Ende sein. Bekannte machen sie auf die DGHS aufmerksam. Sie nimmt schnell Kontakt auf, hofft auf eine vorzeitige Vermittlung wegen der Dringlichkeit ihrer Lage. Sie lebt in der Nähe einer westdeutschen Großstadt.

Groß geworden war sie als jüngste von vier Schwestern in einer Großstadt in Nordrhein-Westfalen. Die Verhältnisse waren bescheiden, aber sehr liebevoll. Oft zieht sie sich in sich selber zurück, findet einen Zugang zum Glauben. Sie absolviert eine Ausbildung zur Sozialpädagogin und kümmert sich um Kinder mit Behinderungen. Ihren Mann lernt sie mit 23 Jahren kennen. Er wünscht sich unbedingt eigene Kinder. Doch Rosemarie M. erleidet eine Fehlgeburt nach der anderen. Die Ehe zerbricht nach zehn Jahren daran. Über ihren Mann hatte sie zur Fotografie gefunden und eine Anstellung bei einer Landesrundfunkanstalt bekommen. Sie setzt ihren spirituellen Weg weiter fort, macht noch eine Ausbildung zur Masseurin und lernt erneut einen Mann kennen. Die glückliche Ehe endete vor zwei Jahren, durch einen Herzinfarkt und ganz plötzlich. Eine junge Frau, die das Paar als Ziehtochter angenommen hatte, wird mit im Raum sein, wenn Rosemarie M. ihr Leben selbstbestimmt beendet.

2022–74/ Fall Christa R.

Alter: 88
Beruf: Verwaltungsangestellte
Beweggrund: multiple Erkrankungen

Christa R. stammt vom Land. Sie ist mit einer zwei Jahre älteren Schwester und ihren Eltern in einem Dorf in Brandenburg aufgewachsen. Nach dem Krieg gibt es kaum etwas, sie hilft in Privathaushalten aus. Besonders liebt sie das Schneidern, wählt es auch als Ausbildungsberuf. Es macht ihr weiterhin Freude, aber das Akkordtempo in ihrer Firma kann sie kaum halten. Ihre Schwester vermittelt ihr eine

Anstellung als Telefonistin. 1960 lernt sie einen Witwer kennen und lieben, der einen achtjährigen Sohn in die Ehe mitbringt. Es gelingt ihr, zu dem Jungen einen guten Draht zu finden. Als der Sohn bereits erwachsen und aus dem Haus ist, wird ihr Ehemann nach Bonn in ein Ministerium versetzt. Das Ehepaar R. zieht um. Es werden schöne Jahre am Rhein.

2015 erleidet sie einen ersten Schlaganfall, Einschränkungen bleiben. Dazu kommt eine starke Arthrose mit heftigen Schmerzen. Auch ihr Mann baut körperlich ab. Das Ehepaar zieht nochmals um, in eine Senioreneinrichtung in einer kleineren Stadt im Rhein-Main-Gebiet. Nach einem zweiten Schlaganfall ist sie bewegungsunfähig, kann zudem kaum noch sprechen. Auch das Essen wird ihr zuwider. Nicht behandelbare Verdauungsprobleme sorgen dafür, dass ihr permanent schlecht ist. Die 88-Jährige ist bereits sehr abgemagert und will nicht mehr leben. Ihr Mann ist untröstlich. Sie stirbt im Mai.

2022–75/ Fall Margarete H.

Alter: 84
Beruf: EDV-Facharbeiterin
Beweggrund: chron. Schmerzsyndrom; multiple Erkrankungen

Margarete H. kommt in einer mittelgroßen Stadt im heutigen Sachsen-Anhalt zur Welt. Sie wird Krankenschwester, heiratet und bekommt drei Kinder. Mit ihrem Mann geht sie zweimal für jeweils drei Jahre in die damalige Sowjetunion. Er ist dort in einem Kernkraftwerk tätig. Sie nutzt den Aufenthalt, um EDV-Facharbeiterin zu lernen. Sie gehen zurück in die DDR. Die Ehe wird 1983 geschieden. Später wird sie noch einmal für zwei Jahre verheiratet sein. Mit 55 Jahren geht sie bereits in den Ruhestand, eine besondere Regelung für ehrenamtlich Aktive machte dies möglich. Sie begeistert sich für Theater und Konzerte. Das Handarbeiten muss sie aufgeben, als die Arthrose beginnt. Mittlerweile leidet sie an einem chronischen Schmerzsyndrom und weiteren multiplen Erkrankungen. Sie ist sehr dünn, aber immer noch eine attraktive Erscheinung.

Sie hat große Angst vor Pflegebedürftigkeit und ist sehr erleichtert, als ihr klar wird, dass sie ihren Sterbetag selbst bestimmen kann. Eine ihrer Töchter ist mit ihr in intensiver Diskussion, aber letztlich bereit, sie gehen zu lassen.

2022–76/ Fall Helga R.

Alter: 75
Beruf: Friseurin
Beweggrund: Parkinson'sche Krankheit

Helga R. ist ihr ganzes Berufsleben lang Friseurin gewesen. Die 75-jährige Frau lebt in einer Kleinstadt in Norddeutschland und leidet vor allem unter einem fortgeschrittenen Parkinson-Syndrom im Rahmen einer Multisystematrophie. Intensive stationäre Aufenthalte und Therapien konnten die Krankheit nicht bremsen. Mittlerweile kann sie weder gehen noch stehen. Also liegt sie im Bett oder im Sessel. So geht das seit drei Jahren. Eine Besserung ist nicht mehr in Sicht. Sie erträgt es nicht mehr: das Liegen, die Berührungen durch die Diakonie-Schwestern und die Aussichtslosigkeit.

Mit ihrem Mann, mit dem sie seit 50 Jahren verheiratet ist, und den beiden Töchtern (1981 und 1975 geboren) bespricht sie immer wieder die Möglichkeit, selbstbestimmt aus dem Leben zu gehen. Die Familie steht zusammen. Am Tag der Freitodbegleitung sind alle bei ihr.

2022-77/ Fall Adelheid Sch.

Alter: 56
Beruf: Landwirtin
Beweggrund: multiple Erkrankungen

Adelheid Sch, wuchs mit vier deutlich älteren Geschwistern auf einem Bauernhof in Polen auf. Die Kindheit ist lieblos. Der Vater war traumatisiert aus dem Zweiten Weltkrieg nach Hause zurückgekehrt. Gewalt und Gehorsam waren an der Tagesordnung. Auf Geheiß der Eltern arbeitet sie auf dem Hof mit. Als sie verheiratet werden soll, packt sie ihren Koffer und flüchtet zu einer Tante in Nordrhein-Westfalen. Da ist sie 24. Sie will eingebürgert werden. In einem Deutschkurs lernt sie einen Mann aus Usbekistan kennen und heiratet ihn. Wieder erledigt sie klaglos alles, was anfällt. Als die Tante pflegebedürftig wird, kümmert sie sich um sie. Natürlich. Es werden 20 Jahre. Wirklich frei fühlt sie sich in der Familie nie. Sie ist dankbar, wenn sie helfen kann. Mit der Herkunftsfamilie gibt es eine Aussöhnung, sie fährt nach Polen zu Besuch.

Vor etwa einem Jahr hilft sie wieder. Sie soll eine übergewichtige Verwandte aus dem Bett hieven. Dabei verhebt sie sich so tragisch, dass die Blase reißt, der gesamte Unterleib ist betroffen. Es folgen mehrere Operationen. Die Schmerzen bleiben enorm. Es ist irreversibel, sagen die Ärzte. In keiner Haltung hält sie es lang aus, sitzen, stehen, gehen, liegen. Beim Toilettengang braucht sie einen Katheter und Hilfe. Sie ist erst 56 Jahre alt. Sie will so nicht weiterleben. Eine Schmerzklinik kann ihr nicht helfen, auch ihr Hausarzt weiß nicht weiter. Er sieht ihre Verzweiflung und bringt den Kontakt zur DGHS ins Spiel. Sie entschließt sich, nachdem sie Bilanz gezogen hat, sterben zu wollen.

2022-78/ Fall Werner O.

Alter: 82
Beruf: Rechtspfleger
Beweggrund: Krebserkrankung

Der Freitodwunsch von Werner O. besteht seit etwa drei Jahren dauerhaft. Er entwickelte sich aus einer fortschreitenden und unerträglichen Verschlechterung der Lebensqualität. Durch mehrere Erkrankungen (Gastritis, Herzleiden, Grüner Star,

Speiseröhrenentzündung usw.) leidet er unter Schmerzen, Atemnot, Schwäche, Schwindelanfällen, Übelkeit, Entzündungen, Herzproblemen, starker Sehbehinderung und Einschränkungen in der Mobilität. Der 82-Jährige berichtet, seit seiner letzten Herzoperation im Jahr 2020 sei er völlig kraftlos und auf tägliche Pflege und Hilfe im Haushalt angewiesen. Besonders in der Nacht mache ihm die behinderte Nasenatmung zu schaffen. Dadurch, dass er fast stündlich für eine Befeuchtung der Nasenschleimhäute sorgen muss, ist ein Durchschlafen nicht möglich. Viele dieser Symptome sind wohl auf die vermutlich seit fünf Jahren bestehende chronische Leukämie zurückzuführen, die erst 2020 entdeckt wurde.

Er ist geschieden, mit einer der beiden Töchter ist ein sehr enger Kontakt geblieben. Sie wird ihm bis zuletzt beistehen. Seine Ex-Frau ist mittlerweile dement, sie lebt in einem Heim in seiner fränkischen Gegend. Ursprünglich stammt O. aus dem Ruhrgebiet, arbeitet zunächst im Bergwerk. Später bildete er sich fort und konnte dann als Rechtspfleger in Baden-Württemberg tätig sein. Ein Herzfehler zwang ihn mit 57 Jahren in den Vorruhestand.

Ganz besonders leide er darunter, dass er keinen Sinn mehr darin sehe, ein so stark eingeschränktes Leben zu führen. Ihm fehle, sagt er, jegliche Lebensfreude, stattdessen erlebe er Lustlosigkeit, Schwerfälligkeit und sei schnell erschöpft. Er sei des Lebens satt geworden.

2022–79/ Fall Jutta D.

Alter: 59
Beruf: Korrektorin
Beweggrund: multiple Erkrankungen

Jutta D. hat sich ihre Träume erfüllt. Nach dem Abitur jobbte sie und reiste um die Welt. Fünf Jahre bleibt sie in Israel und leistet dort Freiwilligenarbeit. Dann begann sie ein Studium der Geschichte, danach noch eines der Slawistik. Beide schloss sie nicht ab. Sie zog es zur Kunst. D., Jahrgang 1961, startete in der Veranstaltungsbranche in einer Großstadt in Nordrhein-Westfalen durch. Dort lernte sie auch ihren Mann kennen, sie brachte einen Sohn zur Welt. Er ist heute 32 Jahre alt. Als sie sich von dem Mann trennt, muss sie sich finanziell anders durchschlagen. Sie arbeitet in der Verwaltung einer Buchhandlung und betreut Kleinkinder als Tagesmutter. Sie erstellt Schreibarbeiten auf selbstständiger Basis und ist zudem als Korrektorin tätig. Es gibt einen neuen Mann in ihrem Leben, doch dieser stirbt bereits 2011.

Was sie vor allem gesundheitlich quält, ist eine Skoliose, die sie kaum laufen lässt. Sie nimmt reichlich Schmerzmittel, die ihr jedoch nicht richtig helfen. Dem Szenario, dass ihre nächsten Jahre nur noch eine einzige Leidenszeit sind, möchte sie unbedingt noch vor ihrem 60. Geburtstag zuvorkommen. Sie ist sehr erleichtert, als sich der Weg zur Freitodbegleitung für sie öffnet.

2022–80/ Fall Liddy L.

Alter: 82
Beruf: Krankenschwester
Beweggrund: multiple Erkrankungen, Lebenssattheit

Ihren Lebensabend in einem Betreuten Wohnen hat sich Liddy L. anders vorgestellt. Sie hat zwar eine schöne Aussicht auf das hessische Panorama von ihrer Wohnung aus, aber mehr auch nicht. Der Pflegedienst sieht für einige Minuten nach ihr. Zusätzliche Pflege-Leistungen kann sie sich finanziell nicht leisten. Die 82-Jährige hat zwei Kinder. Der Sohn lebt weit weg in einer ostdeutschen Großstadt und kann nicht für sie da sein. Ihre Tochter lebt zwar in der Nähe, ist aber mit ihren sechs Kindern und einem Mann, der an Depressionen leidet, vollauf beschäftigt. Für jeden Besuch müsste sie mit öffentlichen Verkehrsmitteln bis an den Stadtrand zum Wohnheim fahren, was sehr zeitaufwendig ist. Sie erwäge sogar, so die Mutter, nach Paraguay auszuwandern, um finanziell besser zurechtzukommen.

Liddy L. stammt aus der DDR, war dort und später im Westen Krankenschwester. Mittlerweile ist sie wegen gynäkologischer Operationen und Problemen im Darmbereich stark bewegungseingeschränkt und kann sich kaum noch fortbewegen. Ihre Lebenssattheit entgeht auch ihren Kindern nicht. Sie hoffen auf eine Besserung der Situation, doch die Mutter hat ihre Entscheidung getroffen. Anfang Juni wird sie aus dem Leben scheiden.

2022–81/ Fall Lieselotte M.

Alter: 91
Beruf: Einzelhandelskauffrau
Beweggrund: multiple Erkrankungen

Lieselotte M. ist mit ihren Eltern und einem jüngeren Bruder in einer nordrhein-westfälischen Großstadt aufgewachsen. Es war zunächst eine glückliche Kindheit. Als sie neun Jahre alt ist, begann der Zweite Weltkrieg. Nach Bombennächten, Hunger und Zerstörung kommt endlich Frieden. Sie beginnt eine kaufmännische Ausbildung, arbeitet sich bis zur Filialleiterin hoch. Mit der Ehe hat sie kein Glück. Sie erleidet eine Fehlgeburt, der Mann entwickelt sich zum Alkoholiker. 25 Jahre hält sie mit ihm durch, bis er an Krebs stirbt. Beruflich wechselt sie als Angestellte zu einem großen Kaufhaus. Sie heiratet erneut und fühlt sich durch diese zweite glückliche Ehe auf eine gewisse Weise »entschädigt«. Sie werden zwar keine Kinder haben, aber reisen viel gemeinsam, sind beide sehr sportlich. Dann erkrankt auch er an Krebs und stirbt im Jahr 2011.

Zunächst hat M. noch einige Energie und richtet sich wieder auf. Aber die gesundheitlichen Einschränkungen werden immer stärker. Sie erhält künstliche Kniegelenke, doch irgendwann lockern sich diese. Sie hat ständig Schmerzen. Auch die Wirbelsäule und ein fast steifer Nacken verursachen weitere starke Schmerzen. Sie isoliert sich immer mehr, nur mit der Schwägerin hält sie noch Kontakt.

Schließlich gibt ihr Hausarzt den entscheidenden Hinweis, den Kontakt zur DGHS aufzunehmen.

2022–82/ Fall Christa W.

> **Alter:** 75
> **Beruf:** Lehrerin
> **Beweggrund:** multiple Erkrankungen

Christa W. ist seit 35 Jahren Mitglied in der DGHS. Damals war gerade ihr Vater gestorben, das Nachdenken über Tod, Gott und Glauben beschäftigt sie seither. Jetzt, mit 75 Jahren, ist sie sich sicher, dass sie ihr persönliches Recht auf ein selbstbestimmtes Sterben umsetzen will. Die frühere Lehrerin leidet an zahlreichen Krankheiten. Vor allem das Restless-Legs-Syndrom, Diabetes, eine Pankreaszyste, Arthrose und ein Vorhofflimmern machen ihr sehr zu schaffen. Trotz ihres schönen Zuhauses, einem gemütlichen Einfamilienhaus mit Wintergarten, und ihrer persönlichen Stärke ist sie mit ihrem Lebenswillen an einem Ende angelangt.

    W. ist verwitwet, eigene Kinder hat sie nicht. Engen Kontakt gibt es zu ihren vier Geschwistern und deren Kindern. Ihren Beruf als Lehrerin hat sie geliebt. Sie unterrichtete Religion und Musik, zunächst an deutschen Schulen, zwischendurch im Ausland. Zuletzt war sie Schulleiterin einer Grundschule. Noch jetzt dirigiert sie einen Singkreis der Kirchengemeinde. Die öffentliche Debatte um eine mögliche gesetzliche Einschränkung der Sterbehilfe durch eine neue gesetzliche Regelung beobachtet sie intensiv. Sie ist beunruhigt und will, weil sie schon lange fest entschlossen ist, mit ihrem »Termin« nicht länger warten. Er ist Anfang Juni.

2022–83/ Fall Rita S.

> **Alter:** 75
> **Beruf:** Textil-Ingenieurin
> **Beweggrund:** Lebenssattheit

Rita S. war einmal Textil-Ingenieurin. Ihr jetziges Leben in einem Betreuten Wohnen in Sachsen ist geprägt von ihren starken gesundheitlichen Einschränkungen. Sie hatte einen sog. Mediainfarkt erlitten und hat seitdem Lähmungen. Die 75-Jährige leidet zudem an Arthrose, Bluthochdruck und Übergewicht. Trotz intensiver therapeutischer Maßnahmen will sich ihr Gesamtzustand nicht mehr verbessern.

    So sieht sie für sich ein selbstbestimmtes Sterben als ihren unter den Umständen bestmöglichen Weg. In ein Hospiz will sie auf keinen Fall noch umziehen. Ihr Vermieter im betreuten Wohnen wird über das Vorhaben informiert. Es kann Anfang Juni stattfinden.

2022–84/ Fall Ursula Th.

> **Alter:** 81
> **Beruf:** Bibliothekar-Helferin
> **Beweggrund:** multiple Erkrankungen

Nach der Scheidung ihrer Eltern ist Ursula Th. frei und »ziemlich wild« aufgewachsen, wie sie sagt. Ihre Mutter arbeitet viel. Zu ihren beiden Brüdern verliert sich später der Kontakt. Sie verlobt sich, doch ihr Partner protestiert gegen die Verhältnisse in der DDR und landet im Gefängnis. Dort verstirbt er. Sie hat eine Ausbildung zur Schuhverkäuferin absolviert, geht in den Westen, eine Zeitlang als Au-Pair nach England. Dort lernt sie einen Arzt kennen und bekommt mit ihm einen Sohn. Sie zieht mit dem Kind zurück nach Deutschland in eine Großstadt im Osten, wo sie heiratet. Sie trennen sich im Jahr 2001, mittlerweile ist ihr Ex-Mann verstorben. Beruflich ist sie in einer großen Behörde beschäftigt, zunächst als Bibliothekar-Helferin.

Mit ihren 81 Jahren sagt sie, sie habe ein interessantes und aufregendes Leben gehabt. Nach einem Schlaganfall vor zwölf Jahren ist sie zunächst mit Training gut wieder auf die Beine gekommen. Die Corona-bedingte Isolation verschlechterte das alles. Gang- und Sprechstörungen wurden schlimmer, wegen der vielen Medikamente entstehen Magenblutungen, an Theaterbesuche oder ähnliche Unternehmungen war nicht mehr zu denken. Nun hat sie genug. Ihr Sohn respektiert schließlich ihre Entscheidung.

2022–85/ Fall Annelore K.

> **Alter:** 89
> **Beruf:** Richterin
> **Beweggrund:** multiple Erkrankungen

Die Liste ihrer Leiden ist lang: Arthrose, Hypertonie, Gicht, Glaukom, Hashimoto, Luftnot. Annelore K. ist 89 Jahre alt und lebt in einer Großstadt im Osten Deutschlands. An ihrem geschiedenen Mann, der nach einem Schlaganfall noch zwei Jahre hilfsbedürftig war, erkannte sie, was sie selbst für sich nicht wollte: nicht so leiden, nicht so abhängig sein.

Bereits kurz nach der politischen Wende wird die frühere DDR-Richterin Mitglied in der DGHS. Mit ihren drei erwachsenen Kindern bespricht sie ihren Entschluss mehrfach. Schließlich sind sie einverstanden und respektieren ihren Entschluss. Anfang April informiert sie sich im Erstgespräch mit der zuständigen Juristin. Sie will ihren Kindern zuliebe noch bis zum Herbst mit der Freitodbegleitung warten, doch sie meldet sich bereits bald wieder. Es ist ihr genug; Anfang Juni geht sie.

2022–86/ Fall Waltraud G.

Alter: 80
Beruf: Physiotherapeutin
Beweggrund: Polyneuropathie

Waltraud G. (80) ist wegen der Nervenerkrankung Polyneuropathie schon länger auf die Hilfe ihres Mannes angewiesen. Doch der ist auch schon 86 Jahre alt. Wegen der gesundheitlichen Störungen kann sie nur sehr schlecht laufen und stürzt wiederholt. Viele Dinge, die sie früher geliebt hat, kann sie längst nicht mehr tun: Geige spielen, Tanzen gehen. Sie ist in ihrem Ort in Norddeutschland, wo sie schon lange lebt, zunehmend auf Unterstützung angewiesen. Für sie ist das ein unwürdiger Zustand. Bei ihrem Schwager und anderen Verwandten sah sie, wie diese in Pflegeeinrichtungen mehr verwahrt als gut betreut wurden. Das will sie für sich keinesfalls.

Mit dem einzigen Sohn spricht die frühere Physiotherapeutin noch nicht, weil sie fürchtet, dass er wegen seines christlichen Glaubens für ihren Entschluss kein Verständnis aufbringen wird. Es wird ihr dringend geraten, ihn in ihre Pläne zumindest grob einzuweihen, um ihm die Chance zu geben, sich damit auseinanderzusetzen.

2022–87/ Fall Ilse K.

Alter: 92
Beruf: Hausfrau
Beweggrund: u. a. Taubheit

Ilse K. ist so gut wie taub und fast blind. Das größte Problem ist ein Tracheostoma, sie kann nur ganz leise sprechen und ist kaum verständlich. Die 92-Jährige lebt in einer größeren Stadt in Norddeutschland, sie hat eine Tochter, die ihr eine Stütze ist. Ihr Mann starb bereits vor 15 Jahren. Sie war nie berufstätig.

Die Entscheidungsfähigkeit ist gegeben und auch durch ein ergänzendes Attest des zuständigen Hausarztes bestätigt worden. Als ihre eigenen Eltern vor 30 Jahren verstarben, begann sie, sich mit dem Tod auseinanderzusetzen und trat damals in die DGHS ein. Nun darf sie in Würde gehen.

2022–88/ Fall Erika Th.

Alter: 85
Beruf: Kunstlehrerin, Lektoratsleiterin
Beweggrund: multiple Erkrankungen

Erika Th. hatte es sich eigentlich so schön vorgestellt: gemeinsam mit ihrem geliebten Mann am selben Tag aus dem Leben gehen, Hand in Hand. Nun ist er seit einigen Monaten tot, aber sie ist noch da. Früher war sie aktiv und kreativ. Wegen Muskelschwäche und zunehmender Erblindung sind Aktivitäten so nicht mehr möglich.

Die 85-Jährige kam in einer Stadt in Nordrhein-Westfalen zur Welt. Durch die Kriegswirren kam sie mit ihrer Mutter und einer Schwester nach Thüringen. Dort wuchs sie auf und wurde Kunstlehrerin. Ab 1970 arbeitet sie in einem Kinderbuchverlag als Lektorin. Ihre erste Ehe hatte zehn Jahre gehalten. Eine zweite Ehe folgte 1974, Kinder bekam sie nicht. Lebhaft setzt sie sich mit Fragen rund ums selbstbestimmte Sterben auseinander. 2004 wird sie DGHS-Mitglied. In ihrer Wohnung in einer ostdeutschen Großstadt will sie ihr Leben ärztlich assistiert beenden.

2022–89/ Fall Dr. Eckart Th.

Alter: 88
Beruf: Lehrer
Beweggrund: Lebenssattheit

Dr. Eckart Th. lebt seit dem Tod seiner Frau in einem Altenheim in einer norddeutschen Großstadt. Der 88-Jährige stammt aus dem Osten Deutschlands, studierte nach dem Krieg in Norddeutschland Geschichte und wurde zunächst Lehrer. Er wird Oberstudiendirektor, ist als Dozent für die Lehrerausbildung tätig und verfasst auch im Rentenalter noch publizistische Beiträge. Mit seiner Frau hat er drei Kinder. Eine Tochter und die Ehefrau sind bereits verstorben. Dr. Th. leidet an diversen Alterskrankheiten, die ihm seinen Alltag erschweren. Seine Beine sacken ihm ständig weg wegen einer Spinalkanalstenose, hinzu kommen Diabetes, Schwerhörigkeit und Bluthochdruck. Er ist bettlägerig, aber geistig völlig klar.

Jetzt ist der Zeitpunkt gekommen, an dem für ihn nichts mehr besser werden wird. Mehr als die Überschriften in der Zeitung kann er nicht mehr lesen, selbst das Fernsehen ist wegen der Schwerhörigkeit keine Freude mehr. Er wendet sich an die DGHS. Seine beiden Söhne heißen seinen Entschluss nicht gut, wollen ihn aber tolerieren. Im Juni ist es so weit.

2022–90/ Fall Silja V.

Alter: 43
Beruf: Trainerin
Beweggrund: u. a. Chron. Fatigue Syndrom, Mastzellaktivierungssyndrom

Seit acht Jahren kann sich Silja V. kaum noch rühren und aus dem Bett erheben. Sie leidet an dem Chronischen Fatigue Syndrom, für die elementarsten Dinge wie Essen oder Toilettengang fehlt ihr die Kraft. Weitere Diagnosen sind Mastzellaktivierungssyndrom, eine Multisystemerkrankung und Posturales Trachykardie-Syndrom. Medizinisch hat sie alles versucht, um ihre Krankheiten zu stoppen. Doch es wird nicht besser. Bahnbrechende Forschungsergebnisse sind in absehbarer Zeit nicht zu erwarten.

Eigentlich habe sie ein schönes Leben gehabt. Mit einer Schwester wuchs sie in Nordrhein-Westfalen auf. Sie studiert Soziologie, zieht in eine ostdeutsche Großstadt und macht sich dort als Körpertrainerin selbstständig. Sie reist viel durch die Welt: USA, Israel… Es entsteht ein internationaler Freundeskreis. 2020 muss sie krankheitsbedingt aufhören zu arbeiten. Ihr Lebensgefährte sorgt für ein liebevolles Umfeld. In ihrer Großstadt-Wohnung beendet sie Mitte Juni ihr Leiden. Silja V. wurde nur 43 Jahre alt.

2022–91/ Fall Leni W.

> **Alter:** 92
> **Beruf:** Verkäuferin und Bürokraft
> **Beweggrund:** Myeloproliferative Neoplasie; Zustand nach Myokardinfarkt

Leni W. begründet ihren Freitodwunsch mit den Schmerzen und Einschränkungen, unter denen sie aufgrund mehrerer Stürze und daraus folgenden Brüchen leide. Nun könne sie nicht mehr gehen und sei auf ständige Hilfe angewiesen. Sie berichtet, dass ihr die Schmerzen vor allem nachts unerträglich seien. Dieser Zustand führe zu einem Lebensüberdruss. Sie sagt, sie habe ein schönes und langes Leben gehabt; es gebe nun für sie hier nichts mehr zu tun. Sie sähe keinen Grund, »das Unausweichliche hinauszuzögern«.

Die 92-Jährige lebt in einer mittelgroßen Stadt im Süden Deutschlands, den Umzug in ein Pflegeheim hat sie erwogen, aber verworfen. Ihren Mann hatte die ehemalige Buch-Verkäuferin zwei Jahre lang gepflegt. Die in dieser Zeit gemachten Erfahrungen empfindet sie als abschreckend. Es folgte eine unschöne Erb-Auseinandersetzung, nun ist der Kontakt mit ihren beiden Kindern abgebrochen. Einen guten Draht hat sie hingegen zu einer Enkelin (Jahrgang 1972) und deren Sohn. Mit diesen beiden bespricht sie ihren Freitodwunsch. Sie leidet an einer Knochenmarkserkrankung (Myeloproliferative Neoplasie), Niereninsuffizienz und Blutungen im Darm. Aufgrund ihrer Einschränkungen ist sie bereits mehrfach gestürzt und hat sich Knochenbrüche zugezogen. Sie ist auf ständige Hilfe angewiesen und ihres Lebens überdrüssig.

2022–92/ Fall Helga B.

> **Alter:** 89
> **Beruf:** Verkäuferin
> **Beweggrund:** Skoliose; chron. Schmerzsyndrom

Die starken Rückenschmerzen, bedingt durch Skoliose, werden nicht weniger. Helga B. wohnt im zweiten Stock eines Mehrfamilienhauses. Jeder Einkauf, für den sie die Treppen hinunter- und hinaufsteigen muss, wird zu einer Herausforderung. Auch die heutige Zeit schreckt sie. Die 89-Jährige hat den Krieg und die Zerstörung Dresdens erlebt. Das aktuelle Geschehen in der Ukraine weckt schlimme Erinnerungen. Besser kann es nicht werden, meint sie. Von Arztbesuchen hält sie nicht viel. Erst recht, seit sie miterlebt hat, wie sich ihr Mann nach einem Schlaganfall im Jahr 2014 noch zwei Jahre lang quälte. Seine Patientenverfügung sei im Krankenhaus nicht beachtet worden, er bekam eine maximal lebensverlängernde Behandlung. Mit ihm war sie vor vielen Jahrzehnten nach Schwaben gezogen, wo sie als Sachbearbeiterin beruflich tätig war

Die einzige Tochter lebt heute in Österreich, sie haben regen Kontakt miteinander. Ihr fällt es schwer, die Entscheidungswege ihrer Mutter mitzugehen, aber am Tag der Freitodbegleitung wird sie da sein.

2022–93/ Fall Dieter J.

Alter: 84
Beruf: Handwerker
Beweggrund: Morbus Crohn und chronisches Schmerzsyndrom

Als Dieter J. für die Abklärung der Freiverantwortlichkeit seines Sterbewunsches aufgesucht wird, sprudelt es aus ihm heraus: Seit seinem 49. Lebensjahr leide er unter Morbus Crohn, viele Schübe von Entzündungen habe er schmerzhaft erlebt. Im Jahr 2020 habe er eine neue Herzklappe erhalten. Weiter leide er unter Herzrhythmusstörungen. Vor einem Jahr seien plötzlich Sehstörungen aufgetreten. Der Augenarzt stellte eine Gesichtsfeldeinschränkung auf beiden Augen fest. Er vermutete, dass diese Einschränkungen auf einen unbemerkten Hirnschlag zurückgehen. Im Krankenhaus wurde die vermutete Diagnose bestätigt. Der 84-Jährige leidet weiter unter Schwindel und hatte Operationen wegen eines Grauen Stars an beiden Augen. Der gelernte Handwerker ist in einer mittelgroßen Stadt im Südwesten Deutschlands zu Hause, beruflich hatte er es in einem Chemiekonzern bis zum Werksleiter gebracht. Er ist kinderlos.

Vor einem Jahr starb seine Frau, palliativ sediert. Er wünscht sich eine andere Art, sein Leben zu Ende zu bringen: mit Selbstbestimmung und Würde. Mitte Juni kann er gehen. Die Schwester seiner Frau und deren Mann stehen ihm zur Seite.

2022–94/ Fall Ingrid S.

Alter: 77
Beruf: Lehrerin und Schwimmtrainerin
Beweggrund: Lebenssattheit

Ingrid S. war ihr Leben lang sehr aktiv. Das sieht man ihr heute noch an. Die 77-Jährige war bis vor kurzem noch als Schwimmtrainerin tätig. Sie lebt im Osten Deutschlands in einer brandenburgischen Kleinstadt. Mit zwei Brüdern wuchs sie im damaligen Schlesien, heute Polen, auf. Nach dem Unfalltod eines Bruders brach der Kontakt zu dem anderen Bruder ab. Sie wurde Sportlehrerin und bekam mit ihrem Mann in 24 Jahren Ehe zwei Töchter. Auch nach der Berentung blieb sie sportlich aktiv. Sie trainierte den Nachwuchs in nahegelegenen Schwimmhallen. Jetzt geht ihr die Kraft aus, es gibt keine neuen Aufgaben für sie. Eine Zukunft mit Demenz und Altersheim erscheint ihr als Alptraum.

Sie will lieber rechtzeitig selbstbestimmt aus dem Leben gehen. Nur eine ihrer beiden Töchter kann das nachvollziehen, die andere hat sich verstört abgewendet. Dennoch steht für Ingrid S. ihre Entscheidung fest. Sie setzt sie Ende Juni um.

2022–95/ Fall Anne-Dorothea S.

> **Alter:** 73
> **Beruf:** Lehrerin
> **Beweggrund:** multiple Erkrankungen und Lebenssattheit

Die frühere Lehrerin Anne-Dorothea S. betrachtet ihr Leben sowohl privat wie beruflich als erfüllt und gelungen. Sie hat nun einen Zustand von Lebenssattheit erreicht, in dem sie ihren Alltag mit viel Mühe und Anstrengung gerade noch bewältigen kann. Zeit ihres Lebens hat sich Anne-Dorothea S. sozial, gesellschaftlich und politisch engagiert. Nun werden die sozialen Bindungen durch Tod, Krankheit und sich auseinander entwickelnden Interessen lockerer. Sie lebt in einer Stadt in Nordrhein-Westfalen, in erreichbarer Nähe gibt es für sie weder Angehörige noch Freunde/Bekannte, die ein verlässliches Netz für regelmäßigen Austausch, geschweige denn Pflegeassistenz bilden könnten. Außerdem erschwert ihre massive Hörbehinderung menschliches Miteinander. Sie ist 73 Jahre alt und seit einer Brustkrebserkrankung frühpensioniert. Später kamen ein Hirntumor, Arthrose, Polneuropathie und starke Schwerhörigkeit hinzu. Es ist genug, meint sie.

S. war immer alleinstehend, Kinder gibt es nicht. Ihr Bruder und eine Cousine sollen erst nach ihrem Tod benachrichtigt werden. Der materielle Nachlass geht an mehrere Institutionen, eine von ihnen soll die Abwicklung betreuen.

2022–96/ Fall Burkhard R.

> **Alter:** 76
> **Beruf:** Elektrotechniker
> **Beweggrund:** Parkinson'sche Krankheit

Bereits vor 31 Jahren war Burkhard R. in die DGHS eingetreten. Seit etwa zwei Jahren beschäftigt sich der 76 Jahre alte Mann verstärkt mit dem Gedanken, selbstbestimmt aus dem Leben zu gehen. Sein Gesundheitszustand wird immer schlechter. Er leidet an Parkinson, Bandscheibenproblemen und Spinalkanalstenose. Medikamente schlagen kaum noch an.

Mit seiner Frau ist er bereits seit 1974 glücklich verheiratet. Sie unterstützt ihn auch bei seinem letzten Schritt. Der erwachsene Sohn ist ebenfalls informiert. R. hatte nach der Realschule Elektrotechniker gelernt und war viele Jahre bei der Marine tätig. Er lebt in einer mittelgroßen Stadt in Schleswig-Holstein. Dort wird er Ende Juni aus dem Leben scheiden.

2022–97/ Fall Christine L.

Alter: 89
Beruf: Regierungsdirektorin
Beweggrund: Lebenssattheit

Die frühere Regierungsdirektorin Christine L. hat das Alter satt. Seit einer misslungenen Hüftoperation kann sie sich nur noch mühsam mit einem Rollator fortbewegen. Nach ihrer Pensionierung war sie vom Rheinland in ein Betreutes Wohnen in Baden-Württemberg gezogen, um in der Nähe ihrer Schwester zu sein. Doch diese starb vor zwei Jahren. Deren Tochter, eine Rechtsanwältin, kommt jede Woche, um bei Formularen und anderen organisatorischen Dingen zu helfen. Es gibt auch eine Haushaltshilfe, die einkauft und kocht.

Die 89-Jährige stammt aus der heutigen Slowakei und wurde nach dem Krieg zunächst nach Bayern vertrieben. Ihren Lebensweg sieht sie als reich, bewegt und vor allem stets selbstbestimmt an. Bereits 1989 war sie Mitglied in der DGHS geworden und besuchte regelmäßig regionale Veranstaltungen. Jetzt bleiben keine offenen Fragen mehr, sie darf ihr Sterben Ende Juni einleiten.

2022–98/ Fall Waltraud K.

Alter: 92
Beruf: Krankenschwester
Beweggrund: multiple Erkrankungen

Waltraud K. ist jetzt 92 Jahre alt und denkt immer öfter darüber nach, aus dem Leben zu gehen. Sie kann darüber mit ihrer erwachsenen Enkelin besser sprechen als mit dem Sohn. K. hat ein gutes Leben gehabt, sie will jetzt gehen. Es gibt nichts mehr, was sie verpassen könnte. Wegen des Krieges hatte es sie als 16-Jährige ins heutige Thüringen verschlagen. Mit ihren drei Brüdern war sie in Schlesien aufgewachsen. Sie lernt Krankenschwester, heiratet früh und bringt zwei Söhne zur Welt. Nach zehn Jahren Familienzeit steigt sie als Sachbearbeiterin wieder ins Berufsleben ein.

Heute verbringt sie ihre Tage in einer Senioreneinrichtung in einer thüringischen Stadt. Die Heimleitung soll noch rechtzeitig in ihr Vorhaben eingeweiht werden. Die Enkelin steht an ihrer Seite.

2022–099/ Fall Dr. Christina Sch.

Alter: 73
Beruf: Ärztin
Beweggrund: Krebserkrankung

Christina Sch., selbst Ärztin, analysiert ihre Krebserkrankung und ihre Chancen auf eine Verbesserung nüchtern und klarsichtig. Mit ihren 73 Jahren und einem professionellen Blick auf die Röntgenbilder weiß sie, dass der kürzlich festgestellte Hirntumor, ein Glioblastom Grad IV, nicht heilbar ist. Sie hatte zwar die empfohlene Bestrahlung noch begonnen, dann aber abgebrochen. Sie weiß, dass es sinnlos ist.

Die Entscheidung des Bundesverfassungsgerichts zur Suizidhilfe und die internen Ärzt*innen-Diskussionen hat sie alle verfolgt. Sie findet es richtig, dass Ärztinnen und Ärzte Sterbehilfe in Form einer Suizidassistenz und damit dem Bereitstellen oder Verschreiben geeigneter Medikamente leisten. Das soll auch ihr Weg sein. Mit ihren beiden Töchtern und einer protestantischen Seelsorgerin bespricht sie sich wiederholt. Für ihre letzten Wochen will sie aus der Senioreneinrichtung, in der zuletzt auch ihr verstorbener Mann lebte, in ihre Wohnung in einer rheinland-pfälzischen Kleinstadt zurückkehren.

2022–100/ Fall Angelika F.

Alter: 58
Beruf: Leiterin eines Fitness-Studios
Beweggrund: Parkinson'sche Krankheit

Als Angelika F. mit Anfang 50 die Diagnose Parkinson erhält, ringt sie ihrem Mann ein Versprechen ab. Bevor sie endgültig zum Pflegefall wird, will sie rechtzeitig gehen dürfen. Die Krankenhausärzte hatten ihr dargelegt, wie der weitere Verlauf der Krankheit sein wird. 2018 erhält sie einen Hirnschrittmacher, das hilft ein bisschen. Keine zwei Jahre später muss erneut operiert werden, ein Kabel hatte sich gelockert. Sie war einmal Fitnesstrainerin mit eigenem Studio, heute kann sie kaum noch in der Wohnung in einem bayerischen Dorf umhergehen, denn es gibt immer wieder unkontrollierbare Bewegungen.

Mit ihrem Sohn (22) aus einer früheren Beziehung, ihrem Mann und einer Freundin diskutiert sie wiederholt die Möglichkeit, selbstbestimmt sterben zu dürfen. Ihr Mann kann sich ein Leben ohne sie nicht vorstellen, aber sein Verstand sagt ihm, dass der Tod bereits im Raum steht. Die verbleibende Zeit wollen die beiden noch intensiv nutzen, ihr Leben aufschreiben, Fotos sortieren. Er kann zum Glück beruflich eine Auszeit nehmen. Der genaue Termin für ihren Abschied wird mit der von der DGHS vermittelten Juristin besprochen. Es soll erst nach ihrem Hochzeitstag Ende Juni sein.

2022–101/ Fall Sigrid K.

Alter: 93
Beruf: Geschäftsführerin
Beweggrund: multiple Erkrankungen

Das Leben von Sigrid K. findet nur noch in ihrer Wohnung statt. Wegen starker Gangunsicherheiten und Schwindelattacken ist die 93-Jährige sehr verunsichert. Dazu kommt eine starke Seheinschränkung auf einem Auge. Den schönen Blick auf den Taunus von ihrer erlesen eingerichteten Wohnung aus kann sie praktisch nicht mehr genießen. Ihren Besuchern, die den Antrag auf Vermittlung auf eine ärztliche Freitodbegleitung prüfen sollen, fällt die Aussicht sofort auf. Mit ihrem Mann, den sie zuletzt pflegen musste, war sie in einer 60-jährigen Ehe innig verbunden gewesen. Kinder haben die beiden bewusst nicht in die Welt gesetzt. Nun ist niemand da, auch ein Freundeskreis wurde nicht aufgebaut und gepflegt. Diese Isoliertheit ist es weniger, die Sigrid K. verzagen lässt, sondern ihre starken gesundheitlichen Einschränkungen. Einen Lebenswert vermag sie nicht mehr zu erkennen und eine palliative Versorgung will sie auf gar keinen Fall.

Ihr Leben bestand aus ihrem Mann und ihrer Berufstätigkeit. Nach dem Krieg hatte sie das Abitur ablegen können, studierte schließlich Betriebswirtschaft und wurde Bereichsgeschäftsführerin in einem größeren Unternehmen. Auch ihr Mann war in leitender Stellung tätig. So kamen die beiden viel durch die Welt, pflegten Kontakte in Wirtschaft und Politik. Heute ist für sie davon nichts mehr übrig. Da es an der Freiverantwortlichkeit des Entschlusses von Frau K. keinen Zweifel gibt, kann die ärztliche Freitodbegleitung Anfang Juli erfolgen.

2022–102/ Fall Axel G.

Alter: 60
Beruf: Opernsänger
Beweggrund: Diabetes Mellitus Typ 1; diabetisches Fußsyndrom; Arthropathie

Der 60-jährige Axel G. ist nicht mehr im Engagement und auf staatliche Unterstützung angewiesen. Über viele Jahre stand er erfolgreich als Opernsänger auf der Bühne. Eine Laufbahn, die sein Vater ihm zunächst kaum zugetraut hatte. Der Junge, das zweite Kind in der Familie, entsprach nicht dem Wunschbild seines alten Herrn. Er wurde bereits als Kind zuckerkrank, später stellte sich heraus, dass er dem eigenen Geschlecht zugetan war. Mit 21 Jahren zieht er in eine Großstadt, für ihn die einzig richtige und konsequente Entscheidung, und beginnt ein Pädagogik-Studium. Dort lernt er die Liebe seines Lebens kennen, mit ihm ist er bis zu dessen Tod 2008 zusammen. Nun ist er von Diabetes schwer gezeichnet, mit Netzhautveränderung und Problemen mit den Füßen. Dazu kommen Polyneuropathie, Gewichtszunahme und Gedächtnisprobleme. Er findet, sein Körper sei verbraucht.

Bereits seit einigen Jahren erwägt er, selbstbestimmt aus dem Leben zu scheiden. Es hält ihn nichts mehr. Die Eltern und seine ältere Schwester sind bereits tot, sein Lebenspartner ohnehin. Ein guter Freund und eine Nachbarin, von Beruf Intensivkrankenschwester, wissen von seinem Sterbewunsch und können dies verstehen. Sie sind bei ihm, als er im November die von der DGHS vermittelte Juristin für ein erstes abklärendes Gespräch bei sich zu Hause empfängt. Er wird Anfang Juli des nächsten Jahres gehen.

2022–103/ Fall Hans-Joachim R.

> **Alter:** 95
> **Beruf:** Ingenieur
> **Beweggrund:** Lebenssattheit

Mit Hans-Joachim R. wird der Termin für die ärztliche Freitodbegleitung auf einen Tag festgelegt, an dem sein Sohn zu ihm fahren und bei ihm sein kann. Dessen Mutter und eine zweite Ehefrau leben bereits nicht mehr. R. war bereits im Jahr 2006 in die DGHS eingetreten. Immer wieder beschäftigt er sich mit der Möglichkeit, sein Leben beenden zu können. Zunächst theoretisch. Doch mittlerweile sind seine Mobilitätseinschränkungen zu groß geworden. Sein Interesse an Musik, Reisen, Literatur ist erloschen. Beruflich war er als Elektroinstallateur und später als Ingenieur bei einem Ministerium tätig. Es war »okay«, meint er dazu. Bis vor kurzem hatte er noch seine Frau gepflegt, nachdem sie einen Schlaganfall erlitten hatte.

Ihr zuliebe waren sie in ein Betreutes Wohnen in einer mittelgroßen Stadt in Nordrhein-Westfalen gezogen. Doch nun lebt sie nicht mehr. Er selbst empfindet sich als lebenssatt, er mag einfach nicht mehr. Falls es mit der ärztlichen Freitodbegleitung, vermittelt durch die DGHS, nicht »klappen« sollte, ist R. entschlossen, den Weg des freiwilligen Verzichts auf Nahrung und Flüssigkeit einzuschlagen, um sein Ziel zu erreichen. Er kann sich nicht vorstellen, von der Pflege durch Fremde abhängig zu werden. Ein Krankenhaus hat er zeitlebens nicht von innen gesehen. Anfang Juli »klappt« es mit der ärztlichen Freitodbegleitung.

2022–104/ Fall Christa G.

> **Alter:** 81
> **Beruf:** nicht bekannt
> **Beweggrund:** Lebenssattheit, multiple Erkrankungen

Nach einer Hirnblutung im Jahr 2013 nimmt Christa G. Kontakt zur Organisation Dignitas auf und erkundigt sich nach Voraussetzungen für eine Freitodbegleitung. Als ihr Mann drei Jahre später stirbt, wird ihr Wunsch, bald selbstbestimmt sterben zu dürfen, noch stärker. Sie stürzt wiederholt, mittlerweile ist sie auf den Rollstuhl angewiesen, auch innerhalb ihrer Wohnung.

Oktober 2021 tritt sie in die DGHS ein, hadert mit der verlangten sechsmonatigen Wartefrist, bis sie einen Antrag stellen kann. Sie drückt aufs Tempo. Ihr Sohn will sie zunächst von ihrem Vorhaben abbringen, gibt aber schließlich nach, als er erkennt, wie ernst es seiner mittlerweile 81-jährigen Mutter ist. Mit dem anderen Sohn hat sie keinen Kontakt mehr. Sie versichert, dass sie auf ein sehr gutes Leben zurückblicke. Aber nun sei es genug. An einem Tag Mitte Juli beendet sie ihr Leben.

2022–105/ Fall Irmhild K.

> **Alter:** 77
> **Beruf:** Musiklehrerin
> **Beweggrund:** beginnende Demenz

Die 77-jährige Irmhild K. begründet ihren Freitodwunsch mit den mittlerweile über 30 Jahre lang erlittenen Dauerschmerzen. Sie war bei mehreren Schmerztherapeuten vergeblich in Behandlung. Auch die Vorstellung im Interdisziplinären Schmerzzentrum eines Universitätsklinikums in ihrer Heimatgegend im Südwesten Deutschlands brachte keine Besserung. Sie sagt, sie sei jetzt am Ende ihrer Leidenszeit angekommen, sie fühle sich zermürbt und ausgemergelt. Hinzu kommt, dass sie ein Nachlassen ihres Kurzzeitgedächtnisses beobachte, weshalb sie sich in dieser Hinsicht auch untersuchen ließ. Dabei sei eine leichte kognitive Störung diagnostiziert worden, die sich aber (noch) nicht auf die Bewältigung des Alltags auswirke. Gleichwohl ist ihr klar, dass sie bei einem Fortschreiten dieser Krankheit in einiger Zeit so eingeschränkt wäre, dass sie kein eigenständiges Leben mehr werde führen können und auch nicht mehr in der Lage wäre, selbstbestimmt den Zeitpunkt ihres (Frei-)Todes zu bestimmen.

So weit dürfe es nicht kommen, meint die ehemalige Musiklehrerin. Aus ihrem Berufsleben ist ihr ein großer Freundeskreis erhalten geblieben, der sie gerne aufsucht. Zudem gab ihr ein Ehrenamt als Beraterin in einer Patientenschutzorganisation nach Rentenbeginn eine Aufgabe und neue Kontakte. Ihr Recht auf Selbstbestimmung in jeder Lebenslage vertritt sie vehement. Sie behält es bis zum Schluss, das ist Mitte Juli.

2022–106/Fall Helga-Maria C.

> **Alter:** 76
> **Beruf:** Lehrerin
> **Beweggrund:** multiple Erkrankungen

Helga-Maria C. ist das einzige Kind ihrer Eltern. Als sie sechs Jahre alt ist, zieht die Familie in eine ostdeutsche Großstadt, wo sie studiert und ihr Berufsleben lang als Lehrerin tätig ist. 1970 heiratet sie, bekommt Drillinge, die kurz nach der Geburt sterben. Die Ehe hält noch sechs Jahre lang. Sie lernt einen neuen Mann kennen, mit dem sie nicht zusammenzieht. Er bewohnt über all die Jahre eine eigene Wohnung im selben Haus. Wegen Erwerbsunfähigkeit geht sie vorzeitig in Rente.

C. hat eine Vielzahl von Erkrankungen, deren Wechselwirkungen nicht ganz eindeutig sind: Blaseninkontinenz, Skoliose, Arthrose und Gangunsicherheit. Vor allem die nicht behandelbare Inkontinenz bringt sie dazu, über Jahre nicht mehr aus dem Haus zu gehen. Sie findet, sie sei »nicht mehr gesellschaftsfähig«. Die Speiseröhre hat sich aufgrund von Erkrankungen so verengt, dass das Einnehmen von Tabletten und Essen mühselig geworden sind. In einer Pflegeeinrichtung zu landen, will sie unbedingt vermeiden. Ihrem Lebensgefährten trotzt sie sein Einverständnis schließlich ab, er will sie ungern ziehen lassen. Aber sie will nicht dahinsiechen. Im Juli soll es so weit sein.

2022–107/ Fall Cersten M.

Alter: 60
Beruf: Ingenieur
Beweggrund: Krebserkrankung

Wo genau der Tumor von Cersten M. entstanden ist, lässt sich nicht mehr sagen. Zurzeit ist er in der Prostata und in der Leber lokalisierbar. Zudem gibt es Metastasen in den Lymphknoten und in der Brusthöhle. Eine Chemotherapie im vergangenen Jahr hat das Wachstum nicht bremsen können. M. weiß, dass es keine Rettung für ihn geben kann.

Er ist in zweiter Ehe verheiratet, aus der ersten Verbindung gibt es einen Sohn. Das große Grundstück in seinem rheinland-pfälzischen Heimatort, auf dem seine Frau und er zu Hause sind, hat er stets selbst gepflegt. Auch das geht nun nicht mehr. Die beiden möchten ihn nicht verlieren, wollen von seinem Wunsch nach Sterbehilfe zunächst nichts wissen. Seine Frau hofft, dass er noch weitere Therapien macht, um ihn noch möglichst lange zu behalten. Doch er berichtet vom Krebstod seiner Schwester Anfang der 1990er Jahre. Das hat ihn geprägt; der Ingenieur ist sich sicher, dass er sein Leiden bald beenden will. Zwei Tage nach seinem sechzigsten Geburtstag wird er aus dem Leben gehen.

2022–108/ Fall Ulrich B.

Alter: 97
Beruf: Bestatter
Beweggrund: Lebenssattheit

Ulrich B. ist 97 Jahre alt. Als er seine Ziehtochter anruft, um ihr mitzuteilen, dass sein Antrag auf Vermittlung einer Freitodbegleitung von der DGHS bewilligt wurde, bleiben den beiden noch fünf gemeinsame Tage bis zum verabredeten Termin. Fünf Tage, in denen sie sich alles noch sagen, was wichtig ist. Seine altersbedingten Einschränkungen waren immer mehr geworden, er will rechtzeitig gehen, bevor er zum Pflegefall wird.

B. lebt in einer Großstadt im Osten Deutschlands, in der er auch geboren ist. Nach der Schulzeit war er freiwillig zum Militär gegangen, um einer Zwangsrekrutierung zu entgehen. Er kam in französische und britische Gefangenschaft. Wieder zurück, machte er eine Ausbildung zum Holzkaufmann und übernahm das elterliche Bestattungsinstitut. Er geht gern segeln und macht Leichtathletik. Mit seiner Frau, die bereits im Jahr 2007 starb, hat er einen Sohn. Dazu gibt es eine Ziehtochter. Sie wird ein bewegendes Buch über diese letzten gemeinsamen Tage veröffentlichen.

2022–109/ Fall Hans-Peter F.

Alter: 71
Beruf: Betriebswirt bei Großunternehmen
Beweggrund: Krebserkrankung

Der Lungenkrebs von Hans-Peter F. ist bereits weit fortgeschritten. Beim Gespräch, in dem seine Freiverantwortlichkeit und die weiteren Sicherheitskriterien bestätigt werden soll, muss er mehrfach unterbrechen. Er ist bereits zu schwach, wird immer wieder von Schmerzattacken und Hustenanfällen geplagt. Dennoch spricht er sachlich über seine Situation.

In den letzten Tagen ginge es bergab, er sei im »Sturzflug« und wolle dem unausweichlichen Tod durch den Suizid zuvorkommen. Seine letzten Tage in einem Hospiz zu verbringen, wo er sich einem fremden Tagesablauf unterwerfen müsste, lehnt er ab. Mit seiner Ex-Frau hat der 71 Jahre alte F. noch einen freundlichen Kontakt, obwohl es seit fünf Jahren eine neue Lebensgefährtin für ihn gibt. Auch zu den Kindern und Enkeln hat er ein herzliches Verhältnis. Mitte Juli wird er dem Krebs entkommen – selbstbestimmt.

2022–110/ Fall Ellen G.

Alter: 77
Beruf: Hausfrau, Industriekauffrau
Beweggrund: COPD u. a., multiple Erkrankungen

Seit drei Jahren hat Ellen G. das Haus nicht mehr verlassen. In ihrem Antrag auf Vermittlung einer ärztlichen Freitodbegleitung an die DGHS listet sie ihre Leiden auf: Gefäßkrankheit Vaskulitis, Arthrose, Fibromyalgie und seit 2018 die Lungenkrankheit COPD. Sie ist mittlerweile stark geschwächt und kann sich nur wenige Minuten aufrecht halten. Die täglichen Verrichtungen erledigt ihr Ehemann, der auch ihr einziger Angehöriger ist. Dieser hat selbst vor ein paar Jahren einen Schlaganfall erlitten. Erst vor kurzem hat sie ihn in ihre Pläne, selbstbestimmt zu sterben, eingeweiht. Bereits Ende der 1990er Jahre war sie in die DGHS eingetreten, nun will sie ihre Rechte wahrnehmen. Er will nicht dabei sein, wenn sie ihre Infusion aufdreht. Als im Mai die juristische Abklärung der Freiverantwortlichkeit ansteht, ist er aber anwesend und sperrt sich nicht mehr gegen die Pläne seiner Frau.

G. hatte nach der Realschule Industriekauffrau gelernt und war bis zu ihrer Heirat als Sekretärin in einem Gehörlosenheim tätig gewesen. Ihr Ehemann war in einem großen Industriekonzern beschäftigt. Sie leben in einer kleinen hessischen Gemeinde im eigenen Haus. Ende Juli verabschiedet sie sich aus ihrem Leben.

2022–111/ Fall Jutta P.

Alter: 83
Beruf: Dipl.-Ingenieurin
Beweggrund: Lebenssattheit

Nach dem Abitur arbeitete Jutta P. zunächst als Sekretärin. Danach studierte sie »Ingenieurökonomie Bereich Elektrotechnik«. Ihre wahre Berufung fand sie aber beim Suchdienst des Roten Kreuzes. Was sie dort erlebte und welche Begegnungen sie ermöglichen konnte, erfüllt sie noch heute mit Dankbarkeit.

P. lernte ihren Mann, der mit neun Jahren erblindet war, im Jahr 1982 kennen. 1992 heiratete das Paar. Er ist vor einem Jahr gestorben. 1964 nahm sich P. eines behinderten Mädchens an. Eine Adoption dieser Pflegetochter war nicht möglich, da die leibliche Mutter die Einwilligung dazu verweigerte. Ihr Mann brachte einen Sohn mit in die Ehe, doch dieser war bereits erwachsen, so dass sich keine rechte Bindung entwickeln wollte.

Sie lebt weiterhin im Allgäu, der Kontakt zu den noch lebenden Bekannten ist nur noch sporadisch. Sie leidet an Brustkrebs und einer seltenen Leberthrombose. Dazu kommen starkes Übergewicht und Knieprothesen. Ihre Wohnung verlässt sie kaum noch, durch die Corona-Pandemie wurde ihre Vereinsamung noch stärker. Ihr Entschluss zu sterben reift. Ende Juli setzt sie ihn mit ärztlicher Hilfe um.

2022–112/ Fall Prof. Dr. Wolfgang H.

Alter: 91
Beruf: Hochschullehrer und Unternehmer im Bereich KI
Beweggrund: multiple Erkrankungen mit erheblicher Schmerzsymptomatik

Dr. Wolfgang H. begründet seinen Freitodwunsch mit seinen zahlreichen Erkrankungen: Vorhofflimmern, Niereninsuffizienz, Diabetes, Sklerose. Sie machen ihm in der Summe das Leben unerträglich. Er habe jeden Tag mit einer ihn überwältigenden Müdigkeit zu kämpfen. Ferner quälten ihn anhaltende Krämpfe in den Beinen, die ihn nicht schlafen ließen und seine Bewegungsfähigkeit einschränkten. Er beklagt sich darüber, dass die Ärzt:innen immer nur die einzelne Erkrankung sähen und behandelten und keine »Gesamtschau« seiner Leiden vornähmen. Außerdem fürchtet der Hochschulprofessor, erneut zu stürzen, wie bereits im April 2021, und sich dabei so zu verletzen, dass er pflegebedürftig wird. Auf fremde Hilfe will er keinesfalls angewiesen sein, wie er nachdrücklich erklärt.

Bereits seit 32 Jahren lebt er mit seiner zweiten Frau im eigenen Haus in einer baden-württembergischen Gemeinde. Er hat Kinder aus einer ersten Ehe, die Ärzte wurden. Die Mutter der Kinder – seine erste Ehefrau – war früh verstorben. Seine jetzige Frau hat ebenfalls Kinder mitgebracht. Prof. H. ist ein Pionier in seinem Bereich der Datenverarbeitung und war auch als Unternehmer sehr erfolgreich. Er ist noch immer eine eindrucksvolle Persönlichkeit, sieht sein Schicksal aber klar und nüchtern. Ende Juli will er seinen Abschied nehmen. Ein Sohn, seine Frau und eine Freundin werden ihm an diesem Tag beistehen.

2022–113/ Fall Helga Sch.

Alter: 91
Beruf: Torfstecherin
Beweggrund: multiple Erkrankungen mit starker Schmerzsymptomatik

In ihrem kleinen Einfamilienhaus am Rande einer norddeutschen Großstadt lebt Helga Sch. allein. Ihr Mann starb bereits vor 30 Jahren. Es gibt einen Sohn, der sie regelmäßig besucht. Ihre drei Geschwister sind bereits seit längerer Zeit nicht mehr am Leben. Mit den Geschwistern und den Eltern war sie gegen Kriegsende aus Schlesien in den Westen gekommen. Sie erwarb nie einen Schulabschluss. Zunächst war sie als Torfstecherin tätig, später als Reinigungskraft.

Drei Hüftoperationen hat sie hinter sich, starke Schmerzen sind ihr ständiger Begleiter. In ihrem Zuhause bewegt sich die 91-Jährige mit einem Rollator, das geht noch ganz gut. In der Tagespresse verfolgt sie die rechtliche Entwicklung beim Thema Suizidhilfe und liest von der Entscheidung des Bundesverfassungsgerichts. Ihr Sohn soll sich für sie erkundigen, sie hat kein Internet, um selbst zu recherchieren. So stoßen die beiden auf die DGHS, sie wird dort Mitglied. Nach Ablauf der Wartezeit stellt sie ihren Antrag. Sie sagt, sie sei lebenssatt, erwarte nichts mehr. Eine letzte Station Pflegeheim will sie keinesfalls. Sie geht Ende Juli.

2022–114/ Fall Gerhard A.

Alter: 91
Beruf: Bildhauer und Töpfer
Beweggrund: Erblindung

Gerhard A.s Augen wurden immer schlechter. Nun ist er vollständig erblindet. Für ihn ist am schlimmsten, dass er zunehmend die inneren Bilder verliert. Er erinnert sich nicht mehr, wie seine Frau und seine beiden Kinder aussehen. Er ist verzweifelt. Ihm fehlt der Augenkontakt, die visuelle Wahrnehmung. Er befürchtet, zusätzlich dement zu werden. In seinem Alter lernt der 91-Jährige nicht mehr, wie er sich mit technischen Hilfsmitteln den Alltag erleichtern könnte.

Er war nach dem Realschulabschluss Bildhauer und Töpfer, eine visuelle Kunst. Seine Produkte verkaufte er regelmäßig auf Kunst- und Weihnachtsmärkten. Das 200 Jahre alte Haus in Baden-Württemberg, in dem er mit seiner deutlich jüngeren Frau lebt, hat er selbst liebevoll und aufwendig restauriert. Wie es aussieht, kann er nur noch erahnen. Am Tag seines Freitodes Ende Juli wird nur die Familie um ihn sein, die Kinder musizieren.

2022–115/ Fall Elisa Veronica S.

> **Alter:** 65
> **Beruf:** Musikpädagogin
> **Beweggrund:** multiple Erkrankungen mit erheblicher Schmerzsymptomatik

Ihre einzigen lebenden Verwandten sind ihre beiden Geschwister. Aber der Kontakt ist abgerissen. Elisa S. ist 65 Jahre alt. In der Großstadt in Niedersachen, in der sie zu Hause ist, hat sie Musik studiert und Flöte und Klavier an der Musikschule sowie an einer Waldorfschule unterrichtet, bis sie 1998 erwerbsunfähig wurde.

Als Spätfolgen von Misshandlungen im Kindesalter, die Wirbelbrüche verursachten, leidet sie an erneuten Wirbelbrüchen und Bandscheibenvorfällen, so dass manche Wirbel unmittelbar aufeinanderliegen. Jede Bewegung, ob stehend oder liegend, verursacht Schmerzen. Aufgrund einer Venenschwäche hat sie offene Geschwüre an den Füßen. Ein Pflegedienst verbindet sie fast täglich neu. Dazu kommen eine Schilddrüsenerkrankung und ständige allgemeine Müdigkeit. Ihre Lebensqualität sieht S. auf starke Weise beeinträchtigt, sie quält sich durch die Tage. Alle zwei Wochen kauft eine Freundin für sie ein, auch eine Studierenden-WG in der Nachbarschaft hilft gelegentlich. Ihre Hausärztin verschreibt ihr alle benötigten Medikamente, kann aber nur selten für einen Hausbesuch kommen. Sie ist geistig völlig klar, es spricht nichts gegen die Durchführung einer ärztlichen Freitodbegleitung. Ein Freund wird dabei sein, ihren Besitz vererbt sie einem Kinderdorf in der Nähe.

2022–116/ Fall Margot P.

> **Alter:** 93
> **Beruf:** Hausfrau, Hauswirtschafterin
> **Beweggrund:** schwere Aortenklappenstenose; chronische Schmerzen

Margot P. ist fast 94 Jahre alt, Witwe und wollte eigentlich »nie 90 werden.« Sie spürt, wie ihre Kräfte, bedingt vor allem durch die Herzinsuffizienz, nachlassen. Die Atemnot, vor allem bei körperlicher Betätigung wie Treppensteigen, nimmt massiv zu. Unter ihrer Schwerhörigkeit leidet die Kommunikation mit anderen. Eine Operation am Herzen, die im Januar möglich gewesen wäre, lehnte sie ab. Sie lebt in einer teuren Seniorenresidenz in einer süddeutschen Großstadt, das Ambiente ist gediegen. Doch neue Kontakte zu knüpfen will ihr kaum gelingen.

Zwei Töchter leben in der Nähe, der Sohn etwa zwei Autostunden entfernt. Es gibt vier Enkelkinder. Drei weitere Kinder sind bereits verstorben. Ihre Eltern hatten ein Modehaus, sie selbst lernte Hauswirtschafterin und heiratete. Frau P. fühlt sich nicht unter Druck gesetzt, ihr Vermögen hat sie bereits zu Lebzeiten weitestgehend an ihre noch lebenden Kinder weitergegeben. Aber sie hat einfach genug. Ende Juli darf sie gehen.

2022–117/ Fall Jürgen G.

> **Alter:** 83
> **Beruf:** Polizist
> **Beweggrund:** Krebserkrankung

Jürgen G. und seine Frau erhielten ihre Diagnose fast zeitgleich: schwere Lungenerkrankung, Krebs und COPD Stufe IV. Seine Frau stirbt nach einem Blutsturz 2006 im Krankenhaus, bei ihm verschlechtert sich die Situation zusehends. Er war Polizist, später Beamter im polizeilichen Staatsschutz, ist jetzt 83 Jahre alt und lebt in einer ostdeutschen Großstadt. Er droht wegen der COPD zu ersticken, seit zwei Jahren hat er das Haus nicht mehr verlassen.

Er sagt, er habe »die Schnauze voll«. Aber von der geplanten Freitodbegleitung soll niemand vorab erfahren, auch sein Sohn nicht. Die involvierte Juristin bittet ihn, sich dies nochmal zu überlegen, aber er lehnt ab, der Sohn soll es nicht wissen. Dass dieser »danach« zügig informiert wird, um sich um alles Erforderliche kümmern zu können, ist okay. Er verstirbt Ende Juli – selbstbestimmt, wie er es wollte.

2022–118/ Fall Klaus T.

> **Alter:** 77
> **Beruf:** Ingenieur
> **Beweggrund:** Krebserkrankung

Klaus T. hatte nach dem Abitur in der damaligen DDR Maschinenbau studiert. Kurz bevor die Mauer fällt, flüchtet er mit seiner Familie, Frau und Sohn, in den Westen, lässt sich als freiberuflicher Ingenieur in einer niedersächsischen Kleinstadt nieder. Bis zu seinem 68. Lebensjahr arbeitet er. Seit 2010 leidet er an einem Prostatakarzinom, es gibt bereits Metastasen. Er weiß, dass es keine Heilung mehr geben kann.

Beim Beratungstelefon Schluss.PUNKT erkundigt er sich, wie er seinem Leiden ein selbstbestimmtes Ende setzen kann, stellt bald einen entsprechenden Antrag. An der Freiverantwortlichkeit seiner Entscheidung bestehen keine Zweifel. Es wird verabredet, dass er sich meldet, wenn er den richtigen Zeitpunkt für gekommen hält. Den 78. Geburtstag im August will er noch erleben, aber das schafft er nicht mehr. Zwei Wochen vor diesem Datum muss die Freitodbegleitung stattfinden, er hielt die Schmerzen nicht mehr aus. Seine Frau ist später sehr dankbar, dass der Termin so schnell möglich war. Sie kann nun mit dem Verlust besser weiterleben.

2022–119/ Fall Guido A.

> **Alter:** 40
> **Beruf:** Industriemechatroniker
> **Beweggrund:** Krebserkrankung

Seit Februar weiß Guido A. von seiner Diagnose – ein Hirntumor. Er fühlt sich, als wüchse »eine Kartoffel« in seinem Schädel. Es gibt eine Operation, doch das Glioblastom wächst erneut. Vor zwei Jahren gab es eine gründliche Untersuchung, doch da wurde der Tumor noch nicht entdeckt. Er muss schnell gewachsen sein. Am Ende droht ein völliger Kontrollverlust, den will A. vermeiden. Bereits jetzt haben sich Gangbild und Motorik stark verschlechtert.

A. wurde in einer ostdeutschen Stadt nahe der polnischen Grenze geboren, er lernte Industriemechatroniker. Nach der Ausbildung folgte ein Bachelor-Studium in Frankreich und in der Schweiz. Er fand in der Großstadt eine Anstellung bei der Bundeswehr, hatte die eine oder andere Liebesbeziehung. Sein großes Hobby ist Volleyball, er ist auch als Trainer tätig. Mit seinen Eltern und der Schwester spricht er intensiv über seine Entscheidung, nimmt Kontakt zur DGHS auf und leitet alles Erforderliche in die Wege. »Tod vor Siechtum« ist sein Credo. Er wurde nur 40 Jahre alt.

2022–120/ Fall Christine K.

Alter: 85
Beruf: Hausfrau, Fremdsprachenkorrespondentin
Beweggrund: chronisches Schmerzsyndrom

Mittlerweile sind ihre starken Schmerzen schier unerträglich geworden. Im Jahr 1985 hatte die heute 85-jährige Christine K. einen Schlaganfall, als dessen Folge ihre rechte Seite stark eingeschränkt blieb. Es folgte eine jahrelange Fehlhaltung, die nun nicht mehr revidierbar ist. Die Hüfte brach sie sich ein paar Jahre später, hinzu kommen noch Spinalkanalstenose, Übergewicht und Inkontinenz. Sie ist schon zu vielen Ärzten gegangen, aber die chronischen Schmerzen konnte ihr keiner nehmen. Im Jahr 2016 war sie sich sicher, dass sie bald nicht mehr selbstständig handeln kann, und unternahm einen Suizidversuch. Dieser scheiterte, danach wird ihr eine Depression zugeschrieben – ein Standardverfahren. Ihr behandelnder Arzt attestiert ihr bereits ein Jahr später, dass sie voll entscheidungsfähig ist.

Angesichts des aus ihrer Sicht schlimmen Sterbens war ihr bereits in jungen Jahren klar, dass sie einmal selbstbestimmt aus dem Leben gehen wolle. Bereits vor 31 Jahren trat sie deshalb in die DGHS ein. Nun hat sie mit einer lokalen DGHS-Ansprechpartnerin in ihrem Wohnort, einer süddeutschen Großstadt, Kontakt aufgenommen. Auch mit ihren beiden Töchtern, Jahrgang 1964 und 1967, spricht sie eindeutig über ihren Sterbewunsch. Die beiden sehen, wie sie leidet, und können den Wunsch verstehen. Ihre Mutter hatte sich nach der Heirat ganz der Familie gewidmet. Den gelernten Beruf als Fremdsprachenkorrespondentin hatte sie aufgegeben, in den 30 Ehejahren gab es zahlreiche Reisen. Nun unterstützen die Kinder ihre Mutter in dem Bestreben, bald einen Termin für ihr Sterben zu bekommen.

2022–121/ Fall Ernst B.

Alter: 92
Beruf: Oberstudienrat
Beweggrund: multiple Erkrankungen mit erheblicher Schmerzsymptomatik

Seit seine Frau kürzlich an Darmkrebs verstarb, hat Ernst B. keine nahen Verwandten mehr. Kinder gab es in den 52 Ehejahren nicht. Sein Bruder und sein Vater waren relativ jung (52 und 49 Jahre), als er sie verlor. Er ist jetzt 92 Jahre und geht kaum noch aus dem Haus. Er benötigt die Hilfe eines Rollators. Ausgehend von der Hüfte hat er bei jedem Schritt Schmerzen. Doch eine Operation wäre in seinem Alter und angesichts weiterer Probleme wie Arthrose in der Wirbelsäule riskant. Aufgrund einer Prostata-Operation muss er nun mehrfach nachts auf die Toilette, ihn plagen zudem Beinödeme und Herzschwäche (er hat drei Bypässe erhalten). Dennoch blickt er mit Dankbarkeit auf sein Leben zurück.

Er war erst katholischer Priester, bis er seine Frau kennenlernte. Es folgten viele Jahre als Oberstudienrat. Als Erben wird er eine Einrichtung für Kinder begünstigen. Diese kümmert sich auch um Bestattung und Wohnungsauflösung. Mitte August möchte B. sein Leben beenden.

2022–122/ Fall Barbara R.

Alter: 86
Beruf: ungelernt
Beweggrund: Lebenssattheit

Barbara R. ist mit acht Geschwistern in sehr einfachen Verhältnissen groß geworden. Mit der Mutter flieht sie 1945 aus Schlesien in Richtung Westen, zunächst nach Thüringen. Sie besucht die Volksschule, aber einen Beruf erlernt sie nicht. Es folgen Gelegenheitsarbeiten auf Bauernhöfen und in Privathaushalten. Kaum 18 Jahre alt, heiratet sie einen früheren Schulkameraden. Sie gehen in eine Großstadt im Ruhrgebiet. Er ist Schlosser, behandelt sie nicht gut. Schließlich erkrankt er an Darmkrebs und stirbt 1979. Barbara R. ist Mitte 40, sie lernt einen neuen Partner kennen, mit dem sie 25 glückliche Jahre erleben wird. Dann wird er dement und muss in einem Pflegeheim untergebracht werden. Sie kümmert sich um ihn. Auch ihre Geschwister können auf sie zählen.

All die Jahre arbeitete R. als Reinigungskraft. Nun ist sie 86 Jahre alt, die Kräfte schwinden. Vor etwa einem Jahr hat sie ihre eigene Wohnung aufgegeben und ist in eine Seniorenwohnanlage gezogen. Sie sagt, es sei genug. Bevor sie bettlägerig wird, will sie sich verabschieden dürfen. Es gebe Enkel und Urenkel. Aufgrund ihrer bescheidenen finanziellen Lage kann sie den Solidarfonds der DGHS für die Kosten der Freitodbegleitung in Anspruch nehmen.

2022–123/ Fall Vera F.

Alter: 82
Beruf: Filialleiterin im Einzelhandel
Beweggrund: Parkinson'sche Krankheit

Vera F. ist mit drei Geschwistern in einer westdeutschen Großstadt in bescheidenen Verhältnissen aufgewachsen, es war eine glückliche Kindheit. Nach Abschluss von Schule und Lehre ist sie als Verkäuferin tätig. Sie bringt es bis zur Filialleiterin. Sie heiratet, nach fünf Jahren kommt ein Sohn zur Welt. Die Familie ist 15 Jahre lang ihr Lebensmittelpunkt. Mit über 40 Jahren steigt sie wieder in das Berufsleben ein, sie erhält eine Anstellung im Finanzamt. Gesundheitlich wird es ab dem Jahr 2000 für sie schwierig. Wegen einer Zyste muss sie sich operieren lassen. Dabei wurde Krebs diagnostiziert, die Chemotherapie schlägt auf die Beinvenen, Medikamente verträgt sie nicht gut. Sie kann nur noch schwer laufen. Dazu kommt Parkinson. Schmerzmittel verträgt sie nicht, sie experimentiert mit allem bis hin zu Cannabis-Produkten.

Die 82-jährige F. sieht mit Dankbarkeit auf ihr Leben. Sohn und Ehemann sind ihre großen Stützen. Viele gemeinsame Reisen hatten sie unternehmen können. Mitte August wird sie ihr Leben beenden. Sie wünscht sich im Anschluss eine Seebestattung.

2022–124/ Fall Marianne S.

Alter: 93
Beruf: Geschäftsfrau im Einzelhandel, ehem. Verkäuferin
Beweggrund: Lebenssattheit

Die ersten zehn Jahre wächst Marianne S. bei ihrer Großmutter auf. Dann nimmt ihre Mutter mit ihrem neuen Ehemann sie wieder zu sich. Es folgen drei jüngere Geschwister. Als sie 18 Jahre alt ist, heiratet sie und bekommt einen Sohn. Sie arbeitet zunächst als Verkäuferin. Nach ein paar Jahren kann sie gemeinsam mit ihrer Schwester Ende der sechziger Jahre ein eigenes Geschäft eröffnen und betreibt es bis zum Jahr 2000. Als ihr Mann nach 25 Jahren stirbt, heiratet sie ein zweites Mal. Mit dem neuen Mann erlebt sie 30 weitere glückliche Jahre. Sie reisen viel, später unternehmen sie nur noch Wanderreisen. Schließlich zieht das Ehepaar 2009 in ein Betreutes Wohnen. Ihr Mann stirbt dort nach einem Jahr. Zunehmend macht ihr jetzt Osteoporose zu schaffen. Immer wieder bricht ein Wirbel.

Bei einer Freundin hat sie miterlebt, wie friedlich diese mit einer Freitodbegleitung verstorben war. Das sieht sie nun auch als ihren Weg an. Sie informiert sich und stellt einen entsprechenden Antrag bei der DGHS. Ende August wird es so weit sein.

2022–125/ Fall Klaus E.

Alter: 77
Beruf: Versicherungskaufmann
Beweggrund: multiple Erkrankungen

Klaus E. lebte für seinen Beruf. Er hat in einer Stadt im Baden-Württemberg seine Ausbildung zum Versicherungskaufmann absolviert. Nach einigen Jahren bei einem großen Versicherungskonzern geht er auf eine Versicherungsakademie und erarbeitet sich eine leitende Position, die er bis zum Renteneintritt innehat. Nach 36 Ehejahren erhält seine Frau die Diagnose Lungenkrebs. Sie stirbt innerhalb von nur einer Woche. Das ist 13 Jahre her. Er unternimmt Anläufe für eine neue Partnerschaft. Seit drei Jahren ist er allein. Seine drei Geschwister sind mittlerweile verstorben. Zu seinen beiden erwachsenen Kindern hat er guten Kontakt.

Der 77-Jährige hat einen angeborenen Herzfehler, vor zehn Jahren hat er einen Schrittmacher erhalten. Ein schwerer Bandscheibenvorfall hat verursacht, dass er einen seiner Füße nicht mehr heben kann. Dazu kommen Diabetes und ein sich verschlechterndes Gedächtnis. Seinen früheren Hobbys wie Motorradfahren kann er längst nicht mehr nachgehen. Das große Haus in der niedersächsischen Kreisstadt hat er verkauft, weil ihn so vieles an seine verstorbene Frau erinnerte. Er will nicht mehr weiterleben. Er hatte schon einmal erwogen, vom Hochhaus zu springen, aber das will er seinen Kindern nicht antun. Nun setzt er auf eine ärztliche Freitodbegleitung. Seine Tochter wird Ende August dabei sein, wenn er sich mit ärztlicher Hilfe aus dem Leben verabschiedet.

2022–126/ Fall Heike E.

Alter: 57
Beruf: Arzthelferin und selbstständige Kosmetikerin
Beweggrund: neurologische Erkrankung ALS

Seit 2018 weiß Heike E., dass sie an Amyotropher Lateralsklerose (ALS) leidet. Mit allen Mitteln kämpfte sie gegen das schleichende Absterben der Nervenzellen. Nun ist für die 75-Jährige ein unerträgliches Stadium erreicht. Sie hat Pflegegrad 5, kann sich kaum noch bewegen. Sie ist in ihrer Wohnung auf einen Rollstuhl angewiesen. Das Sprechen gelingt nur noch mühsam und langsam, sie wird regelmäßig von Krämpfen geschüttelt. Schlucken und Atmen fallen ihr schwer. Ein langsames Sterben im Hospiz lehnt sie ab. Sie weiß, dass ALS nicht heilbar ist.

Mit ihrem Mann ist E. seit 34 Jahren glücklich verheiratet. Ihr gemeinsamer Sohn wohnt in der Nähe und kümmert sich regelmäßig um sie. Nach dem Abitur hatte sie zunächst Betriebswirtschaft studiert und dann eine Ausbildung zur Arzthelferin absolviert. Später macht sie sich mit einem Kosmetikstudio selbstständig. In ihrem Zuhause in Baden-Württemberg laufen nun alle Vorbereitungen, um ihr einen Abschied in Würde zu ermöglichen. Er soll Ende August stattfinden.

2022–127/ Fall Helga E.

Alter: 75
Beruf: Übersetzerin
Beweggrund: schwere Schmerzsymptomatik

Helga E. hat viele Jahre Schmerzmittel genommen, jetzt ist sie dagegen resilient. Nichts hilft ihr mehr. Ihre Krankheiten sind Endometriose und Fibromyalgie. Im Alter von 55 Jahren wurde sie deshalb berentet, ein Schwerbeschädigtenstatus liegt vor. Sie hat nur noch mit zwei Freundinnen Kontakt. Ein Bruder starb früh an Krebs, auch drei ihrer Freundinnen.

Dabei war ihr Leben früher so bunt gewesen. Nach der Schule absolvierte sie eine Ausbildung als Fernmeldeassistentin. Sie heiratet mit 20 Jahren und geht mit ihrem Mann nach Südafrika. Dort beginnt sie ein Studium, setzt es später in Deutschland fort. Sie arbeitet als Fremdsprachenkorrespondentin und Übersetzerin. Das Reisen bleibt ihre Leidenschaft, auch nach der Scheidung. Sie hat keine Kinder, aber mehrere Neffen und eine Nichte. Von diesen will sie sich noch verabschieden, danach soll die Freitodbegleitung Ende August stattfinden.

2022–128/ Fall Werner S.

Alter: 86
Beruf: Betriebsprüfer und Werkzeugmacher
Beweggrund: Lebenssattheit

Seit dem Tod der Ehefrau lebt Werner S. allein in einem Ort in Hessen. Er bekommt »Essen auf Rädern«, auf das er keinen Appetit hat. Er hat wenig Kontakte. Eine Nachbarin kommt ab und zu, bringt selbstgekochte Suppe mit. Seine Frau hatte eine Tochter mit in die Ehe gebracht. Diese lebt mit ihrem Mann in der Nähe und kümmert sich regelmäßig um den 86-Jährigen.

S. hatte nach der Schulzeit eine Lehre als Werkzeugmacher durchlaufen. Er bringt es bis zur Meisterprüfung. Später schwenkt er auf eine Inspektoren-Laufbahn um und wird bis zur Berentung beim Finanzamt tätig sein. Seine Ehefrau hatte eine Reinigung betrieben.

Wegen seiner Einschränkungen empfindet er sein Leben als nicht mehr lebenswert und nimmt Kontakt zur DGHS auf. Umfassend lässt er sich über alle Abläufe einer Freitodbegleitung informieren. Ende August ist sein Entschluss endgültig gereift, er geht.

2022–129/ Fall Klaus-Dieter T.

Alter: 65
Beruf: Konditor
Beweggrund: Amyotrophe Lateralsklerose (ALS)

Die körperlichen Einschränkungen werden rapide immer mehr. Klaus-Dieter T. hat erst im Januar die Diagnose Amyotrophe Lateralsklerose (ALS) erhalten, aber er ahnte sie schon. Dabei hatte er sich den Rentenbeginn ganz anders vorgestellt. Endlich wollte er nach Herzenslust reisen und das Leben genießen. Doch die bösartige, unheilbare Krankheit mit Lähmungen, Blasenkatheter und künstlichem Darmausgang machen es unmöglich. T. ist darüber wütend. Sein Leben lang war er aktiv. Im Alter von 20 Jahren machte er eine Konditorlehre, dann entschied er sich für die Hochseefischerei. 1980 zog er in die ostdeutsche Großstadt, in der er heute noch lebt, und arbeitete 20 Jahre lang in einer Bäckerei. Er war nie verheiratet und hat keine Kinder, nur einen älteren Bruder.

Ende Mai empfängt er eine Juristin für das obligatorische Erstgespräch. Er will selbstbestimmt sterben, wenn seine körperlichen Defizite noch weiter zunehmen. Er nimmt sich noch Zeit bis Ende August, dann geht es seiner Meinung nach nicht mehr. Um die Bestattung wird sich sein Bruder kümmern.

2022–130/ Fall Margarete D.

Alter: 90
Beruf: Sachbearbeiterin
Beweggrund: starke Bewegungseinschränkungen

Margarete D. hatte ihren Vater 13 Jahre lang gepflegt, als dieser nach einem Schlaganfall nicht mehr arbeiten konnte. Dann kümmerte sie sich um ihre Mutter, bis diese 1995 starb. Sie hatte die Eltern zu sich geholt. Die Jahre der Pflege hinterließen Spuren bei ihr. Doch sie ist genügsam.

D. war als Sachbearbeiterin bei verschiedenen Firmen in ihrer hessischen Heimat tätig. Als ihr Sohn ihr Enkelkinder schenkt, ist das für sie eine große Freude. 2008 erleidet ihr Ehemann einen Herzinfarkt, erkrankt zudem an Krebs. Wieder pflegt sie – zehn Jahre lang. Sie selbst kann kaum noch laufen, eine Hüfte ist operiert worden. Was noch funktioniert, sagt sie, seien Kopf und Hände. Wegen häufiger Durchfälle müsste sie eigentlich mehrmals zur Toilette, oft genug schafft sie es wegen der Gehbehinderung nicht mehr bis dorthin. Der 90-Jährigen ist dies sehr unangenehm. Bereits jetzt hat sie Pflegegrad 3. Zwar helfen Sohn und Schwiegertochter, wo sie können. Doch Margarete S. will ihr Leben beenden. Bevor sie in ein Pflegeheim muss, wählt sie eine Freitodbegleitung. Sie stellt es sich als friedlichen Abschied vor. So wird es Ende August sein.

2022–131/ Fall Antje Sch.

Alter: 86
Beruf: Werbegrafikerin
Beweggrund: multiple Erkrankungen

Antje Sch. wurde 1935 in Schleswig-Holstein in eine Künstlerfamilie geboren. Ihre Mutter war Malerin, ihr Vater Architekt. In einer ostdeutschen Großstadt besucht sie das Gymnasium, bricht vor dem Abitur ab und lernt Grafikerin. Mit dem Meistertitel hat sie eine gute Laufbahn in der Werbegrafik vor sich. Daraus bezieht die heute 86-Jährige eine gute Rente.

Sie macht den Eindruck einer selbstbewussten und eigenständigen Persönlichkeit. Sie hat sich nie in ihre Entscheidungen reinreden lassen. Sie war verheiratet, die Ehe wurde bereits früh geschieden. Nun schwinden die Kräfte. Herz und Nieren bereiten Probleme. Dazu kommen starke Mobilitätseinschränkungen wegen Arthrose und Spinalkanalstenose. Mit ihrer Tochter und deren Mann, die wie sie in einer süddeutschen Großstadt leben, diskutiert sie immer öfter den Gedanken, selbstbestimmt aus dem Leben zu gehen. Mutter und Tochter nehmen mehrfach an DGHS-Veranstaltungen teil. Allmählich lernt die Tochter, ihre Mutter zu verstehen.

2022–132/ Fall Siegfried K.

Alter: 77
Beruf: Sparkassendirektor
Beweggrund: Parkinson'sche Krankheit

Als Siegfried K. drei Jahre alt war, heiratet seine Mutter ein zweites Mal. Der neue Stiefvater kann ihn nicht leiden, es war eine schwere Kindheit. Er sucht bei einem katholischen Pfarrer Zuflucht, doch dieser missbraucht ihn wiederholt. Da ist er sieben Jahre alt. Die Mutter glaubt ihm das nicht. Sobald es möglich ist, verlässt er sein Elternhaus. Die Berufsausbildung und die Begegnung mit seiner künftigen Frau wenden sein Schicksal. Es folgen glückliche Jahre. Beide arbeiten bei der Sparkasse, sie tanzen gerne, pflegen einen großen Freundeskreis. Eine Tochter wird geboren. Zum Ende seines Berufsweges ist er für mehrere Bank-Filialen verantwortlich. 2002 erkrankt er an Parkinson, das Malen wird sein Ausgleich. Ihm hilft ein Hirnschrittmacher sehr. Drei Jahre später bekommt seine Frau Darmkrebs. Zunächst kann sie ihn bekämpfen. Anfang dieses Jahres stirbt sie schließlich.

Zu dem 77 Jahre alten Mann kommt täglich ein Pflegedienst. Eine Putzhilfe erscheint zwei Mal in der Woche. Seine Tochter versucht vergebens, ihn zu einem Umzug in ein Pflegeheim zu bewegen. Er lehnt dies entschieden ab. Seine Entscheidung ist klar: Er geht, solange er noch kann.

2022–133/ Fall Frank J.

Alter: 80
Beruf: Lehrer
Beweggrund: Krebserkrankung

Der ehemalige Lehrer Frank J. erleidet 1996 einen Hirnstamminfarkt, von dem sich nicht mehr richtig erholt. Dazu kommen mehrere Krebserkrankungen. Mittlerweile hat er bereits Metastasen im Gesicht und fürchtet eine Ausbreitung in das Gehirn. Dann würde er nicht mehr entscheidungsfähig sein. Eine weitere Chemotherapie will er wegen der Nebenwirkungen nicht mehr eingehen. Trotz aller Schmerzen und Beeinträchtigungen blickt er auf ein insgesamt glückliches Leben zurück. Mit seiner Frau war er Jahrzehnte verheiratet, bis diese 2015 an Krebs starb. Sie haben keine Kinder. Es gibt einen älteren Bruder, mit dem er in gutem Kontakt steht. Zu den entfernteren Verwandten gibt es keinen Kontakt.

Als er alles organisiert hat, damit die Freitodbegleitung stattfinden kann, hat er nur noch eine letzte große Aufgabe: sein Haus in einer mittelgroßen Stadt in Hessen zu verkaufen, damit der Bruder sich damit nicht herumplagen muss. Dann ist es so weit.

2022–134/ Fall Anja W.

Alter: 52
Beruf: Ungelernt/ Hilfsarbeiterin
Beweggrund: Multiple Sklerose

Anja W., geschieden und kinderlos, hat Multiple Sklerose und lebt in einem Pflegeheim in einer Großstadt in Baden-Württemberg. Darüber hinaus wurde kürzlich ein Hirnhauttumor diagnostiziert, der regelmäßig zu Schwindelattacken führt. W. ist eine stille Person, eine Familie hat sie nie gegründet. Zwei enge Freundinnen sind ihre Vertrauten. Nach dem Hauptschulabschluss hatte sie eine Lehre zur Friseurin begonnen, aber abgebrochen. Sie jobbt dann in der Schmuckindustrie, später im Versandhandel. Wegen ihrer Krankheit arbeitet sie nur halbtags, wird früh berentet.

Mittlerweile hat sie eine Lebensphase erreicht, die sie nie haben wollte. Ihre Wohnung hat sie aufgegeben, die Haustiere abgegeben. Mit ihrer Mutter ist der Kontakt abgebrochen, dabei will sie es auch belassen. Sie ist erst 52 Jahre alt, aber sieht sich am Ende ihres Weges angekommen. Was ihr noch bleibt, ist Selbstbestimmung. Diese nutzt sie Ende August.

2022–135/ Fall Astrid-Julia van H.

Alter: 64
Beruf: Richterin
Beweggrund: u. a. Lungenfibrose; Sklerodomie; schw. Osteoporose

Astrid-Julia van H. befindet sich im Endstadium einer Idiopathischen Lungenfibrose, ausgelöst durch Sklerodermie. Zudem leidet sie an rheumatischer Arthritis. Die 64-jährige Richterin hat außerdem eine schwere Herzschädigung (Insuffizienz) und einen hohen Lungendruck. Sie kann praktisch nicht mehr laufen und sitzt im Rollstuhl. Sie ist bereits so schwach, dass selbst das Atmen schwerfällt. Sie lebt mit ihrem Mann in einer sächsischen Kleinstadt, die beiden Kinder sind im Studium. Ihrer Erkrankung hat sie nichts mehr entgegenzusetzen. Arbeiten, den Haushalt versorgen, im Garten arbeiten oder Ausflüge unternehmen kann sie längst nicht mehr. Ihre Lage erscheint ihr ausweglos.

Ihr Antrag auf Vermittlung einer ärztlichen Freitodbegleitung wird anhand der Schilderung ihres schlechten Gesundheitszustandes als dringlich bewertet, so dass die geforderte Mindestmitgliedschaft von sechs Monaten außer Acht bleiben kann.

2022–136/ Fall Dietmar H.

Alter: 71
Beruf: Werkzeugmacher
Beweggrund: Amyotrophe Lateralsklerose (ALS)

Vor etwa drei Jahren ist es bei Dietmar H. mit der ALS, der Amyotrophen Lateralsklerose losgegangen. Eine unheilbare Erkrankung, die zur völligen Lähmung führen wird, nur das Gehirn wird nicht betroffen sein. Für ihn gibt es nur zwei Wege: Der weitere Verlauf der Erkrankung inklusive Luftröhrenschnitt und langsamem Ersticken oder die Alternative eines selbstgewählten Sterbens durch eigene Hand. Er fragt seinen Pflegedienst nach passiver Sterbehilfe, doch die Mitarbeitenden weichen ihm aus. Er erwägt auch ein Sterbefasten durch freiwilligen Verzicht auf Nahrung und Flüssigkeit, aber das ist ein schwerer Weg. Von einem Hochhaus zu springen, wagt er nicht. Da ist es für den Werkzeugmacher aus Sachsen ein Lichtblick, als er von der Existenz der DGHS erfährt.

Er will sich nicht so quälen wie seine Frau, die vor drei Jahren einer Krebserkrankung erlag. Damals begann sein Körper, ihm den Dienst zu verweigern. Sein Hobby, das Hochseeangeln, war bald nicht mehr möglich, Geschwister hat er keine. Er ist 71 Jahre alt, nimmt Kontakt zur DGHS auf und stellt zügig seinen Antrag auf Vermittlung einer Freitodbegleitung. Er ist sich in seiner Entscheidung sicher. Sobald er aus der Intensivpflege-Einrichtung, wo er sich zurzeit aufhält, wieder in seine Wohnung wechseln kann, soll sein Termin stattfinden.

2022–137/ Fall Bernd S.

Alter: 77
Beruf: Sozialpädagoge
Beweggrund: Lebenssattheit, multiple Erkrankungen

Mit 77 Jahren kann für Bernd S. nichts mehr kommen, meint er. Er hat vor einem Jahr seine Ehefrau verloren, mit der er viele Jahre in zweiter Ehe glücklich verheiratet war. Aus der ersten Ehe gibt es zwei erwachsene Kinder, Zwillinge. Ein Sohn folgt aus einer weiteren Beziehung. Er war als Sozialpädagoge in einer Behörde in der ostdeutschen Großstadt beschäftigt, in der er lebt. Wegen Morbus Bechterew musste er bereits mit 50 Jahren berentet werden. Er hatte immer die Vorstellung, mit seiner geliebten Frau gemeinsam sterben zu dürfen. Doch das sollte nicht sein.

Nun möchte er ihr bald folgen. Der enge Kontakt zu seiner 12-jährigen Enkelin und eine mögliche Hüft-Operation, um seine Beschwerden zu mildern, sind für ihn keine Gründe, sein Vorhaben aufzugeben. Er stirbt – ärztlich assistiert – Ende August.

2022–138/ Fall Ingo M.

Alter: 58
Beruf: Industriekaufmann
Beweggrund: Krebserkrankung

Ingo M. ist erst 58 Jahre alt und hat bis vor einem Jahr noch als Industriekaufmann in einem großen Unternehmen gearbeitet. Aber er weiß, dass es für ihn keine Heilungschancen gibt. Er leidet an Bauchspeicheldrüsenkrebs, einer aggressiven und meist schnell zum Tode führenden Erkrankung. Erst im April sind die Metastasen entdeckt worden, für ihn war das ein Todesurteil. Er, der einst so aktiv und sportlich war, hatte bereits in den zurückliegenden Monaten kaum noch etwa in seinem Heimatort, einer Großstadt im Osten Deutschlands, unternehmen können. Jetzt geht es ihm bereits sehr schlecht. In ein Hospiz will er nicht. Er wohnt seit zwei Wochen bei seiner Schwester.

Eigentlich war es ihm sehr wichtig, noch die Hochzeit von deren Tochter miterleben zu können. Doch die Zeit läuft ihm weg, er hat starke Schmerzen. Seine Eltern sind bereits verstorben. Als er sich im Sommer an die DGHS wendet, ist allen Beteiligten klar: Hier ist rasche Hilfe geboten.

2022–139/ Fall Ursula N.

Alter: 75
Beruf: Psychologin
Beweggrund: Amyotrophe Lateralsklerose (ALS)

Ursula N. hat nach dem Abitur Theologie und Psychologie studiert und zunächst als Theologin gearbeitet. Danach war sie bis heute als Psychologin in eigener Praxis tätig. Ihr Mann, ein Kirchenrechtler, hatte nicht selbstbestimmt sterben können, da ihm eine dementielle Erkrankung die Freiverantwortlichkeit genommen hatte. Er verstarb 2013. Ursula N. lebt noch immer in dem sehr schönen Haus in einer baden-württembergischen Kleinstadt, das sie gemeinsam bezogen hatten.

In seinem früheren Arbeitszimmer soll die Freitodbegleitung stattfinden, die sie wegen der Diagnose ALS wahrnehmen will. Seit einem knappen Jahr verschlechtert sich ihr Zustand rapide. Ihre Muskeln werden schwächer, sie hat Atemnot. Als die 75-Jährige vorigen Dezember die Diagnose Amyotrophe Lateralsklerose (ALS) erhält, beginnt ihre Entscheidung zu reifen. Mit ihren erwachsenen Kindern und einigen engen Freunden spricht sie über ihren Sterbewunsch und stößt auf Verständnis. Anfang September leitet sie ihren Abschied ein.

2022–140/ Fall Peter F.

Alter: 58
Beruf: Physiotherapeut
Beweggrund: Krebserkrankung

Als Peter F. im Rahmen seiner Ausbildung zum Physiotherapeuten Patienten sah, die nach einem Schädel-Hirn-Trauma wieder mobilisiert werden sollte, war ihm klar: So wollte er nie leben müssen. Das war Mitte der achtziger Jahre. Jetzt ist F. 58 Jahre alt und muss sich damit auseinandersetzen, dass ihm wegen eines Hirntumors, einem Glioblastom, keine Zeit mehr bleibt. Was er noch an guten Tagen hat, will er bestmöglich mit seinem erst 12-jährigen Sohn verbringen. Er lebt in einer baden-württembergischen Stadt Tür an Tür mit dem Sohn und dessen Mutter, von der er geschieden ist. Sein fünf Jahre älterer Bruder, steht ihm bei. F. hofft auf ein friedliches Einschlafen, aber bezweifelt, ob ihm der bösartige Tumor dies erlauben will.

Also wendet er sich an die DGHS. Den Gedanken an einen Umzug ins Hospiz verwirft er, da es eine räumliche Distanz zum Sohn bedeuten würde. Zudem würde dort eine Freitodbegleitung nicht toleriert werden. Mitte September stirbt er, so selbstbestimmt, wie er es sich gewünscht hatte.

2022–141/ Fall Annelies R.

Alter: 81
Beruf: Drogistin
Beweggrund: Lebenssattheit, chronische Schmerzen

45 Jahre lang war Annelies R. mit ihrem Mann verheiratet. Ihm zuliebe hatte sie ihren eigentlichen Beruf als Drogistin aufgegeben und in seiner Tischler-Firma im Büro mitgearbeitet. Sie haben zwei Kinder und vier Enkel. Nach seinem Tod 2009 war sie von der Großstadt im Osten Deutschlands in ein Betreutes Wohnen in einen mittelgroßen Ort in Schleswig-Holstein gezogen. R. (81) leidet an starkem Rheuma, sie ist bereits sehr bewegungseingeschränkt. Mittlerweile ist sie zermürbt von ihren andauernden Schmerzen, hat an kaum noch etwas Freude.

2019 unternimmt sie einen Suizidversuch. Immer öfter kommt ihr der Gedanke an eine organisierte Freitodbegleitung, den sie mit ihren Kindern bespricht. Annelie R. will nicht mehr kämpfen. Ihre Kinder finden sich mit ihrer Entscheidung ab.

2022–142/ Fall Dieter B. & 2022–143/ Fall Jan-Peter J. (Doppelbegleitung)

Alter: 82
Beruf: Amtmann
Beweggrund: Krebserkrankung
* * *
Alter: 84
Beruf: Inspektor
Beweggrund: Lebenssattheit

Dieter B. fühlt sich als Hanseat. Hier im Norden ist er zur Welt gekommen und hat seine Ausbildung bei einer großen Krankenkasse absolviert. Dort arbeitet auch sein Lebenspartner. Mit 55 Jahren wird B. in den Vorruhestand geschickt, weil Personal abgebaut werden soll. Ende 2021 wird bei ihm ein Nierenzell-Karzinom festgestellt. Zudem leidet der 84-Jährige an Aortensklerose, Schwindel, Schilddrüsenunterfunktion und brennenden Schmerzen in den Beinen. Noch kann ihn sein jahrzehntelanger Partner versorgen. Sie leben in einer hübschen Seniorenwohnung in einer teuren Wohngegend der Stadt. Dort wollen sie gemeinsam aus dem Leben scheiden.

Jan-Peter J. hatte zunächst Schauspieler werden wollen, als er jung war. Er konnte auch zunächst am Theater in seiner norddeutschen Heimatstadt auftreten. Dann entschied er sich für die Beamtenlaufbahn und war als Inspektor bei einer Krankenkasse tätig. J. ist 84 Jahre alt und bereits nicht mehr sehr fit. Außer über Bluthochdruck kann er über keine ernsthaften Erkrankungen klagen. Aber er ist sich sicher, dass er ohne seinen Mann nicht mehr weiterleben will. Er will am selben Tag wie Dieter aus dem Leben gehen. Die Juristin, die beide aufsucht, legt J. nahe, sich noch eine gewisse Bedenkzeit nach dem geplanten Ableben seines Partners zu lassen. Doch J. ist sich absolut sicher. Die beiden Männer versterben an einem Tag Mitte September.

2022–144/ Fall Petra R.

Alter: 80
Beruf: Industriekauffrau, Sekretärin
Beweggrund: multiple Erkrankungen

Ihr Lebensakku sei leer, sagt die 80-jährige Petra R. Sie stammt aus der damaligen DDR, hatte Industriekauffrau gelernt und eine Weile beim dortigen Fernsehen gearbeitet. 1980 stellt sie einen Ausreiseantrag, es folgt eine schwierige Zeit. Schließlich kann sie gemeinsam mit ihrem Sohn in den Westen ausreisen. Trotz weiterer Berufstätigkeit lebt sie heute von einer bescheidenen Rente in einer kleinen oberbayerischen Stadt. Die Ersparnisse sind fast aufgebraucht. Die ständigen Geldsorgen haben sie vereinsamen lassen. Mit dem Sohn und dem Enkel ist der Kontakt vor zehn Jahren abgerissen.

R. begründet ihren Freitodwunsch mit der Zunahme ihrer Altersgebrechen, insbesondere ihrer geringen Leistungsfähigkeit (Luftnot bei geringster Anstrengung), ihrer Taubheit in den Beinen (Sturzgefahr) und ihrer Sorge, geistig abzubauen. Sie trifft täglich demente Menschen, die in der ambulanten Pflege betreut werden, und ihr graut davor, auch so unselbstständig und hilflos zu werden. Bei früheren Klinikaufenthalten musste sie die demütigende Erfahrung machen, wie es ist, völlig von anderen abhängig zu sein. Dies wollte sie nie wieder erleben. Ihr letzter Wunsch: Sie will ihren Sohn noch einmal sehen und schreibt ihm einen Brief. Er antwortet.

2022–145/ Fall Petra K.

Alter: 63
Beruf: Versicherungsangestellte
Beweggrund: Lungenerkrankung COPD

In den zurückliegenden vier Jahren hat sich der Gesundheitszustand von Petra K. immer mehr verschlechtert. Die COPD ist nicht heilbar, sie ist bereits stark geschwächt und abgemagert. In der Wohnung bewegt sie sich mühsam, angeschlossen an ein Sauerstoffgerät mit meterlangem Schlauch. Ohne das Gerät außer Haus zu sein, fällt ihr sehr schwer. Also ist die 63-Jährige meistens zuhause. Inzwischen wiegt sie nur noch 38 kg.

Petra K. lebt mit ihrem Mann in einer hessischen Kleinstadt. Sie hatte nach dem Abitur 1978 eine Ausbildung zur Sozialversicherungsfachangestellten absolviert und war in einer Krankenkasse tätig. Sie heiratet, bekommt zwei Töchter und ist jetzt nur noch mit Minijobs tätig. Sie hilft an der Schule bei der Betreuung aus. Vor zwei Jahren muss sie vorzeitig eine Rente beantragen. Jetzt sucht sie nach Möglichkeiten, ihrem Leiden ein Ende zu setzen und stößt auf die DGHS. Ihr Mann ist zunächst dagegen, entwickelt schließlich Verständnis für ihren Wunsch. Mitte September kann sie sich verabschieden.

2022–146/ Fall Eleonore H.

Alter: 57
Beruf: Angestellte in der Stadtverwaltung
Beweggrund: Diabetes-Folgen und multiple Erkrankungen

Eleonore H. leidet seit ihrem achten Lebensjahr an Diabetes Typ I, im Alter von 23 Jahren erblindet sie. Sie bleibt unverheiratet, mit ihrer Schwester steht sie zeitlebens in einem sehr herzlichen Kontakt. Sie studierte Soziale Arbeit, war in ihrer Heimatstadt, einer größeren Stadt in Nordrhein-Westfalen, in der Stadtverwaltung als Schwerbehindertenbeauftragte tätig. Seit einigen Jahren ist sie nicht mehr im Beruf, die gesundheitlichen Einschränkungen sind immer schlimmer geworden. 2019 hatte sie sich den Unterschenkel gebrochen, vor ein paar Monaten erneut. Dazu kommt eine Niereninsuffizienz, sie muss dreimal täglich eine Bauchfell-Dialyse durchführen. Wegen einer Wundheilungsstörung wird sie von der Transplantationsliste genommen. Eine Besserung ihres schlechten körperlichen Gesamtzustandes ist nicht in Sicht. Geistig ist sie topfit. Bereits seit vielen Jahren ist sie Mitglied in der DGHS und nutzte den dort angebotenen Vorlesedienst der Vereinszeitschrift.

Anfang des Jahres ist sich die 57-Jährige sicher: Sie wird einen Antrag auf Vermittlung einer ärztlichen Freitodbegleitung stellen. Eleonore H. stirbt im September, ihre Leiden haben ein Ende.

2022–147/ Fall Wilma Sch.

Alter: 85
Beruf: Sekretärin
Beweggrund: multiple Erkrankungen

Fast 60 Jahre war Wilma S. mit ihrem Mann glücklich verheiratet. Eigentlich wollten sie einmal gemeinsam aus dem Leben gehen, daher traten sie bereits 2010 in die DGHS ein. Doch dann war der Krebs bei ihrem Mann zu schnell. Als dieser zuletzt im Hospiz war, konnte sie sich nicht so gut um ihn kümmern, wie sie es gewollt hatte. Ihr eigener Gesundheitszustand war voriges Jahr bereits sehr schlecht. Rückenprobleme, eine Stenose und Asthma machen ihr zu schaffen. 2010 hatte sie Darmoperationen und muss seitdem einen künstlichen Darmausgang nutzen. Vor zwei Jahren kam ein Sturz und ein Oberschenkelhalsbruch hinzu. Seitdem ist sie nicht mehr trittsicher und muss einen Rollator nutzen. Ein Pflegedienst kommt mehrmals die Woche, sie hat Pflegegrad 4 und nimmt viel Morphium gegen ihre Schmerzen.

Nach einer schwierigen Jugend in der Kriegszeit war sie stolz, wenigstens eine Ausbildung zur Stenotypistin und Sekretärin absolvieren zu können. Mit ihrem Mann hatte sie ein aktives Leben, das von Sport, Reisen und vielen Unternehmungen geprägt war. Sie sagt, nun sei es genug.

2022–148/ Fall Vera H.

Alter: 74
Beruf: ungelernt, später Lektorin
Beweggrund: Lungenerkrankung COPD

Vera H. ist von klein auf gewohnt, allein zu sein. Sie hat keine Geschwister, der Vater kümmert sich nicht um die Familie, die Mutter muss berufstätig sein und hat nur wenig Zeit für die Fünfjährige. Die Großmutter will sie nicht aufnehmen, also kommt sie für drei Jahre zu Pflegeeltern auf eine Nordseeinsel. Dort genießt sie viele Freiheiten. Schließlich trennen sich ihre Eltern. Mit der Mutter kommt sie in eine nordrhein-westfälische Großstadt, die Schule muss sie aus ökonomischen Gründen früh verlassen. Sie probiert ein Zusammenleben mit dem Vater, aber der Mann ist gewalttätig, sie flüchtet von dort. Ihr ist klar, dass sie eine Ausbildung bräuchte, aber letztlich schlägt sie sich als Arbeiterin, dann als ungelernte Bürokraft bei einer Versicherung durch.

In den 70er Jahren arbeitet sie bei einem Buchgroßhandel. Dort verdient sie besser und kann es sich leisten, im Sommer zu reisen. Nach drei Jahren entscheidet sie sich für das Abendgymnasium, Das Lernen macht ihr viel Spaß. Doch dann heiratet sie, bekommt einen Sohn. Für das Abitur bleibt keine Zeit mehr. Der Ehemann entpuppt sich als unstet, längst hat er eine zweite Beziehung nebenher. Sie lässt sich nach 20 Jahren Ehe scheiden. Mit einem neuen Partner wird es endlich besser, sie knüpft Kontakte zu einer Galerie, arbeitet dort mit und beginnt zu malen.

Immer wieder hat sie finanzielle Probleme, muss zusätzlich putzen gehen, aber kämpft sich durch. Schließlich kann sie sogar als Lektorin selbstständig arbeiten. Doch ab 2007 kann sie immer schlechter atmen, sie hat COPD. In ihrer Selbsthilfegruppe hört sie erstmals von der DGHS. Die Zeit drängt, die 74-Jährige droht demnächst zu ersticken.

2022–149/ Fall Klaus J.

Alter: 50
Beruf: Koch und Gelegenheitsarbeiten
Beweggrund: chronische Darmerkrankung

Klaus J. ist mit zwei Brüdern auf dem nordrhein-westfälischen Land aufgewachsen. Er ist ein kränkliches, schwaches Kind. Seine angeborene Darmerkrankung, Morbus Hirschsprung, wird damals noch nicht erkannt. Im letzten Darmabschnitt fehlen Nervenzellen, Betroffene leiden an chronischer Verstopfung, immer wieder kommt es zu Darmverschlüssen und Fieber. Oft helfen nur Operationen. In der Schule fehlt er wegen regelmäßiger Fieberattacken oft, er schafft mit Mühe den Hauptschulabschluss. Er beginnt eine Lehre als Koch, die ihm großen Spaß macht. Aber er wird den Beruf nicht ausüben können. Stattdessen folgt eine Odyssee zwischen Arztpraxen und Krankenhäusern. Man vermutet psychische Gründe. Erst im Jahr 2000 findet eine Spezialklinik heraus, was den mittlerweile fast 30-Jährigen quält. Trotz mehrerer Operationen versucht J., ein relativ normales Leben zu führen. Er putzt, hilft aus. Es gibt Liebesbeziehungen, aber es entsteht keine dauerhafte Partnerschaft.

Jetzt ist er 50 Jahre alt, Probleme mit der Blase sind hinzugekommen. Er fühlt sich mürbe, er will nicht mehr. Ende September ist sein Leiden vorbei.

2022–150/ Fall Brigitte S.

Alter: 88
Beruf: Sekretärin
Beweggrund: multiple Erkrankungen

Brigitte S. stammt aus einem kleinen Ort in Sachsen-Anhalt, mit ihren Eltern kommt sie nach Thüringen. In Ost-Berlin lernt sie Bürokauffrau. Sie flüchtet in den Westteil Deutschlands, verbringt ihr Berufsleben als Sekretärin in einer Stadt in Nordrhein-Westfalen. Als sie sich von ihrem Mann scheiden lässt, zieht sie nach Niedersachsen. Mit ihren mittlerweile 88 Jahren lebt sie dort in einem Betreuten Wohnen. Sie hat nur zu ein paar Bekannten Kontakt.

Seit 14 Jahren ist sie bereits Mitglied bei der DGHS, wünscht für sich ein selbstbestimmtes Sterben. Nun sind ihre Altersbeschwerden – das Vorhofflimmern, die Kniearthrose, das Restless-Legs-Syndrom – für sie Grund genug, von ihrem Recht auf ein selbstbestimmtes Sterben Gebrauch zu machen. Der Termin wird für Ende September festgelegt.

2022–151/ Fall Evelyne F.

Alter: 71
Beruf: Pädagogin
Beweggrund: Blut-Erkrankung, Krebserkrankung

Mit ihren 71 Jahren hat Evelyne F. eine klare Vorstellung, wie sie demnächst abtreten will. »Mit Stöckelschuhen und einem Glas Sekt in der Hand!« Ein Dahinsiechen als Pflegefall ist ihr ein Gräuel. Sie will noch warten, bis ihr jetziger »Gesellschafter« in dem großen Einfamilienhaus in Oberbayern, ein Hund, eines natürlichen Todes verstorben sein wird. Bereits zu Lebzeiten ihres Mannes hatte die einstige Pädagogin, sie war im Schulamt tätig und später als Gesprächstherapeutin, die Möglichkeit eines begleiteten Suizids erwogen und wiederholt mit ihren beiden erwachsenen Kindern besprochen. Die Tochter wäre sogar bereit gewesen, sie dafür in die Schweiz zu fahren. Das war vor drei Jahren.

Nun lebt ihr Mann nicht mehr. Sie selbst hat mit einigen Erkrankungen zu kämpfen: mit der Myeloproliferativen Erkrankung, einer bösartigen Blut-Erkrankung, bei der zu viele Blutplättchen hergestellt werden; es musste bereits ein Zeh wegen Durchblutungsstörungen entfernt werden. Mit Gebärmutterkrebs, der mit Operation und Bestrahlungen behandelt wurde. Und mit Arthrosen sowie Herzrhythmusstörungen. Beim Gespräch im Januar will sie zunächst noch etwas abwarten und sich erneut melden. Sie wartet noch bis Ende September.

2022–152/ Fall Ingrid L.

Alter: 82
Beruf: Hauswirtschaftsleiterin und Hausfrau
Beweggrund: Krebserkrankung

Ingrid L. leidet unter einem Liposarkom, einem bösartigen Fettzellentumor, der im Jahr 1986 zunächst operativ entfernt wurde, aber erneut auftrat. Wieder und wieder entstanden neue Rezidive. Weitere Operationen folgten. Ein Darmverschluss, ein gutartiger Hirntumor, Brustkrebs stehen ebenfalls auf ihrer Liste. Die Gallenblase ist entfernt, dazu kommen Herzbeschwerden, eine Schilddrüsenerkrankung und eine Sehbehinderung. Die jüngsten Operationen hatte sie eigentlich schon gar nicht mehr gewollt, aber es war Corona-Pandemie. Die Söhne konnten kaum zu ihr, als sie mal wieder im Krankenhaus war, und ihr fehlt die Kraft, den Ärzten die Eingriffe zu verbieten. Nun ist die 82-Jährige aus Baden-Württemberg bereits so beeinträchtigt, dass sie einen künstlichen Darmausgang benötigt. Dieser platzt wiederholt ab, sie geht daher kaum noch aus dem Haus.

Zunächst erkundigt sie sich im Ausland, wie ein selbstbestimmtes Sterben möglich sein kann. Ihre Söhne unterstützen sie bei dieser Recherche. Ein befreundeter Arzt macht sie darauf aufmerksam, dass dies mittlerweile auch in Deutschland möglich ist. Sofort wird sie Mitglied in der DGHS. Seit dem Tod ihres Mannes lebt L. in der großzügigen Wohnung ihres älteren Sohnes. Dort wird sie liebevoll versorgt, zusätzlich kommt ein Pflegedienst. Sie legt Wert auf ein gepflegtes Äußeres, das Sprechen fällt ihr sichtlich schwer. Bald kann sie ihren Leidenszustand beenden.

2022–153/ Fall Nasir I.

Alter: 50
Beruf: Gleisbauer, später Gastronom
Beweggrund: Amyotrophe Lateralsklerose (ALS)

Seit mehr als einem Jahr ist Nasir I. bereits an den Rollstuhl gefesselt. Er hat ALS, eine unheilbare Erkrankung, die seine Motorik zunehmend einschränkt. Seinen Alltag kann er nicht mehr ohne Hilfe bewältigen. Kürzlich war er wieder im Krankenhaus, weil er nicht mehr abhusten kann.

I. stammt aus der Türkei, gehört der Glaubensgemeinschaft der Aleviten an. Er hat neun Geschwister, seine Mutter ist bereits verstorben, der Vater (93) lebt ebenfalls in Deutschland. Mit seiner Frau hat er zwei Kinder. Nach der Hauptschule hatte er bei der Bahn Tiefbaufacharbeiter und Gleisbauer gelernt. Später arbeitete er im Gartenbau, betrieb dann für mehr als zehn Jahre mit seiner Frau einen Kiosk in ihrem hessischen Wohnort. Seine Frau hat eine Ausbildung als Krankenschwester und kann daher ihrem Mann gut helfen. Seinen Wunsch nach Suizidhilfe kann sie nur schwer annehmen. Aber sie widerspricht nicht. I. ist erst 50 Jahre alt, als ihm der Arzt die Infusion steckt, die er dann selbst aufdreht.

2022–154/ Fall Rudolf B.

Alter: 91
Beruf: Ingenieur
Beweggrund: Lebenssattheit

Rudolf B. hat für seine altersbedingte Lebenssattheit einen eigenen Begriff geprägt: »Schlussstrichmentalität«. Diese begleitet ihn nun schon seit Monaten. Er hat 90 werden wollen, aber damit sei es genug. Enkelkinder sind bei seiner einzigen Tochter nicht mehr zu erwarten, seine langjährige Ehefrau starb an Demenz. Bei seinen Nachbarn im Pflegeheim in der Großstadt im Osten Deutschlands, die ihm immer ein Zuhause war, sah er, wie es ist, wenn der Zeitpunkt der Freiverantwortlichkeit überschritten wird.

Er hatte zunächst Metallhandwerker gelernt, später das Abitur nachgeholt und ein Ingenieurstudium absolviert. Er erreichte eine leitende Stellung bei der Post. Seine große Leidenschaft waren Radrennen und Marathons, von denen er einige mitlief. Die bisherige Wohnung hat er beibehalten. Dorthin wird er nur noch zurückkehren, um sein Leben selbstbestimmt zu beenden.

2022–155/ Fall Renate R.

Alter: 79
Beruf: Sekretärin
Beweggrund: Lungenerkrankung

Viele Jahre lang konnte Renate R. ihre Lungenkrankheit mit Kortison in Schach halten. Jetzt ist sie 14 von 24 Stunden pro Tag an ein Sauerstoffgerät angeschlossen und bereits sehr geschwächt. Sie lebt allein in ihrer Wohnung in einer ostdeutschen Großstadt und meint, dass es kaum noch Freunde und Verwandte gebe. Reisen und kulturelle Unternehmungen sind bereits seit Jahren nicht mehr möglich. Ihr Mann war bereits 2012 verstorben, sie hat eine erwachsene Tochter. Die heute 79-Jährige war als Einzelkind in einer Großstadt in Franken aufgewachsen, besuchte die Handelsschule und begann als Bürokraft. Sie heiratet, macht eine dreijährige Berufspause und steigt als Sekretärin bei einer Gewerkschaft, dann bei einem Verlag wieder ein. Die Aussicht, an ihrer Krankheit über kurz oder lang zu ersticken, ist für sie niederschmetternd. Zufällig liest sie einen Zeitungsartikel über die DGHS und nimmt mit dem Verein Kontakt auf.

Ihre Freitodbegleitung soll Ende September stattfinden, wenn ihre Tochter es ermöglichen kann, ihr in dieser letzten Stunde beizustehen.

2022–156/ Fall Margit Sch.

Alter: 79
Beruf: Dozentin
Beweggrund: Lebenssattheit

Margit Sch. ist als zweites von fünf Kindern in Sachsen auf die Welt gekommen. Die Familie flüchtet in den Westen und siedelt sich in Franken an. Nach der Schulzeit beginnt sie eine Lehre zur Gaststättengehilfin, verbringt je ein Jahr in Großbritannien und in Paris als Hausdame. Dann wechselt sie als Stewardess zur Lufthansa. Dort hat sie die Möglichkeit, ihr Abitur nachzuholen. Sie studiert in einer Großstadt im Osten Deutschlands noch Englisch und Erwachsenenbildung. So kann sie als Dozentin in der Erwachsenenbildung und als Personaltrainerin bei einer Einzelhandelskette tätig sein.

Sie bleibt alleinstehend, heiratet nie und lebt mittlerweile in einer Großstadt in Hessen. Sie hat keine ernsthaften Krankheiten, nur das Alter mit seinen Beschwernissen setzt der 79-Jährigen zu. Anfang des Jahres sucht sie den Kontakt zur DGHS. Als die sechsmonatige Mindestmitgliedschaft vorbei ist, beantragt sie eine ärztliche Freitodbegleitung. Diese wird Ende September stattfinden.

2022–157/ Fall Elke S.

Alter: 77
Beruf: Sozialarbeiterin
Beweggrund: Erblindung und Lungenkrankheit COPD

Die 77-jährige Elke S. lebt in einer mittelgroßen Stadt in Westfalen. Die Lungenkrankheit COPD, die sich zunehmend verschlechtert, und eine Makuladegeneration lassen sie immer öfter darüber nachdenken, wie sie in absehbarer Zeit friedlich aus dem Leben gehen kann. Sie sammelt Tabletten, aber bei einer Freundin erlebt sie deren »missglückten« Suizidversuch.

S. ist mit einer Schwester und zwei Halbschwestern aufgewachsen. Nach der Schule macht sie als 16-Jährige ein Praktikum in einer sozialen Einrichtung. Ihre Berufswahl ist damit entschieden: Sie will Sozialarbeiterin werden. Erst lernt sie Krankenschwester, dann geht sie an die Hochschule. Sie wird sich nie privat binden, fühlt sich verheiratet mit ihrem Beruf. Doch bei ihren Kolleginnen und Kollegen macht sie sich nicht nur Freunde. Oft genug guckt sie genau hin, sorgt für veränderte Organisationsabläufe und Mittelverwendung. Die ständigen Kämpfe zehren an ihrer Gesundheit: Asthma, COPD, chronische Gastritis. Zuletzt arbeitet sie als Prüferin und grätscht erneut in Abläufe hinein. Mit Mitte 50 wird sie berentet. Sie hat einen großen Bekannten- und Freundeskreis. Mit Begeisterung hat sie in jungen Jahren große Reisen gemacht, allmählich wird der Radius kleiner, nur noch Europa, dann nur noch Wandern und Kuraufenthalte. Seit etwa drei Jahren ist es auch damit vorbei. Es ist für sie in Ordnung. Sie habe ein schönes und reiches Leben gehabt. Bereits seit 12 Jahren ist sie DGHS-Mitglied und beschäftigt sich wiederholt mit der Überlegung, selbstbestimmt zu sterben. Ihr Termin ist Anfang Oktober.

2022–158/Fall Gisela Sch.

Alter: 84
Beruf: Krankenschwester
Bewegrund: chronische Schmerzsymptomatik

Gisela Sch. ist im Harz zuhause. Der Garten ist ihr ganzer Stolz. Ihr ist es unangenehm, dass das Grün längst nicht mehr so gepflegt ist, wie es ihr Anspruch ist. Sie sagt, sie leide an Fibromyalgie, einer chronischen Schmerzerkrankung, die ihren Körper verschleißt. Ärztlich bestätigt sind Lendenbeschweren, Osteoporose und Arthrose. Die ständigen Schmerzen haben ihre Lebensqualität verschwinden lassen, sie will nicht mehr. In ihrem Beruf als Krankenschwester hat sie viel Leid gesehen, ein Ende in einem Pflegeheim-Zimmer kann sie für sich nicht akzeptieren.

Mit ihren drei Geschwistern und der Mutter war sie einst aus dem damaligen Ostpreußen geflüchtet. Sie heiratete und bekam vier Söhne. Ihr Mann stirbt ein Jahr, bevor sie in Rente geht. Sie erbt von einer Tante ein kleines Haus, das sie fortan mit einer Schwester bewohnt. 25 Jahre lang lebt sie nun bereits hier, und hier soll ihr Leben zu Ende gehen. Anfang Oktober ist es so weit.

2022–159/ Fall Roland E.

> **Alter:** 70
> **Beruf:** Informatiker
> **Beweggrund:** Lebenssattheit

70 Jahre zählt Roland E., im Herbst dieses Jahres soll Schluss sein. Ohne seine Frau, mit der er sein ganzes Leben verbrachte, hält ihn im Leben nichts mehr. Er hatte die Grundschullehrerin als Student kennengelernt. Fast alles machten sie gemeinsam. Leider war sie von schwacher Gesundheit, so dass sie kinderlos blieben. 2007 erkrankte sie an Brustkrebs und starb schließlich vor einem Jahr. Für E., der im Alter von neun Jahren seine Mutter verloren hatte, brach eine Welt zusammen. Die gemeinsamen Urlaube, die vielen Unternehmungen, der Sport und die Spielabende mit Freunden hatte seine Frau angestoßen und ihn mitgerissen.

Im Frühjahr findet in seinem nordrhein-westfälischen Heimatort ein Erstgespräch mit der beauftragten Juristin statt. Sie ermuntert den ehemaligen Informatiker, eine Trauerbegleiterin hinzuzuziehen. Über den Sommer gibt es mehrere Telefonkontakte mit E. Er macht sogar noch eine Reise anlässlich seines runden Geburtstages. Doch an seinem Entschluss ändert sich nichts. Er ist klar und konstant lebenssatt.

2022–160/ Fall Christa S.

> **Alter:** 83
> **Beruf:** Sozialpädagogin, Erzieherin
> **Beweggrund:** Lebenssattheit

Christa S. ist eine Großstädterin. Im Osten Deutschlands geboren, mit einer älteren Schwester aufgewachsen, hat sie eine Ausbildung zur Erzieherin gemacht. 15 Jahre lang kümmert sie sich um Kinder. Dabei seien Tiere ihr lieber sagt sie. Sie holt ihr Abitur nach, studiert Sozialpädagogik und wechselt in eine Einrichtung für Menschen mit Behinderungen, wo sie bis zur Rente tätig ist. Eine Ehe hält nur drei Jahre lang, spätere Partnerschaften sind nicht von Dauer. Sie bringt 1965 einen Sohn zur Welt.

Jetzt ist S. 83 alt und kann wegen vieler gesundheitlicher Einschränkungen kaum noch etwas unternehmen. In ihrem Beruf hat sie oft Menschen gesehen, die nicht sterben konnten, obwohl sie es wollten. Sie schreckt der Gedanke an den Tod nicht.

2022–161/ Fall Renate E.-L.

> **Alter:** 92
> **Beruf:** Kostümbildnerin
> **Beweggrund:** multiple Erkrankungen mit erheblicher Schmerzsymptomatik

Die 92-jährige Renate E.-L. hat nie geheiratet und keine Kinder, aber es gibt einen Großneffen, der ihr nahesteht. Als Kostümbildnerin hat sie am Theater und beim Fernsehen gearbeitet. Sie lebt in einer Stadt in Schleswig-Holstein in einer Seniorenresidenz. Seit etwa drei Jahren kreisen ihre Gedanken um die Möglichkeit, sich aus ihrem immer eingeschränkteren, eintönigen und fremdbestimmten Dasein zu verabschieden. Ihr Großneffe soll ein Ferienappartement anmieten, da beide davon ausgehen, dass die Durchführung der gewünschten Freitodbegleitung in ihrer Wohnanlage nicht möglich sein kann. Mit ihren Freundinnen hat sie ihre Entscheidung ebenfalls besprochen. Sie sind traurig angesichts des bevorstehenden Abschieds, zeigen aber Verständnis.

Geistig ist E.-L. noch völlig klar, aber ihr Körper ist bereits sehr geschwächt. Die Osteoporose, eine Hüftgelenkarthrose und die Spinalkanalstenose verursachen Schmerzen, die mittlerweile trotz viel Morphium nicht mehr beherrschbar sind. Sie wiegt nur noch 50 Kilo und bewegt sich mühevoll mit einem Rollator in ihrem Appartement. Trotz aller aktuellen Einschränkungen sagt sie, es sei ein schönes Leben gewesen.

2022–162/ Fall Eva-Maria K.

> **Alter:** 82
> **Beruf:** Pädagogin, Zahntechnikerin
> **Beweggrund:** komplexe Angststörung

Eva-Maria K. begleiten bereits von Kindesbeinen an Angstzustände. Nur in den Jahren, als sie ihre zwei leiblichen Töchter und zwei angenommene Kinder großzog, war die Angst nicht spürbar. Sie ist mit vier Brüdern als Tochter eines Zahnarztes im heutigen Brandenburg auf die Welt gekommen. Als sie 12 Jahre alt ist, nimmt sich ihre Mutter das Leben. Sie beginnt nach der Schulzeit eine Ausbildung zur Zahntechnikerin. Bald lernt sie ihren Mann kennen und widmet sich einige Jahre der Familie. Ende der 70er Jahre absolviert sie ein Studium der Reha-Pädagogik. Ihr großes Hobby ist die Keramik, sie verkauft auch regelmäßig selbstgefertigte Stücke.

Mittlerweile sind ihre regelmäßigen Angstzustände wieder da. Die 82-Jährige nimmt eine Zeitlang starke Medikamente, setzt sie aber wegen Benommenheit eigenmächtig wieder ab. Sie unternimmt viele Anstrengungen, um in ein gutes und akzeptables Leben zu finden. Aber es ist aussichtslos, dahinsiechen möchte sie nicht. Wie Stromschläge seien die Attacken, in den letzten zwei Jahren kaum noch zu ertragen. Ihre Psychiaterin bescheinigt ihr zur Vorlage bei den von der DGHS entsandten Helfern die Entscheidungsfähigkeit und die Konstanz des Sterbewunsches.

2022–163/Fall Heinz Philipp M.

> **Alter:** 93
> **Beruf:** Tischlermeister
> **Beweggrund:** Krebserkrankung

Heinz Philipp M. aus Rheinland-Pfalz leidet an Leukämie. Die Chemotherapien hat er nicht gut verkraftet. Dazu kommen die Folgen einer tiefen Venenthrombose, ein Herzleiden und zunehmende Erblindung wegen Makuladegeneration. Mit seinem Sohn, in dessen Zweifamilienhaus er eine eigene Wohnung bewohnt, versteht er sich gut. Eine Pflegekraft kommt täglich, um ihm die Kompressionsstrümpfe an- und auszuziehen. Außerdem hilft ihm der Sohn. Doch für M. fühlt es sich an, als ob außer der mühsamen Alltagsbewältigung nichts mehr geblieben ist. Er empfindet keine Lebensqualität, eine Besserung ist altersbedingt nicht mehr in Sicht.

Der ehemalige technische Zeichner ist Soldat gewesen, nach dem Krieg lernte er Tischler und brachte es bis zum Meister. Er blieb in demselben Industriekonzern bis zur Rente. Seine Frau erkrankte an Demenz. Er pflegte sie 12 Jahre lang. Später gab es noch eine Lebensgefährtin, aber auch diese erkrankte an Demenz und ist jetzt in einem Pflegeheim. Sein Lebensweg steht kurz vor der Vollendung. Er sortiert seine Erinnerungen, schreibt Abschiedsbriefe und organisiert sich eine ärztliche Freitodbegleitung. Mitte Oktober wird diese stattfinden.

2022–164/ Fall Luzie Z.

Alter: 62
Beruf: Industriekauffrau; Buchhalterin; Sachbearbeiterin
Beweggrund: Multisystem-Atrophie Typ C (MSA C)

Luzie Z. ist in Polen mit sechs Geschwistern aufgewachsen. Einige Jahre wurde sie zur Großmutter geschickt, da ihre Eltern mit der Kinderschar überfordert waren. Mit neun Jahren darf sie zurück. Ihre Kindheit besteht aus Pflichterfüllung. Sie ist 18, der Vater ist verstorben, als ihre Mutter mit allen Kindern nach Deutschland aussiedelt. In einem Internat lernt sie Deutsch. Mit Beginn einer Ausbildung bei einem Buchverlag kann sie sich eine eigene Wohnung leisten und fühlt sich endlich befreit. Es gibt einige für sie schöne Beziehungen. Derweil ist sie in einer Großstadt in Nordrhein-Westfalen heimisch geworden – der Liebe wegen, wie sie sagt. Ihr jetziger Lebensgefährte steht ihr treu zur Seite.

Er hilft ihr auch, als 2019 ihre Erkrankung beginnt. Es ist eine Multisystem-Atrophie Typ C (MSA C), sie verschlechtert das Gehen, das Sprechen und das Schlucken. Zunehmend wird das Kleinhirn schrumpfen. 2021 ist die Diagnose gesichert, es gibt keine Hoffnung. Sie hat Pflegegrad 3, kann die Wohnung nicht mehr verlassen. Luzie Z. ist erst 62 Jahre alt, aber ständig auf Hilfe angewiesen. Sie sagt, Ihre Freiheit sei dahin, ihre Würde sieht sie ebenfalls schwinden. Ihre Entscheidung steht bald fest: Es soll ein assistierter Suizid werden. Er findet Mitte Oktober statt.

2022–165/ Fall Brigitte W.-F.

Alter: 80
Beruf: Psychotherapeutin
Beweggrund: Lebenssattheit

Aus einer ersten frühen und kurzen Ehe hat Brigitte W.-F. einen Sohn, doch der Kontakt zu ihm und dessen Kindern ist abgerissen. Sie hofft, dass er nach ihrem Tod auf den Pflichtteil verzichtet, die Erbschaft soll komplett an ihren zweiten Ehemann gehen. Die 80-Jährige ist entschlossen, sich aus einem Leben zu verabschieden, das ihr keine Lebensqualität mehr bietet. Mit ihrem Mann, einem ehemaligen Berufsschullehrer, spricht sie »seit ewigen Zeiten« darüber, dass einmal in Selbstbestimmung Schluss sein soll. Immer wieder bricht er in Tränen aus, weil es ihr so ernst mit ihrer Entscheidung ist. Er will sie nicht verlieren.

Sie blicke auf ein schönes Leben zurück, sagt sie, auch wenn ihr Sohn nach der Scheidung zur Familie des Ex-Mannes tendierte und dort groß wurde. In ihrem Beruf als Psychotherapeutin war sie den halben Tag angestellt und die andere Tageshälfte in der eigenen Praxis tätig. Dazu kamen Ehrenämter als Lesepatin und in der Hospizbegleitung. Die Großstädterin war oft tanzen, hat in drei Chören gesungen. Jetzt trägt sie Hörgeräte und ist stark mobilitätseingeschränkt. Medikamente schlagen bei ihr schlecht an, sie hat starke Schmerzen. In ihrer hübschen Wohnung, zu der ein kleiner Garten gehört, will sie sich aus dem Leben verabschieden.

2022–166/ Fall Doris E.

Alter: 64
Beruf: Schreibkraft
Beweggrund: Amyotrophe Lateralsklerose (ALS)

Die 64-jährige Doris E. kann ihre Arme kaum noch heben, zudem ist sie inkontinent. Die Krankheit ALS ist unheilbar. E. will so bald wie möglich ihr Leben beenden. Sie ist in einem Pflegeheim untergebracht, ihr Mann ist fast täglich bei ihr.

E. stammt aus einer Stadt in Hessen und hat nach dem Realschulschulabschluss im elterlichen Betrieb eine Lehre zur Fleischereifachverkäuferin absolviert. Für ein Jahr geht sie als Au-Pair nach Großbritannien. Wieder zurück in Deutschland heiratet sie, lässt sich aber bald wieder scheiden. Beruflich will sie in der Metzgerei nicht arbeiten. Sie ist im Schreibmaschineschreiben sehr fingerfertig und findet bei einigen Fluggesellschaften eine Stelle als Schreibkraft. In diesem Umfeld lernt sie ihren heutigen Ehemann kennen. Sie ist erst 64 Jahre alt, Mitte Oktober wird sie ihr Leben selbstbestimmt beenden.

2022–167/ Fall Anita F.

Alter: 83
Beruf: Laborassistentin
Beweggrund: diverse Rückenerkrankungen

Anita F. sagt: »Ich habe die Schnauze voll.« Die 83-jährige meint, sie habe alles gehabt. Sie war drei Mal verheiratet, aus der ersten Ehe entstammt eine Tochter. Beim dritten Ehemann blieb die gebürtige Dresdnerin 30 Jahre lang und zog dafür in den Schwarzwald, bis sie auch diese Verbindung löste. Ein Bruder ist bereits lange tot. Sie hat nach dem Abitur Chemie studiert und war als Laborassistentin tätig gewesen. Ihre Leidenschaft gehörte ihren Katzen, aber auch dem Wandern. Mit 70 Jahren zieht sie wieder zurück in ihre Geburtsstadt.

F. hat sich immer gerne bewegt und war sehr selbstständig. Doch seit mehr als einem Jahr sind die Rückenwirbel beschädigt und sorgen für andauernde Schmerzen. Eine Nachbarin kümmert sich um Frau F. Meist liegt sie im Bett. Sie will nicht mehr, durchkämmt das Internet und stößt auf die DGHS. Sie nimmt mit dem Verein Kontakt auf, wird Mitglied und wartet die Mindestmitgliedschaftsdauer von sechs Monaten ab. Mitte Oktober kann sie sich wie gewollt aus ihrem Leiden verabschieden.

2022–168/ Fall Sabine Sch.

Alter: 60
Beruf: Rechtsanwaltsgehilfin
Beweggrund: COPD

Sabine Sch. ist ledig und lebt in einer Großstadt im Osten Deutschlands. Ihre Mutter ist dement. Mit ihrer Schwester und dem jüngeren Halbbruder aus der zweiten Ehe ihrer Mutter hat sie keinen Kontakt mehr, sie sollen auch erst nach ihrem Ableben informiert werden. Ihr Alltag ist mittlerweile immer belastender geworden. Die Lungenkrankheit COPD schreitet voran, sie hat nur noch 20% Lungenvolumen.

Sch. hat nach der Hauptschule eine Ausbildung zur Rechtsanwaltsgehilfin gemacht. Mit 26 holt sie das Abitur nach und beginnt ein Studium in Nordrhein-Westfalen. Sie lebt in einer gleichgeschlechtlichen Beziehung und hangelt sich von Job zu Job. Sie renoviert, gibt Selbstverteidigungskurse oder jobbt in der Landwirtschaft. Nach der Trennung von ihrer Freundin zieht sie in die Großstadt und kann noch ein paar Jahre in ihrem gelernten Beruf tätig sein. Dann erfolgt 2018 eine Hirnblutung. Sie muss sich berenten lassen. Seit etwa einem Jahr ist sie entschlossen, lieber selbstbestimmt und rechtzeitig zu gehen als in ein Pflegeheim zu müssen. Noch ist sie frei und kann über sich entscheiden. Ihr Termin ist im Oktober.

2022–169/ Fall Gertrud W.

Alter: 96
Beruf: Opernsängerin
Beweggrund: Lebenssattheit

Mit ihren 96 Jahren leidet Gertrud W. unter ihrer schweren Osteoporose, wiederholt hat sie deswegen Knochenbrüche. Dazu kommt Arthrose in mehreren Gelenken. Nur noch mühsam bewegt sie sich mit dem Rollator in ihrer Wohnung. Trotz ihres hohen Alters macht sie einen geistig sehr regen und wachen Eindruck. Gemeinsam mit ihrem Mann ist sie vor einigen Monaten Mitglied in der DGHS geworden, sie wollten gemeinsam aus dem Leben gehen. Im Laufe des Vermittlungsverfahren ist ihr Mann bereits verstorben. Lange will sie nicht mehr warten, bis auch sie sich verabschieden kann. Es gibt keine Kinder, nur einen Neffen. Der Abschiedsbrief an ihn ist bereits vorbereitet.

W. stammt aus einer Großstadt in Nordrhein-Westfalen. Sie studierte Ballett und Gesang und war an verschiedenen Häusern engagiert. In ihren späten Jahren souffierte sie am Staatstheater. Sie ist für ein gutes und langes Leben dankbar. Nun müsste sie ihrem weiteren körperlichen Verfall zusehen, aber das möchte sie nicht. Sie ist froh, dass es in Deutschland möglich ist, eine Hilfestellung beim selbstbestimmten Sterben in Anspruch zu nehmen.

2022–170/ Fall Dr. Peter M.

Alter: 85
Beruf: Physiker
Beweggrund: Krebserkrankung

Der 85-jährige Dr. Peter M. weiß, dass seine Krebserkrankung nicht mehr heilbar ist. Er erwartet starke Schmerzen und Leiden. Der studierte und promovierte Physiker will noch möglichst viel gute Zeit mit seiner Frau und den drei erwachsenen Söhnen verbringen, dann soll Schluss sein. Den Zeitpunkt will er selbst bestimmen, ein ärztlich assistierter Suizid soll es ihm ermöglichen.

Bis zur Rente hatte er in einer sächsischen mittelgroßen Stadt in einem Forschungsinstitut gearbeitet. Die letzten Jahre bis zur Rente war er in einem Ministerium tätig. Da zwei seiner Söhne Ärzte geworden sind, wollen sie gemeinsam im Blick behalten, wann der richtige Zeitpunkt für die Freitodbegleitung gekommen ist. Dr. M. ist bereits recht geschwächt, aber sie möchten noch möglichst viele Tage erleben. Es wird Mitte Oktober.

2022–171/ Fall Brigitte S.

Alter: 59
Beruf: Arzthelferin
Beweggrund: multiple Erkrankungen; chronisches Schmerzsyndrom

Die 59-jährige Brigitte S. begründet ihren Freitodwunsch mit einem fast 17-jährigen Leidensweg, beginnend mit einem Bandscheibenvorfall im Jahr 2005. Seither leide sie unter massiven Schmerzzuständen, deren Ursache nie so richtig ermittelt werden konnte. Die Arzthelferin und Mutter einer Tochter habe, sagt sie, jede erdenkliche medikamentöse und manuelle Therapie in Anspruch genommen, die sich ihr geboten habe. Darunter waren Aufenthalte in psychosomatischen und psychiatrischen Kliniken. Ferner habe sie auch alternative Therapien ausprobiert, letztlich ohne Ergebnis. Sie habe sich auch schon bei Dignitas in der Schweiz angemeldet, von einer Sterbebegleitung jedoch abgesehen, weil sie nicht die Kraft aufbrachte, eine Reise dorthin zu organisieren. Nun sei sie völlig zermürbt. So könne und wolle sie nicht weiterleben. Ihre Hoffnung auf Schmerzfreiheit will sich einfach nicht erfüllen.

Zwar ist in der Vergangenheit bei Frau S. eine rezidivierende depressive Störung diagnostiziert worden, doch wurde ihr in den Arztberichten stets bescheinigt, dass sie bewusstseinsklar, orientiert und in ihrer Auffassungsgabe uneingeschränkt ist. Im ausführlichen persönlichen Gespräch mit der beauftragten Juristin wird die Urteils- und Einwilligungsfähigkeit auf den Prüfstand gestellt, es gibt keine Zweifel. S. lebt mit ihrem Mann in gut situierten Verhältnissen in einem schönen Haus mit Garten in einer süddeutschen Großstadt. Nach dem Gespräch geht es ihr zunächst besser, sie versucht nochmals eine Therapie, doch ein paar Wochen später ist ihr Sterbewunsch umso fester und konstant.

2022–172/ Fall Joachim O.

Alter: 92
Beruf: Personalleiter an einer größeren Einrichtung
Beweggrund: multiple Erkrankungen; Lebenssattheit

Joachim O. hatte nach Oberschule und Abitur den Abschluss für Rechtspflege und Öffentliche Verwaltung gemacht. Erst kürzlich ist nach 63 Jahren Ehe seine Frau verstorben. O. hatte sie die letzten Jahre gepflegt. Diese Erfahrung hat ihm gezeigt, dass er lieber rechtzeitig handeln will, bevor sich seine gesundheitliche Situation noch weiter verschlechtert. Kinder haben der ehemalige Personalleiter und seine Frau nicht. Es gibt nur einen angeheirateten Neffen, der allenfalls die rechtliche Seite einer Betreuung übernehmen würde. Der Freundes- und Bekanntenkreis um ihn herum ist mittlerweile fast komplett verstorben. Der 92-Jährige lebt seit einigen Jahren in einer Wohneinrichtung in einem kleinen Ort in Niedersachsen. Dort begegnet ihm vor allem Krankheit und Siechtum.

Ihm machen eine chronische Magenschleimhautentzündung, Schwindelanfälle und Bluthochdruck zu schaffen. Er will auf jeden Fall vermeiden, dass er stürzt und dann eventuell in ein Pflegeheim muss. Er sieht seine Situation sehr nüchtern und ist klar in seinem Entschluss, selbstbestimmt zu sterben. Mitte Oktober wird seine Freitodbegleitung stattfinden.

2022–173/ Fall Katharina G.

Alter: 62
Beruf: keine Berufsausbildung
Beweggrund: spastische Zerebralparese mit Tetraplegie und Tetraspastik

Bei Katharina G., die in einer größeren Stadt in Thüringen lebt, besteht der Wunsch nach professioneller Freitodbegleitung bereits seit einigen Jahren. Sie hat zwei Ärzte angesprochen, die den Wunsch zwar verstehen, aber nicht selbst unterstützen möchten. Zudem war sie bei mittlerweile sechs Anwälten. Schließlich wird sie auf die DGHS aufmerksam und wird Mitglied.

Die 62-Jährige leidet an spastischer Zerebralparese mit Tetraplegie und Tetraspastik. Deshalb hat sie nach der Volksschule keine abgeschlossene Berufsausbildung gemacht. Sie hat bei einem fünfjährigen Aufenthalt in einem Pflegeheim keine guten Erfahrungen gemacht und möchte daher auf keinen Fall in ein Pflegeheim. Ihr sehnlichster Wunsch seit nunmehr zwei Jahren, endlich sterben zu dürfen. Mitte Oktober ist es so weit.

2022–174/ Fall Erika Sch.

Alter: 83
Beruf: Damenmaßschneiderin
Beweggrund: multiple Erkrankungen; Lebenssattheit

Erika Sch. ist mit 83 Jahren lebenssatt. Sie will nicht mehr. Mit 19 Jahren hatte sie ihren späteren Ehemann kennengelernt, sie bekommen einen Sohn. Ihren gelernten Beruf als Damenschneiderin gibt sie mit der Heirat auf. Seit zehn Jahren ist sie Witwe. Das Grab ist in der Nähe, jede Woche begibt sie sich mithilfe ihres Rollators dorthin. Manchmal leistet sie sich ein Mittagessen in dem nahgelegenen Supermarkt-Restaurant.

Beim Erstgespräch, mit dem die Freiverantwortlichkeit ihres Sterbewunsches nochmals abgeklärt werden soll, ist ihr Sohn anwesend. Sie erläutert, warum ihr der Lebenswille abhandengekommen ist. Wegen Makuladegeneration ist sie fast blind, auf einem Ohr ist sie taub, auf dem anderen fast. Eine Magen-Darm-Blutung und eine Nierenzyste plagen sie ebenfalls. In ihrer Wohnung in einer thüringischen Kleinstadt wird sie Ende Oktober ihr Leben selbstbestimmt beenden.

2022–175/ Fall Werner G.

Alter: 94
Beruf: Korrektor und Schriftsetzer
Beweggrund: multiple Erkrankungen, u. a. Erblindung

Werner G. kommt fast nicht mehr aus dem Bett heraus. Ohne Hilfe kann er nicht stehen, die Hüften schmerzen zu sehr. Wegen eines unerklärlichen chronischen Durchfalls muss er ständig in der Nähe einer Toilette sein. Aber in dem Pflegeheim in einer nordrheinwestfälischen Großstadt muss er manchmal mehr als eine Stunde warten, bis ein Pfleger für ihn Zeit hat. Zunehmend empfindet der gelernte Schriftsetzer sein Dasein als unwürdig. Er ist erblindet und stark schwerhörig. Seine Sorge ist der völlige Verlust des Gehörs, dann wäre er auf eine Weise in seinem Körper eingeschlossen, wie er es sich kaum vorstellen mag.

Der 94-Jährige ist verwitwet, seine beiden Töchter kümmern sich um ihn, so gut sie können. Er sieht auf ein gutes, langes Leben zurück, sagt er. Nun sei es genug.

2022–176/ Fall Ulrich K.

> **Alter:** 82
> **Beruf:** Maschinenbauingenieur
> **Beweggrund:** multiple Erkrankungen, u. a. koronare Herzkrankheit (mehrere Stents), Niereninsuffizienz Stadium III

Der 82-jährige Ulrich K. leidet an einer ganzen Reihe von Erkrankungen, u. a. koronare Herzkrankheit (mehrere Stents), Niereninsuffizienz Stadium III. Dazu kommen Bandscheibenschäden, Makuladegeneration und Gangunsicherheit nach einem Schlaganfall. Im Laufe des vorigen Jahres hat sich der Freitodwunsch von Werner G. zunehmend verfestigt. Er fürchtet, dass weitere körperliche und geistige Einschränkungen auf ihn zukommen und dass er durch einen weiteren Schlaganfall oder einen Herzinfarkt pflegebedürftig werden könnte. Als Hauptmotiv gibt er trotz seiner vielen gesundheitlichen Probleme vor allem die Lebenssattheit an.

K. ist verwitwet, seine Frau starb 2013. Er hat keine Kinder, zu Nichten und Neffen besteht ein eher loser Kontakt. Seine Wohnung ist großzügig und liegt im Stadtzentrum einer baden-württembergischen Kleinstadt. Einmal pro Woche kommt eine Haushaltshilfe. Als er fünf Jahre alt war, waren seine Eltern mit ihm wegen des Krieges aus dem heutigen Polen zunächst nach Wien geflohen. Nach dem Schulabschluss konnte er in Niedersachsen Maschinenbau studieren. Er arbeitete in verschiedenen Firmen, ist am Weltgeschehen interessiert und belesen. Seit mehr als 30 Jahren ist er bereits Mitglied in der DGHS. Er bedauert, dass er mit seinen Bekannten nur schwer über seinen Wunsch des selbstbestimmten Sterbens sprechen kann. Er ist katholisch und zugleich überzeugt von der Richtigkeit seiner Entscheidung. Ende Oktober kann er gehen.

2022–177/ Fall Prof. Dr. Hans-Ulrich Sch.

> **Alter:** 81
> **Beruf:** Chefarzt
> **Beweggrund:** Morbus Waldenström

Prof. Dr. Hans-Ulrich Sch. leidet seit 20 Jahren an Morbus Waldenström, einer bösartigen Erkrankung der weißen Blutkörperchen, ähnlich der Leukämie. Im Verlauf der Krankheit verdickt das Blut, es kommt zu Schwindel, Kopfschmerzen, Seh- und Hörstörungen. Es gab Klinikaufenthalte, Stammzellentransplantationen. Mittlerweile hat der 81-Jährige Gangstörungen, ist ständig müde und erschöpft. So möchte er nicht weiterleben. Sch. ist selbst promovierter Arzt, als Professor leitete er eine Kinderklinik in Baden-Württemberg. Seit seiner Pensionierung beschäftigte er sich viel mit Palliativmedizin, hielt Referate im Seniorenzentrum und engagiert sich auch im lokalen Hospizverein. Die Alternativen zu einer Freitodbegleitung sind ihm geläufig, aber er lehnt diese für sich ab. Mehrfach hat er mit seiner Lebensgefährtin und den drei erwachsenen Kindern, von denen zwei selbst Ärzte sind, über seine Absichten gesprochen. Vor allem seine Partnerin, eine ehemalige Lehrerin, tut sich schwer mit seinem Sterbewunsch, aber letztlich weiß sie, dass sie sich damit arrangieren muss.

Prof. Sch. wünscht sich ein Sterbedatum Ende Oktober.

2022–178/ Fall Ute Sch.

> **Alter:** 69
> **Beruf:** Bauzeichnerin
> **Beweggrund:** Krebserkrankung

Ute Sch. ist mit vier Geschwistern aufgewachsen, ihr Eltern ließen ihr viel Freiraum. Den Mann ihres Lebens fand sie bereits als 17-Jährige, heiratete mit 18 und machte eine Ausbildung als Bauzeichnerin. Mit Kindern ließen sie sich zunächst noch Zeit, sie reisten viel. Als sich das erste Kind ankündigt, tritt sie beruflich deutlich kürzer. Mit bald zwei Kindern, dem Hausbau und der gelegentlichen Mitarbeit im Architekturbüro ihres Mannes ist sie gut ausgelastet. Ihr Mann hat später oft beruflich im Ausland zu tun, sie reist mit und ist ihm mit ihren guten Englischkenntnissen eine große Stütze. Als er 2019 an Krebs stirbt, ist das ein schwerer Schlag. Doch sie rappelt sich schnell auf, richtet ihre Energie auf ein neues Leben, als der nächste Schlag kommt. Sie erhält die Diagnose Bauchspeicheldrüsenkrebs. Nun besteht der Alltag der 69-Jährigen aus Arztbesuchen und Behandlungen.

Sie sagt, sie blicke auf ein schönes Leben zurück. Bis zur völligen Pflegebedürftigkeit will sie es nicht kommen lassen. Noch kann sie dank ihrer Familie und Freunden auf fremde Hilfe verzichten, sie hat Pflegegrad 3. Dass ihre Erkrankung unheilbar ist, nimmt sie mittlerweile hin. Den letzten Rest Selbstbestimmung soll ihr aber keiner nehmen können. Ihr Termin ist Ende Oktober.

2022–179/ Fall Gabriele S.

> **Alter:** 77
> **Beruf:** Tänzerische Gymnastin; Masseurin; Kosmetikerin
> **Beweggrund:** multiple Erkrankungen, u. a. Schlaganfall mit linksseitiger Lähmung

Gabriele S. ist mit ihrer Mutter und der Großmutter aufgewachsen, der Vater blieb im Krieg. Die Verhältnisse waren finanziell bescheiden. Sie absolviert eine Ausbildung zur Tanzlehrerein, verzichtete auf ein Abitur. Oft fährt sie damals auf die Insel Sylt, wo sie ihren ersten Mann kennenlernt. Es werden zwei Söhne geboren, sie leben in einer Großstadt in Norddeutschland. Dort absolviert sie noch weitere Ausbildungen zur Masseurin und Kosmetikerin. Die Familie pendelt zwischen Deutschland und Italien. Die Ehe kriselt bereits. Für ein paar Jahre bleibt Gabriele S. in Italien, es kommen noch zwei weitere Kinder auf die Welt. Als die Ehe geschieden wird, kommt sie zurück nach Norddeutschland. In einer etwas kleineren Stadt eröffnet sie ein Tanzstudio. Eine zweite Ehe hält nicht lange. Trotz ständiger

Geldsorgen empfand sie die damaligen Jahre als glücklich, sie lebt Kreativität und Spontaneität aus und freut sich an den Kindern.

Ende der 90er Jahre beginnen ihre gesundheitlichen Probleme. An beiden Hüftgelenken muss sie operiert werden, teilweise ohne Erfolg. Es gibt weitere Operationen, dann folgt 2006 der Darmkrebs. Eine weitere Hüft-Operation muss erfolgen, eine Geschwulst im Kopf wird gefunden, dann folgt 2020 ein Schlaganfall. Sie ist mit ihren 77 Jahren linksseitig gelähmt und kaum noch beweglich. Von ihrem alten Leben ist nicht mehr viel übrig. Sie beschäftigt sich zunehmend mit dem Tod und ist froh, auf die DGHS zu stoßen. Dort meldet sie sich an und stellt schließlich einen Antrag auf Vermittlung einer Freitodbegleitung. Ende Oktober kann sie selbstbestimmt gehen.

2022–180/ Fall Ulf P.

Alter: 81
Beruf: Personalberater,
Beweggrund: multiple Erkrankungen

Der ehemalige Personalberater und gelernte Schreiner Ulf P. ist mittlerweile 81 Jahre alt. Er lebt in einer Großstadt in Nordrhein-Westfalen. Seit einem Sturz im Mai ist er in seiner Wohnung wie eingesperrt – er kann sie nicht mehr verlassen und muss gepflegt werden. P. ist mit vier Geschwistern in Oberösterreich aufgewachsen. Die Verhältnisse waren glücklich, bis Krieg und Vertreibung alles auf den Kopf stellen. Seine Eltern, selbst entwurzelt, glauben ihn in einem Internat in einer nordrhein-westfälischen Großstadt zunächst gut aufgehoben. Doch die Fremdbestimmung ist ihm ein Gräuel. Zudem fühlt er sich von den Schulkameraden abgelehnt. Die Eltern sind mit ihren eigenen Sorgen beschäftigt. Für P. bieten die Ausbildung zum Schreiner und dann das Studium zum Sozialarbeiter ein geeigneteres Umfeld.

Er beginnt als Angestellter bei einer Institution und ist dort für Erwachsenenbildung zuständig. Später wird er Personalausbilder bei einem Konzern. Sobald es möglich ist, macht er sich als Coach selbstständig und ist sein eigener Chef. Es gibt immer mal wieder längere Liebesbeziehungen, aber er wird nie heiraten. Die Freiheitsliebe ist größer. Bereits 2012 tritt er in die DGHS ein, weil ihm klar ist: So selbstbestimmt, wie er lebt, will er einmal auch sterben. Bis zu seinem 75. Lebensjahr ist er noch beruflich tätig. Zwei Jahre später kommen die Krankheiten: u. a. ein Prostatakarzinom, Parkinson und Polyneuropathie. Eine Demenz wäre für ihn ein »Super-GAU«. Er sagt, es wird Zeit.

2022–181/ Fall Hildegund L.

Alter: 90
Beruf: Gymnasiallehrerin
Beweggrund: Osteoporose, Arthrose in den Knien, chronisches Schmerzsyndrom

Hildegund L. wiegt nur noch 35 Kilo. Die Osteoporose und mehrfache Knochenbrüche in den Hüften haben ihr stark zugesetzt. Dazu kommt Arthrose in den Knien, die 90-Jährige hat chronische Schmerzen.

Die ehemalige Gymnasiallehrerin lebt in einer Großstadt im Osten Deutschlands. Sie kann kaum noch etwas essen. Als sie im April stürzt, ist ihr endgültig klar: Sie will nun nicht mehr. Mit zwei Freunden bespricht sie sich dazu. Die beiden können sie verstehen, L. stellt einen entsprechenden Antrag an die DGHS.

Die Eltern hatten sich getrennt, als L. noch ein Kleinkind war. Sie verbleibt bei der Mutter, die Schwester beim Vater. Sie beendet die Schule, studiert und ist dann als Lehrerin tätig. 1964 heiratet sie einen Musiker, die Ehe wird gute 20 Jahre halten. Sie ist sehr sportlich und beschäftigt sich gerne mit Hunden. Doch von all dem ist heutzutage nichts mehr übrig.

Mit ihrem Ex-Ehemann versteht sie sich weiterhin gut. Ihre Schwester ist bereits verstorben, mit deren Tochter ist der Kontakt abgerissen. Als sie Ende Oktober ihren Freitod einleitet, sind der Arzt und eine Juristin bei ihr. Es ist 10 Uhr vormittags, eine Stunde später wird der örtlichen Kriminalpolizei ihr Tod gemeldet.

2022–182/ Fall Walter S.

Alter: 87
Beruf: Architekt und Politiker
Beweggrund: Krebserkrankung

Walter S., 87, lebt in einer mittelgroßen Stadt in Schleswig-Holstein in einem schönen Haus. Er ist noch nicht krank genug, um einen Hospizplatz zu bekommen. Aber sein Skrotalkarzinom und ein metastasierendes Prostatakarzinom haben ihm bereits fast jede Lebensqualität genommen. Er hat im Internet schon mal eine tödliche Dosis eines Medikaments bestellt – und nie erhalten. Im vorigen Jahr unternahm er einen Suizidversuch. Er weiß, dass er seine Existenz noch verlängern kann, aber nicht sein Leben. Auch der Blick auf die politische Gesamtsituation ist für ihn, der zeitweise ein Bundestagsmandat innehatte, nicht hoffnungsvoll.

Nun hat der studierte Architekt den Kontakt zur DGHS aufgenommen. Seine Partnerin und seine erwachsene Tochter, die aus erster Ehe (er war zwei Mal verheiratet) stammt, haben Verständnis, dass er sein Leiden abkürzen will. Zu Hospiz- oder Palliativversorgung hatten sie sich erkundigt, aber dafür sei der Krebs noch nicht progredient genug. S. entscheidet sich für einen Tag Anfang November. Lebensgefährtin und Tochter wollen ihm beistehen.

2022–183/ Fall Klaus-Jürgen B.

Alter: 84
Beruf: Restaurator, freischaffender Künstler
Beweggrund: multiple Erkrankungen

Als Restaurator und freischaffender Künstler hatte Klaus-Jürgen B. ein bescheidenes und genügsames Leben. Er jobbte in Druckereien. In einer kirchlichen Einrichtung konnte er umsonst wohnen und erhielt gespendete Lebensmittel. Zuletzt war er auf Grundsicherung angewiesen. Mit den beiden Geschwistern hat er den Kontakt abgebrochen. Als er einen Hirninfarkt erleidet, wird seine um 20 Jahre jüngere Schwester von den Behörden ausfindig gemacht.

Sie kümmert sich nun um seine Angelegenheiten. Der Kontakt wird wieder sehr herzlich. Im Jahr 2005 kam ein starker gesundheitlicher Einbruch. Sein Herz setzte kurz aus, beim Sturz brach er sich drei Halswirbel. Sieben Monate liegt er im Koma, danach bleibt er in seiner Beweglichkeit stark eingeschränkt. Dazu kommen ständige Schmerzen im Nacken, an Kopf und Händen (Polyneuropathie). Epileptische Anfälle sorgen für erneute Stürze. Im März fängt er sich eine Lungenentzündung ein. Im Rachen hat sich zudem ein multiresistenter Keim eingenistet, er wird im Pflegeheim in einem Quarantänezimmer untergebracht. Er will, dass seine Existenz ein Ende findet. Anfang November wird er in seiner norddeutschen Heimatstadt mit ärztlicher Unterstützung selbstbestimmt sterben können. Die entstehenden Kosten für die Helfer werden teilweise aus dem Solidarfonds, der sich aus ungenutzten Geldern anderer Begleitungen speist, getragen.

2022–184/ Fall Doris P.

Alter: 93
Beruf: Schneiderin
Beweggrund: Lebenssattheit

Bereits im Jahr 1989, als ihr Mann starb, wurde Doris P. Mitglied bei der DGHS. Die gelernte Schneiderin ist 93 Jahre alt und hat bis auf altersbedingte gesundheitliche Einschränkungen keine ernsthaften Erkrankungen. Sie will auf keinen Fall warten, bis die Entscheidungsfähigkeit nicht mehr gegeben ist.

Ihre beiden Söhne, die beide verheiratet sind und mehrere Kinder haben, sind in ihre Überlegungen eingebunden. Sie lebt seit 2018 in einer hessischen Großstadt in einer Senioreneinrichtung. Aber nicht dort, sondern in ihrem alten Zuhause will sie sich baldmöglichst aus dem Leben verabschieden. Es soll noch vor Weihnachten sein. Es wird Anfang November.

2022–185/ Fall Christa M.-L.

Alter: 89
Beruf: Lehrerin und Lektorin
Beweggrund: Lebenssattheit

Den 90. Geburtstag will ihre Familie noch mit ihr feiern, länger will sie aber nicht mehr warten. Christa M.-L., Lehrerin und Lektorin, lebt in einer Großstadt im Osten Deutschlands. Sie meint, 90 Jahre seien genug. Als Einzelkind ist sie in einer mittelgroßen Stadt im heutigen Brandenburg aufgewachsen. Trotz knapper Finanzen durfte sie auf die Oberschule gehen und später studieren. Im Studium lernte sie ihren ersten Ehemann kennen, es wurden zwei Söhne geboren. Nach ein paar Jahren als Lehrerin widmet sie sich verstärkt der Tätigkeit als Lektorin in einem Verlag. Dort ist auch ihr Mann beschäftigt. Die Ehe zerbricht, später heiratet sie zwei weitere Male. Sie ist noch zehn Jahre in dem Verlag des einen Sohnes angestellt.

Mit 84 Jahren zieht sie in eine Wohnanlage, die ihr ein Betreutes Wohnen bietet. Mittlerweile leidet sie an Arthrose und Hydrocephalus und stürzt häufig. Nur eine Operation könnte Linderung verschaffen. Nun beschäftigt sie sich immer stärker mit den Überlegungen zu einer Freitodbegleitung. Sie möchte sterben, bevor erste Anzeichen für eine einsetzende Demenz stärker werden. Sie ist lebenssatt.

2022–186/ Fall Karlo H.

> **Alter:** 94
> **Beruf:** Leitender Beamter in einem Ministerium
> **Beweggrund:** multiple Erkrankungen; Lebenssattheit

Karlo H. meint, 94 Jahre seien genug. Er leidet an einigen altersbedingten Erkrankungen, erst im Mai erlitt er eine zentrale Lungenarterienembolie und eine Auffälligkeit am Herzen, einen sog. Rechtsschenkelblock. Auch sonst schränken Kreuzschmerzen, Gleichgewichtsstörungen und Beinkrämpfe seine Mobilität ein. H. ist bestens über die aktuellen gesetzlichen Vorhaben zur Sterbehilfe informiert und war lange Jahre ehrenamtlich in der Hospizarbeit mit Schwerpunkt Patientenverfügung, Vorsorgevollmacht und Patientenrechte tätig. Dennoch lehnt der studierte Jurist ein Hospiz für sich ab, da er dann nicht mehr selbstbestimmt sei. Vor allem fürchtet er, durch einen Sturz in die Situation starker Pflegebedürftigkeit zu kommen. Noch lebt er gut und eigenständig in einer süddeutschen Großstadt. Seine Frau, eine promovierte Psychologin, hat in einer separaten Wohnung im Haus ihre Praxis. Mit den drei Enkeln ist der Kontakt gut.

Seine finanziellen Angelegenheiten und das Erbe hat H. geordnet. Er sagt, es werde keinerlei Druck auf ihn ausgeübt. Anfang November will er selbstbestimmt sterben.

2022–187/ Fall Marie Elise F.

> **Alter:** 83
> **Beruf:** Bauzeichnerin
> **Beweggrund:** Lebenssattheit

Marie Elise F. ist bereits seit 1990 DGHS-Mitglied. Für sie ist es elementar, dass sie einmal ihr Selbstbestimmungsrecht ausüben darf. Die 83-jährige hat auf beiden Augen eine starke Seheinschränkung, bedingt durch Glaukome. Zudem bewegt sie sich schon recht unsicher. Ihre Lebensqualität sei nicht mehr gegeben, sagt sie. Die Nachteile des täglichen Erlebens wertet sie schwerer als die kleinen Freuden, die ihr bleiben. Das sind vor allem zwei Hunde, um die sich ihr Neffe kümmert, der im selben Haus wohnt. Es beruhigt sie, sodass sie die Hunde versorgt weiß – auch nach ihrem eigenen Ableben. Regelmäßig sucht sie einen kleinen Fischteich auf. Ansonsten ist ihr Radius durch die schlechten Augen sehr eingeschränkt. Sie ist lebenssatt.

F. war als Bauzeichnerin angestellt, ihr Mann arbeitete als Flugzeugmechaniker, ist aber bereits vor mehr als zehn Jahren verstorben. Es gibt einen erwachsenen Sohn (60). Sie lebt noch immer in der hessischen Gemeinde, in der sie auf die Welt kam. An ihrem Abschiedstag, der Anfang November sein soll, will sie keine Verwandten dabeihaben.

2022–188/ Fall Wolfgang S.

Alter: 79
Beruf: Elektrotechniker
Beweggrund: Krebserkrankung

Wolfgang S. hat die Hoffnung bereits aufgegeben, dass sein Zustand noch einmal besser werden könnte. Sein Speiseröhrenkarzinom ist dieses Jahr entdeckt worden, bereits vor zwei Jahren hatte man einen Tumor in der Prostata entdeckt. Dazu kommen heute ein Zungengrundkarzinom, Lungenfibrose und chronische Herzschwäche. Er braucht rund um die Uhr Sauerstoff über ein Gerät. Seine Ehefrau und die Tochter umsorgen ihn, es gibt zudem ein palliatives Team. Die Versorgung sei wirklich »toll«, betont er. Gleichzeitig ist dem Elektrotechniker, der viele Jahre lang ein traditionsreiches eigenes Elektrogeschäft in einer Großstadt im Osten Deutschlands hatte, klar, dass er keine gesundheitliche Besserung mehr zu erwarten hat.

S. ist seit 32 Jahren Mitglied in der DGHS. Der 79-Jährige möchte das Weihnachtsfest und seinen 80. Geburtstag noch erleben. Er plant Anfang des nächsten Jahres den Freitod. Seine Frau versucht, gefasst zu sein. Mit den Enkelkindern haben sie über dieses Vorhaben bisher noch nicht gesprochen. Wolfgang S. schafft es nur noch, bis Anfang November durchzuhalten.

2022–189/ Fall Willi L.

Alter: 68
Beruf: Polizeibeamter
Beweggrund: Parkinson'sche Erkrankung

Der frühere Polizeibeamte Willi L. hat sich seinen Ruhestand anders vorgestellt. Er war immer sportlich sehr aktiv, hat getanzt, ist gesurft und Rad gefahren. Heute ist dies für ihn unmöglich geworden, weil er an Parkinson erkrankt ist. Er lebt mit seiner Frau in seinem niedersächsischen Heimatort. Die beiden Kinder haben längst ihr eigenes Leben. Nur noch mit dem Rollator kann er sich in der gemeinsamen Wohnung fortbewegen – er hat Pflegegrad vier.

Der 68-Jährige hat Schwierigkeiten beim Essen und Trinken, ist bereits sehr geschwächt. Wegen seiner aussichtslosen Lage unternahm er im vorigen Jahr einen

Suizidversuch, doch seine Frau fand ihn rechtzeitig. Sie reden wiederholt über seinen Sterbewunsch. Als klar ist, dass er sich sicher ist, kümmern sich beide darum, dass er eine professionelle Sterbehilfe in Anspruch nehmen kann. Ein konkreter Termin ist bald gefunden: ein Tag im November.

2022–190/ Fall Mandy K.

> **Alter:** 40
> **Beruf:** Webdesignerin
> **Beweggrund:** schwere angeborene Herzerkrankung

Mandy K. hat bereits neun Herzoperationen hinter sich. Einmal hatte sie sogar bereits einen Herzstillstand und eine Nahtoderfahrung. Sie lebt in einer Großstadt im Osten Deutschlands im Hospiz. Ihr Herzschrittmacher müsste eigentlich durch einen neuen ersetzt werden, aber das lehnt sie ab. Sie will keine weiteren Qualen mehr. Nach Schulabschluss und Berufsausbildung zur Kauffrau arbeitete sie etwa ein Jahr, dann versuchte sie es als Webdesignerin. Das ging vier Jahre lang. Nun ist sie berufsunfähig, eine gesetzliche Betreuerin kümmert sich um ihre organisatorischen Angelegenheiten.

Die Wiederbelebung mit Elektroschocks ist K. in nahezu traumatischer Erinnerung verblieben. Seit vier Jahren denkt sie ernsthaft über einen Freitod nach. Da die Webdesignerin über soziale Medien Abschiedsposts sendet, kommt bei einem Klinikaufenthalt ein psychiatrisches Konsil zusammen. Das Ergebnis: Der Freitodwunsch kommt einzig wegen der körperlichen Einschränkungen zustande, eine psychiatrische Diagnose liegt nicht vor. Im November kann K. ihr Leiden selbstbestimmt beenden. Sie wurde nur 40 Jahre alt.

2022–191/ Fall Rolf P. & 2022–192/ Fall Brunhilde P. (Doppelbegleitung)

> **Alter:** 90
> **Beruf:** Krankenpfleger; Dipl. med. Pädagoge
> **Beweggrund:** multiple Erkrankungen; chronische Schmerzen
> * * *
> **Alter:** 88
> **Beruf:** Krankenschwester
> **Beweggrund:** Morbus Bechterew, Wirbelsäulenerkrankung mit Dauerschmerz

Ohne einander wollen sie nicht leben, deshalb ist für Brunhilde und Rolf P. schnell klar, dass sie gemeinsam aus dem Leben gehen wollen. Rolf P. leidet an ständigen schweren Schmerzen. Nach einer Bandscheiben-Operation hat er sich nicht gut erholt. Zudem leidet er an Diabetes, Bluthochdruck und Schlafstörungen. Nachdem er einen Artikel über die DGHS in seiner Regionalzeitung gelesen hat, bespricht sich der 90-Jährige mehrfach mit seiner Frau und wendet sich schließlich an den Verein. Auch mit dem Sohn und dem Enkel spricht er über diese Gedanken, sich selbstbestimmt zu verabschieden.

Rolf P., der in der früheren DDR groß geworden ist, lernte zunächst Müller, dann Krankenpfleger. Er lehrte an einer medizinischen Fachschule. Bei einer Weiterbildung lernt er seine spätere Ehefrau kennen. Sie bekommen zwei Söhne, einer ist vor zwei Jahren an Krebs verstorben.

Brunhilde P., die 88 Jahre alt ist, hat eine schwere Wirbelsäulenerkrankung, Morbus Bechterew. Mehrmals täglich nimmt sie schwere Schmerzmittel, vor etwa zwei Jahren ist es deutlich schlechter geworden. Ohne ihren Mann würde sie in ein Pflegeheim umziehen müssen, das will sie keinesfalls. Frau P. stammt aus dem früheren Ostpreußen. Der Vater starb früh. Ihre Mutter musste sich allein um sie und drei Geschwister kümmern. Kriegsbedingt kamen sie erst nach Berlin, dann nach Sachsen in eine größere Stadt. Sie lernte Krankenschwester. Bei einem Praktikum lernt sie ihren Mann kennen. Als die Kinder kommen, tritt sie für zehn Jahre beruflich kürzer, später wirkt sie in der Erwachsenenbildung. Ihre Bandscheibenprobleme beginnen bereits 1980, für ein paar Jahre ist sie sogar berufsunfähig. Dann kann sie nochmals für die letzten zehn Berufsjahre arbeiten, bis sie in Rente geht. Mittlerweile ist sie sehr gekrümmt und kann sich nur schlecht in der Wohnung bewegen. Sie und ihr Mann gehen Mitte November am selben Tag in den Freitod.

2022–193/ Fall Wolfgang K. & 2022–194/ Fall Ursula K. (Doppelbegleitung)

Alter: 90
Beruf: Exportkaufmann
Beweggrund: Lebenssattheit
* * *
Alter: 88
Beruf: Einzelhandelskauffrau
Beweggrund: Wirbelsäulenerkrankung; Dauerschmerzen

Als seine Frau im vorigen Jahr wegen Krankenhausaufenthalten für mehrere Wochen nicht zuhause ist, wird Wolfgang K. klar, dass er ohne sie nicht sein möchte. Er hortet Medikamente, die er für einen gemeinsamen Freitod für geeignet hält. K. ist in der damaligen DDR geboren und hatte zwei Geschwister, die mittlerweile beide verstorben sind. Als 12-Jähriger kam er mit der nationalsozialistischen sog. Kinderlandverschickung in einen kleinen Ort in Sachsen, wo er bis zum Kriegsende blieb.
Er absolvierte eine Gärtnerlehre. Wegen gesundheitlicher Einschränkungen konnte Herr K. jedoch in diesem Beruf nicht arbeiten. Er fand eine Stelle zunächst im Betriebsschutz, später wechselte er in den Bereich der Erwachsenenqualifizierung. 36 Jahre lang, bis zum Rentenalter, war er als Exportkaufmann tätig und hatte zu DDR-Zeiten verschiedene Auslandseinsätze. 1957 lernt er Ursula kennen, die er ein Jahr später heiratet. Die Ehe bleibt kinderlos.

Ursula K. war als Einzelkind in einer ostdeutschen Großstadt aufgewachsen, sie absolvierte eine Ausbildung zur Verkäuferin für Damenmode. Im Alter von 28

Jahren wird bei ihr eine gynäkologische Erkrankung festgestellt, die sie arbeitsunfähig macht. Auch der Kinderwunsch muss unerfüllt bleiben. Beim Wiedereinstieg versucht sie es zunächst im Textilbereich, wechselt dann aber in den Außenhandelsbetrieb ihres Mannes. Sie reist mit ihm durch osteuropäische Länder und ist bis zur Rente in einem Frucht-Großhandel beschäftigt.

Ursula und Wolfgang K. leben nach 66 Ehejahren in einer symbiotischen Einheit, ohne einander wollen sie nicht sein. Als Erben bestimmen sie einen befreundeten Nachbarn. Mitte November leiten sie zeitgleich ihren Abschied ein – selbstbestimmt, aber nicht ohne einander.

2022–195/ Fall Horst Sch. & 2022–196/ Fall Marianne Sch. (Doppelbegleitung)

> **Alter:** 83
> **Beruf:** Kfz-Mechaniker
> **Beweggrund:** Krebserkrankung
> * * *
> **Alter:** 82
> **Beruf:** Hausfrau, Einzelhandelskauffrau
> **Beweggrund:** multiple Erkrankungen mit erheblicher Schmerzsymptomatik

Horst Sch. ist in einem kleinen Ort in Brandenburg aufgewachsen. Er ist rebellisch, hat seinen eigenen Kopf und verlässt die Schule früh. Aber er findet seinen Traumberuf: Automechaniker. Mitte der 1950er Jahre geht er in den Westen, in eine mittelgroße Stadt in Nordrhein-Westfalen. Er findet schnell Arbeit, dann auch seine große Liebe. Er heiratet, auch wenn die finanziellen Verhältnisse zunächst sehr bescheiden sind. Sie leben bei ihren Eltern. Als das erste Kind kommt, wird das Zusammenleben schwierig. Sie schaffen es schließlich, ein eigenes Haus zu erwerben. Es folgt eine glückliche Zeit. Ein weiteres Kind vervollständigt die kleine Familie.

Es ist ein schwerer Schlag für ihn, als er wegen eines Bandscheibenvorfalls in den Halswirbeln seinen Beruf in den 1980er Jahren aufgeben muss. Er macht eine Umschulung zum Verwaltungsfachmann, mit den neuen Kollegen kommt der Quereinsteiger jedoch nur schwer klar. Als er 1994 in den Ruhestand gehen kann, ist er froh. Er widmet sich dem Heimwerken. Im Jahr 2002 trifft ihn die Diagnose Blasenkrebs. Er wird operiert, aber fühlt sich seitdem gesundheitlich angeschlagen. 2022 wird bei dem 83-Jährigen ein Prostatakarzinom entdeckt.

Seine Frau Marianne Sch. ist als Tochter eines Bergmanns mit einer älteren Halbschwester aufgewachsen. Sie ist ein kränkliches Kind, erst mit acht Jahren wird sie eingeschult. Später macht sie eine Lehre zur Einzelhandelskauffrau und arbeitet im Lebensmittelhandel. Mit 20 lernt sie ihren Mann kennen. Zunächst ist die junge Familie einige Jahre darauf angewiesen, bei den Eltern zu wohnen. Bis zur Geburt des ersten Kindes bleibt sie noch berufstätig. Dann widmet sie sich den Kindern. Die Verhältnisse sind bescheiden, aber sie ist glücklich. Die Krebserkrankung ihres Mannes im Jahr 2002 stellt ihr gemeinsames Leben auf den Kopf. Dazu kommt ein

Schlaganfall, den sie 2009 erleidet. Ihre Kräfte schwinden weiter, eine Hüftoperation erfolgt zehn Jahre später. Davon hat sie ständige Schmerzen. Wegen Arthrose in Schultern und Händen kann sie den Haushalt nicht versorgen. Es kommt eine Hilfe ins Haus.

Marianne Sch. hat ihr gesamtes Leben mit ihrem Mann verbracht. Wenn er wegen der Krebserkrankung bald sterben muss, gibt es auch für sie keinen Grund mehr, ihr Leiden länger zu tragen. Es wird ein Termin für die Freitodbegleitung Ende November verabredet. Doch dann geht es ihrem Mann plötzlich schlechter, die Schmerzen sind unerträglich. Sie melden sich erneut, der neue Termin ist Mitte November.

2022–197/ Fall Ursula S.

Alter: 74
Beruf: Personalleiterin
Beweggrund: Krebserkrankung

Ursula S. war es als Personalleiterin und Hotelchefin gewohnt, den Überblick zu behalten. Aber sie leidet seit Jahren an einer metastasierenden Krebserkrankung mit unbekanntem Primärtumor, hat starke Schmerzen und schläft kaum noch. Die Beine der 74-Jährigen sind stark angeschwollen. Eine Entwässerung gelingt nicht. Kürzlich hatte sie eine Einblutung im Auge und kann kaum noch etwas sehen. In ihrem schönen Zuhause in einer mittelgroßen Stadt in Oberbayern wird sie von Pflegern und ihrem 93-jährigen Mann versorgt. Ihr ist klar, dass es eine Besserung nicht mehr geben kann, und bespricht sich mit ihrem Hausarzt. Für diesen kommt eine Suizidassistenz nicht infrage, aber er verweist auf die Möglichkeit, die DGHS anzusprechen, bei der S. seit fünf Jahren Mitglied ist.

Ihren Mann hat S. vor mehr als 50 Jahren beim Skifahren kennengelernt, er war der Skilehrer. »Eine klassische Geschichte«, muss sie heute noch schmunzeln. Das gemeinsame Leben wird geprägt durch drei Kinder und den Aufbau eines Hotels. Ein Sohn hat mittlerweile das Hotel übernommen. Die Tochter betreibt mit ihrer Familie einen Obstanbau. Der jüngste Sohn hat eine Behinderung, wird aber gut betreut und hat eine Arbeit.

Als die beteiligte Juristin für das Erstgespräch Ursula S. und ihre Familie aufsucht, ist sie beeindruckt von dem Zusammenhalt. Es wird gemeinsam beraten, wie man dem jüngsten Bruder die Absichten der Mutter beibringt. Am Tag der Freitodbegleitung wollen sie alle da sein.

2022–198/ Fall Hildegard B.

Alter: 77
Beruf: Lehrerin
Beweggrund: fortgeschrittene rheumatische Erkrankung

Hildegard B. begründet ihren Freitodwunsch mit der Aussicht auf eine zunehmende Hilflosigkeit wegen des Fortschreitens ihrer rheumatischen Erkrankungen. Sie sagt, es sei abzusehen, dass sie demnächst zur Bewältigung ihres Alltags auf andere Menschen angewiesen sei. Dies wäre jedoch für sie unerträglich. Eine solche Situation habe sie bereits im Krankenhaus erlebt. Das hinzunehmen, sei ihr sehr schwergefallen, obgleich damals dieser Zustand nur vorübergehend war und die Aussicht auf Besserung bestand. In ihrem Antrag schreibt die 77-Jährige: »Es ist kränkend, entwürdigend und schmerzhaft, um jede Kleinigkeit mehrmals bitten zu müssen.« Dieser Lebensphase möchte sie durch einen Freitod entgehen.

Alternativen wie ein Pflegeheim hat sie bedacht, aber verworfen. Eine Ärztin schlug ihr den Weg des Sterbefastens vor, aber B. fürchtet, dass sich das sehr lange und qualvoll hinziehen würde.

B. war Lehrerin in der Erwachsenenbildung. Bereits seit 28 Jahren ist sie verwitwet. Mit ihrem Sohn lebt sie auf einem Hof, den die beiden als Gnadenhof für Pferde betrieben hatten. In mehreren Telefonaten hat sie sich zum Ablauf und zu den Voraussetzungen einer Suizidhilfe erkundigt. Nun ist sie fest entschlossen. Mitte November ist es so weit.

2022–199/ Fall Thilo Th.

> **Alter:** 87
> **Beruf:** nicht bekannt
> **Beweggrund:** Lebenssattheit

Thilo Th. lebt in einem mittelgroßen hessischen Ort. Mit seinen Kindern, einem leiblichen Sohn und zwei Stiefkindern sowie den Enkeln ist der Kontakt herzlich. Vor kurzem, im Frühjahr dieses Jahres, war seine Frau mit einer organisierten Freitodbegleitung wegen multipler Erkrankungen gestorben. Nun sieht auch der 87-Jährige seine Zeit gekommen.

Seine gesundheitlichen Einschränkungen, Herzrhythmusstörungen und eingeschränktes Sehen, sind im Wesentlichen seinem hohen Alter geschuldet. Bereits bei den abklärenden Gesprächen mit seiner Ehefrau hatte Th. seinerzeit angekündigt, dass er im Herbst ebenfalls gehen wolle. Eigentlich hatten die beiden gemeinsam aus dem Leben scheiden wollen, aber letztlich wollten sie das der Familie »nicht zumuten«, wie er später sagt. Th. hat den selbstbestimmten Abschied seiner schwerkranken Frau als sehr positiv erlebt. Für ihn war es eine »wunderbare Erfahrung«, sie auf diesem lang geplanten Weg begleiten zu können. Er fühlt sich nicht verlassen, auf seine neuen Aufgaben habe sie ihn zu Lebzeiten noch gut vorbereitet. 37 Jahre waren sie verheiratet; es war seine zweite Ehe. Zurzeit kommt er mit der Haushaltsführung gut zurecht. Doch seine Einschätzung ist unverändert: Er sei lebenssatt und möchte im November sterben.

2022–200/ Fall Maria W. & 2022–201/ Fall Manfred W. (Doppelbegleitung)

Alter: 88
Beruf: Erzieherin
Beweggrund: Krebserkrankung

* * *

Alter: 89
Beruf: Maschinenschlosser
Beweggrund: Zustand nach Schlaganfall

Der 88-jährigen Maria W. empfahlen die Ärzte die Amputation ihres linken Beines. Im Oberschenkel breitete sich ein Liposarkom aus, sie hat chronische Schmerzen. Bestrahlungen haben Gewebe zerstört, eine Wunde vergrößert sich und riecht übel. Eine Operation lehnt sie kategorisch ab. Nun kommt alle zwei Tage ein Pflegedienst und bandagiert ihr Bein. Die frühere Erzieherin nimmt starke Schmerzmittel. Wegen Makuladegeneration ist sie bereits fast erblindet. Die Option, bald in ein Pflegeheim zu müssen, kommt für sie überhaupt nicht infrage. Sie will gemeinsam mit ihrem Mann, mit dem sie seit 65 Jahren verheiratet ist, aus dem Leben gehen. Im selben Haus nebenan lebt ihr Sohn mit seiner Frau, er ist selbst an Krebs erkrankt und will bei der Begleitung seiner Eltern nicht zugegen sein.

Manfred W. hat sich nach einem Schlaganfall vor drei Jahren nicht mehr erholt. Sein rechter Arm und sein rechtes Bein blieben gelähmt, er ist kraftlos. Er muss von einem Pflegedienst in seinem Zuhause in einer bayerischen Kleinstadt versorgt werden. Auch seine Frau leistet viel, ist aber selbst bereits gesundheitlich schwer angeschlagen. W. hatte eine Ausbildung zum Maschinenschlosser und dann ein Ingenieurstudium absolviert. Bis zu seiner Frühverrentung mit 58 Jahren war er im selben Unternehmen tätig.

Er und seine Frau sind entschlossen, gemeinsam aus dem Leben zu gehen, und besprechen diesen Wunsch mit ihrem Sohn mehrfach. Als Testamentsvollstrecker setzen sie einen Neffen ein. Es ist alles geregelt – sie können Mitte November gemeinsam gehen.

2022–202/Fall Johannes R.

Alter: 89
Beruf: Schulrektor
Beweggrund: Spinalkanalstenose mit starker Schmerzsymptomatik

Seit dem Tod seiner Ehefrau lebt der ehemalige Schulrektor Johannes R. allein in seinem Haus in einem kleinen Ort in Baden-Württemberg. Die älteste Tochter ist ebenfalls nicht mehr am Leben, aber die beiden anderen Töchter besuchen ihn regelmäßig.

Der jetzt 89-Jährige hatte seinen Berufsweg als Grund- und Hauptschullehrer begonnen. Er unterrichtete mehrere Fächer, aber vorrangig katholische Religionslehre. Er wurde Rektor und später noch Dozent an einem Studienseminar. Inzwischen prägen starke Schmerzen seinen Alltag. 2010 war ein Bandscheibenvorfall diagnostiziert worden. Dazu kommt eine Wirbelkanalverengung, die jede Bewegung schmerzhaft macht, z. B. beim Bücken oder Treppensteigen. Sein Arzt hat starke Schmerzmittel verschrieben, aber das genügt nicht. Ein zweiter Arzt bestätigt ihm, dass es keine stärkeren Medikamente gebe. Also könnte auch ein Umzug ins Pflegeheim R. nicht wirklich helfen, die Schmerzen würden ihn begleiten. Bereits Ende der achtziger Jahre war R. der DGHS beigetreten, da er die Selbstbestimmung als höchstes Gut sieht. Nun reift sein Entschluss, selbstbestimmt aus dem Leben zu gehen. Er bespricht sich mit seinen beiden Töchtern und dem Enkelsohn. Sie können seinen Entschluss verstehen.

2022–203/Fall Karl Wilfried M.

Alter: 76
Beruf: analytischer Kinder- u. Jugendpsychotherapeut
Beweggrund: Multiple Sklerose u. a.

Der heute 76-jährige Karl Wilfried M. war als analytischer Kinder- und Jugendpsychotherapeut tätig. Mit seiner Frau lebt er in einem kleinen Ort in Rheinland-Pfalz. Bereits 1995 war bei ihm Multiple Sklerose (MS) festgestellt worden. Sie verläuft bei ihm in Schüben. 2017 musste er sich einer Wirbelsäulen-Operation unterziehen, seitdem leidet er an einer Blasenentleerungsstörung, er ist inkontinent. Das Schlimmste aber sind ständige Schmerzen. Seit etwa sechs Jahren, als er wegen Lumboischialgie operiert wurde, strahlen starke andauernde Schmerzen in seine Beine und den Halswirbelbereich hinein. Ein weiterer Eingriff brachte keine Besserung. Früher war er mit der MS zurechtgekommen, aber jetzt ist für ihn ein »normales« Leben durch die schweren Schmerzen praktisch nicht mehr möglich.

Mit seiner Frau, die noch berufstätig ist, und dem gemeinsamen Sohn spricht er wiederholt über seinen Freitodwunsch. Die beiden können den Wunsch akzeptieren und werden an seinem geplanten Abschiedstag bei ihm sein.

2022–204/Fall Dr. Maria Elisabeth K.

Alter: 82
Beruf: Geschäftsführerin eines Verlags
Beweggrund: Krebserkrankung

Dr. Maria Elisabeth K. ist ihr Leben lang auf Selbstständigkeit bedacht gewesen. Heute lebt die 82-Jährige im zweiten Stock eines dreigeschossigen Hauses in einer süddeutschen Großstadt. Einen nochmaligen Umzug, etwa in ein Pflegeheim, lehnt sie vehement ab. Für sie ist nun der Freitod der folgerichtige Endpunkt eines selbstbestimmten Lebens.

K. hatte in Nordrhein-Westfalen Betriebswirtschaft studiert und promoviert. Dann übernahm sie die Leitung eines mittelgroßen wissenschaftlichen Verlages, der sie zuletzt unter das Dach eines Großverlages führte. Sie war nie verheiratet, mit ihren Nichten und Neffen pflegt sie losen Kontakt. Gerne hat sie große Reisen unternommen, besaß für einige Jahre auch mal ein Haus in Neuseeland, in dem sie regelmäßig die europäischen Wintermonate verbrachte. Vor sieben Jahren war sie in die DGHS eingetreten und beschäftigt sich mit dem Thema Freitod. Für sie ist das Leben eher eine Aufgabe, die man zu meistern hat. Diese habe sie absolviert, nun sei es genug. Bereits im Sommer hatte sie ihren Antrag auf Vermittlung einer ärztlichen Freitodbegleitung auf den Weg gebracht. Im November wird sie sich verabschieden.

2022–205/Fall Brunhild Sch.

Alter: 81
Beruf: Chefsekretärin
Beweggrund: multiple Erkrankungen

Die frühere Chefsekretärin Brunhild Sch. ist 81 Jahre alt. Das Alter fordert seinen Tribut: Sie leidet u. a. unter koronarer Herzerkrankung, Polyneuropathie beider Beine, Diabetes und der sog. Schaufensterkrankheit, bedingt durch einen Arterienverschluss in der Leiste. Dazu kommt, dass um sie herum die vertrauten Menschen versterben. Ihr langjähriger Lebenspartner starb bereits vor zehn Jahren, dann beide Brüder und kürzlich drei sehr gute Freundinnen.

Sch. hat immer sehr gern gelebt, unternahm Reisen, spielte Golf. Aber zunehmend spürt sie die Einschränkungen des Alters. In ihrer Eigentumswohnung im zweiten Stock könnte sie wegen ihrer gesundheitlichen Probleme nicht mehr lange bleiben, ohne dass ein Umzug in ein Pflegeheim nötig wird. Ihr ist klar, dass die Gebrechen weiter zunehmen.

Die Überlegung eines Freitodes beschäftigt sie schon lange, bereits 1991 trat sie in die DGHS ein. Da sie keine Kinder hat, bittet sie den Sohn einer Cousine, sich als Generalbevollmächtigter um ihre organisatorischen Angelegenheiten zu kümmern. Mitte November leitet sie – in Anwesenheit des helfenden Teams – in ihrer baden-württembergischen Heimatstadt ihr Sterben ein.

2022–206/Fall Prof. Dr. Stefan B.

Alter: 71
Beruf: Hochschullehrer, Ministerialbeamter
Beweggrund: Lungenfibrose

Prof. Dr. Stefan B. lehrte zuletzt als Professor für Politikwissenschaft in einer westdeutschen Großstadt. Er war mit einem Bruder in einer niedersächsischen Stadt aufgewachsen und absolvierte nach der Schule ein Redaktionsvolontariat und Wehrersatzdienst in einer Einrichtung für Menschen mit Behinderungen. Als Stipendiat einer politischen Stiftung kommt er in Kontakt mit dem ministerialen Bereich. Er arbeitet zunächst in Bonn, später in einer anderen Stadt. Er ist beruflich stark gefordert und ist dankbar für alle Chancen und Gestaltungsmöglichkeiten, für

Privates bleibt aber nicht viel Zeit. Seine erste Ehe hält nur sieben Jahre. Er heiratet erneut und bekommt mit seiner zweiten Frau in den 1990er Jahren zwei Söhne.

Einige Jahre ist er auch Landtagsabgeordneter. In den letzten Berufsjahren konzentriert er sich bis zur Pensionierung auf seine Dozententätigkeit. Es sei ein gutes Leben gewesen, resümiert er. Doch seit der Diagnose Lungenfibrose im Jahr 2019 und einem Herzinfarkt befasst er sich intensiv mit Möglichkeiten der Sterbehilfe. Als sein Vater einen Schlaganfall erlitt, sah er, wie dieser zwei Jahre hilflos im Bett lag. Das will er keinesfalls. Er erwägt, für eine Suizidhilfe in die Schweiz zu fahren. Aber die nötige Energie hat er nicht mehr. So ist er froh, über die DGHS eine ärztliche Freitodbegleitung vermittelt zu bekommen. Am Termin Ende November werden seien Frau und die beiden Söhne bei ihm sein.

2022–207/Fall Johannes C.

Alter: 69
Beruf: Fremdsprachenkorrespondent
Beweggrund: Lebenssattheit

Der Fremdsprachenkorrespondent Johannes C. lebt in einer Großstadt im Osten Deutschlands sehr zurückgezogen. Mit seinen drei Schwestern hat er seit einer Erbauseinandersetzung keinen Kontakt mehr. Verheiratet war er nie. Als Motiv für seinen Freitodwunsch gibt er Lebenssattheit an. Er ist froh, dass seit dem Bundesverfassungsgerichtsurteil die Möglichkeit besteht, in Deutschland eine professionelle Freitodbegleitung in Anspruch zu nehmen. Zunächst hat er darauf vertraut, dass ihm sein Hausarzt dies ermöglicht. Eine Zusage habe dieser zunächst erteilt, dann aber verging zu viel Zeit. C. prüft alternative Möglichkeiten, vor seinem 70. Geburtstag aus dem Leben gehen zu können. Schließlich nutzt er seine Mitgliedschaft bei der DGHS, um einen neuen Anlauf zu machen, selbstbestimmt sterben zu können.

C. stammt aus einem mittelgroßen Ort in Nordrhein-Westfalen, wo er »erzkatholisch« mit seinen Schwestern aufwuchs. Nach Schulabschluss und einer Zeit bei der Bundeswehr zieht er in eine Großstadt im Osten Deutschlands und beginnt zu studieren. Eigentlich plant er eine Promotion, hat aber Pech mit seinem Doktorvater. Der erste stirbt, zu einem anderen kann er kein Vertrauen aufbauen. Nur in einem seiner Fächer hat er einen Studienabschluss. Mit seinen dort erworbenen Fremdsprachenkenntnissen kann er bei einer Kultureinrichtung und später bei der Stadtverwaltung seinen Lebensunterhalt verdienen. In seiner Freizeit fotografiert und malt er. Aber er bleibt ein zurückgezogener Mensch. Um seinen Nachlass sollen sich die Behörden kümmern. Er will sich so verabschieden, wie er gelebt hat: leise.

2022–208/Fall Sonja P.

Alter: 80
Beruf: kein Schulabschluss, Reinigungskraft
Beweggrund: Krebserkrankung

Sonja P. wird mit 80 Jahren Ende November aus dem Leben gehen können. Die frühere Putzfrau war in einer Großstadt in Norddeutschland zuhause. Von ihren drei Kindern leben nur noch die beiden Töchter, ein Sohn ist an Lungenkrebs verstorben. P. ist zum ersten Mal im Alter von 17 Jahren Mutter geworden, sie hat keinen Schulabschluss. Sie war drei Mal verheiratet, ihr letzter Mann starb ebenfalls an Lungenkrebs. C. arbeitete als Putzfrau, in den letzten Jahren als Kontoristin auf Teilzeitbasis.

Im Januar vorigen Jahres war ein Colon-Karzinom, Dickdarmkrebs, festgestellt worden. Mittlerweile liegt eine Lymphknotenmetastasierung vor. Aussicht auf Heilung besteht nicht. Alle 14 Tage erhält sie eine Immuntherapie, die die Schmerzen in Schach halten kann. Ein ambulantes Palliativteam kommt zu ihr, dennoch will sie den Zeitpunkt ihres unabwendbaren Todes selbst bestimmen und wendet sich an die DGHS. Nach Prüfung der Krankheitssituation und der Freiverantwortlichkeit kommt die Zusage. Die Kosten werden in ihrem Fall aus dem Solidarfonds getragen.

2022–209/Fall Heinrich W.

Alter: 82
Beruf: Landschaftsgärtner; Gartenmeister
Beweggrund: Krebserkrankung

Der ehemalige Landschaftsgärtner Heinrich W. ist in Baden-Württemberg zuhause. Aufgrund seiner Verfassung, der Diagnosen und seines Alters (82) möchte er in Würde und selbstbestimmt gehen. Erst vor kurzem war er der DGHS beigetreten. Ihn treibt die Angst um, aufgrund seines Gehirntumors plötzlich keine Entscheidung mehr treffen zu können. Er leidet an Gleichgewichtsstörungen und ist unsicher beim Gehen. Außerdem liegen eine koronare Herzerkrankung und ein Glaukom vor.

Bereits jetzt muss er von Frau und Tochter bei der Körperpflege und beim Toilettengang unterstützt werden. Autofahren ist längst unmöglich. Sein Aktionsradius ist extrem eingeschränkt.

In der zuständigen Universitätsklinik war ihm eine Operation seines Tumors empfohlen worden. Doch Heinrich W. hat genug. Seine Tochter hilft ihm, den Antrag auf den Weg zu bringen. Er ist froh, als für Ende November ein Termin festgelegt wird.

2022–210/Fall Monika Sch.

Alter: 73
Beruf: Kaufmännische Angestellte
Beweggrund: Krebserkrankung

Bereits 2018 war bei Monika Sch. Brustkrebs festgestellt und operiert worden. Im Sommer 2021 kam ein erneuter Befund, dieses Mal mit Metastasen in den

Lymphknoten. Sie will nicht mehr im Krankenhaus bleiben und entscheidet sich für eine palliative Versorgung. Seit Anfang dieses Jahres nimmt sie starke Medikamente, die schwere Nebenwirkungen erzeugen.

Sch. lebt in einer hessischen Kleinstadt, sie war als Kaufmännische Angestellte tätig. Es gibt zwei Töchter und drei Enkelkinder, vom Vater hatte sie sich früh scheiden lassen. Ihr Lebensgefährte unterstützt sie, so gut er kann. Doch es ist offensichtlich, wie sie unter ihrer Erkrankung leidet. Ihr Nervenkostüm liegt blank, mitunter wird sie ihm gegenüber unleidlich. Möglichst noch vor Weihnachten will sie aus dem Leben scheiden. Man einigt sich auf einen Termin Ende November.

2022–211/Fall Franziska B.

Alter: 55
Beruf: Speditionskauffrau
Beweggrund: Multiple Sklerose (MS)

Bei der 55-jährigen Franziska B. ist die Multiple Sklerose bereits weit fortgeschritten. Seit April 2020 hatte sich ihr Gesundheitszustand bereits rapide verschlechtert, doch es dauerte fast ein Jahr, bis die Diagnose eindeutig war. Als besonders schlimm empfindet sie den permanenten Schwindel, der sie selbst im Liegen quält. Es gelingt ihr immer weniger, sich abzulenken. Sie wohnt nahe einer Großstadt in Bayern. Sie hat vor längerem einen Pflegegrad zugesprochen bekommen. Vermutlich müsste dieser inzwischen erhöht werden. Die Aussicht, abhängig von Versorgung zu werden, ist ihr ein Gräuel. Noch versorgt sie sich selbst, so gut sie kann. Blase und Darm entleeren sich über Katheter, so ist es nicht erforderlich, dass sie Windeln tragen muss.

B. ist in einer gefühlskalten Familie groß geworden und hat es daher vorgezogen, den Kontakt möglichst einzuschränken. Ihre Mutter kann anscheinend mit der gesundheitlichen Verfassung der Tochter nicht umgehen und hat wenig Verständnis. Nach der Mittleren Reife hatte B. Speditionskauffrau gelernt und sich und den anderen bewiesen, wie leistungsfähig sie sei. Gerne denkt sie an ihr berufliches Umfeld und die Kollegen. Sie will noch ein paar Abschiedsbriefe schreiben. Ihr wird versprochen, dass diese Briefe nach ihrem Tod auf den Weg gebracht werden. Ende November ist ihr selbstbestimmter Abschied.

2022–212/Fall Dr. Paul N.

Alter: 87
Beruf: Arzt
Beweggrund: u. a. Spinalkanalstenose, Niereninsuffizienz dritten Grades, Herzerkrankung

Dr. Paul N. ist mit einem Bruder in Rumänien aufgewachsen. Als Mitglieder einer ungarischen Minderheit spürt seine Familie, dass die politischen Verhältnisse unberechenbar sind. Er ist froh, dass er Medizin studieren kann, findet eine Anstellung und bringt es sogar bis zur Chefarztposition. Er bleibt auf der Hut, sich systemkonform zu verhalten. Im Studium hat er seine spätere Frau kennengelernt. Sie heiraten 1958, es werden zwei Kinder geboren. Dank guter Beziehungen und mit Glück können sie 1978 nach Deutschland ausreisen. Er muss die Sprache lernen, sein Fleiß hilft ihm. Er bekommt in einer Großstadt in Nordrhein-Westfalen eine Anstellung als Arzt. Nach ein paar Jahren kann er sich mit einer eigenen Praxis selbstständig machen.

Bereits als junger Mann hatte N. unter ständigen Rückenschmerzen gelitten und deshalb viel Sport getrieben. Seit etwa zehn Jahren haben sich seine Beschwerden so verschlechtert, dass er keinen Sport mehr ausüben kann. Er ist auf ein Stützkorsett angewiesen. Seine Diagnosen: u. a. Spinalkanalstenose; Niereninsuffizienz 3. Grades; Herzerkrankung. Der 87 Jahre alte Mann pflegte seine zuletzt an Alzheimer erkrankte Frau, sie ist vor einigen Monaten nach 70 Ehejahren gestorben. Um ihn kümmert sich nun die erwachsene Tochter, doch er meint, es fühle sich nicht richtig an. Sein gesundheitlicher Zustand ist bereits sehr schlecht. Er stellt einen Antrag an die DGHS, damit ihm geholfen wird, selbstbestimmt zu gehen.

2022–213/Fall Waltraud P.

Alter: 94
Beruf: Chefsekretärin / Arzthelferin
Beweggrund: fast völlige Erblindung und Taubheit

Den ganzen Tag sitzt Waltraud P. in einem abgedunkelten Zimmer eines Altenheimes. Sie muss eine Sonnenbrille tragen, weil Licht ihr Schmerzen verursacht. An Gesprächen mit anderen Bewohnern kann sie sich nicht beteiligen. Frühere Freunde sind verstorben oder gesundheitlich bereits sehr eingeschränkt. Es ist für P. eine Qual, geistig nicht mehr gefordert zu sein. In ihrem Berufsleben hatte sie als Chefsekretärin in einem Pharmaunternehmen eine anspruchsvolle Tätigkeit ausgeübt.

Sie ist mit zwei Geschwistern im Riesengebirge aufgewachsen. Durch Krieg und Vertreibung kam sie in einen bayerischen Ort, wo sie zunächst in einer Arztfamilie unterkam. Dort erlernte sie den Beruf der Arzthelferin und übte ihn 17 Jahre lang aus – erst in der Arztpraxis, dann in einem Labor. Als ihr Chef stirbt, orientiert sie sich beruflich neu.

Sie ist jetzt 94 Jahre alt und entschlossen, ihr Leben selbstbestimmt zu beenden. Der von der DGHS beauftragte Jurist überzeugt sich von der Freiverantwortlichkeit des gefassten Entschlusses und sucht das Gespräch mit dem Leiter des Pflegeheims, um ihm die geplante Freitodbegleitung anzukündigen.

2022–214/Fall Maria S.

Alter: 89
Beruf: Krankenschwester
Beweggrund: Krebserkrankung

Maria S. ist das jüngste von drei Geschwistern. Als sie sechs Jahre alt ist, stirbt die Mutter. Mehrfach zieht der Vater, ein Pfarrer, mit den Kindern um, bis sie sich in einer Großstadt im Osten Deutschlands niederlassen. Dort muss sie die Kriegsjahre durchmachen, noch heute hat sie bisweilen Albträume. Es folgen ein weiterer Umzug und eine neue Ehe des Vaters. Es werden drei weitere Geschwister geboren, mit denen der Kontakt aber abgebrochen ist.

1954 lernt sie ihren Mann kennen und fühlt sich erstmals emotional aufgehoben. Mit ihm bekommt die Krankenschwester zwei Kinder, einen Sohn und eine Tochter. Der Sohn ist mit schweren geistigen Behinderungen auf die Welt gekommen, mit zehn Jahren muss er in einem Heim untergebracht werden. Er stirbt früh. Ein weiterer Schicksalsschlag ist der Tod der Enkeltochter, die nur 14 Jahre alt wurde. Ihr geliebter Ehemann stirbt 1995 an Krebs.

Ein Jahr später wird bei ihr ein Karzinom im Dickdarm festgestellt. Ihre Tochter ist ein großer Halt, sie sind in engem Kontakt. Als S. sich bei einem Sturz das Handgelenk bricht, organisieren sie den Umzug der Mutter in die Nähe. In dieser Großstadt in Nordrhein-Westfalen erwarten Mutter und Tochter das helfende Team, das ihr von der DGHS vermittelt worden ist.

2022–215/Fall Ute G.

> **Alter:** 76
> **Beruf:** Einzelhandelskauffrau
> **Beweggrund:** multiple Erkrankungen, langjährige depressive Störung

Ute G. (76) stammt aus Norddeutschland. 1963 lernt sie ihren Mann kennen. Es war eine große Liebe. Sie werden 46 Jahre lang bis zu dessen Tod verheiratet sein. Mit dem Sohn aus dieser Ehe hat sie auch heute noch eine herzliche Beziehung. Seit sechs Jahren ist G. Witwe. Sie war bis zu ihrer Heirat als Einzelhandelskauffrau tätig und lebt heute in einer Großstadt im Westen Deutschlands.

Ihre Wohnung verlässt sie kaum. Sie ist seit Jahren wegen einer depressiven Störung in Behandlung. Deshalb wird ihr Freitodwunsch und die Freiverantwortlichkeit der Entscheidung intensiv hinterfragt. Der behandelnde Facharzt attestiert, dass alle Therapieversuche der vergangenen Jahre erfolglos waren und sie sozusagen »austherapiert« sei. Sie hat eine reflexive Distanz zu ihrer Erkrankung. Dazu kommen altersbedingte Hüftschmerzen wegen einer multisegmentalen Spinalkanalstenose.

Ihr Sohn kann den Freitodwunsch verstehen und respektieren. Anfang Dezember soll es so weit sein.

2022–216/Fall Lisa E. & 2022–217/Fall Helge K. (Doppelbegleitung)

> **Alter:** 83
> **Beruf:** Fremdsprachensekretärin
> **Beweggrund:** Lebenssattheit
> * * *

Alter: 77
Beruf: Ingenieur
Beweggrund: Lebenssattheit

Lisa E. ist jetzt 83 Jahre alt. Bereits als junge Frau hat sie der Gedanke begleitet, dass man sie nicht gefragt habe, ob sie auf die Welt kommen will. Also müsse sie das Recht haben, über ihr Ende selbst bestimmen zu können. Die Altersgebrechen setzen der früheren Übersetzerin und Fremdsprachensekretärin zu. Sie wünscht sich, gemeinsam mit ihrem Lebensgefährten Helge K. ihr Leben beenden zu können. Einen großen Teil ihrer Kindheit hat sie auf einem großen Anwesen in Schleswig-Holstein verbracht, auf dem ihr Vater als Forstmeister angestellt war. Nach Handelsschule und Abitur verbringt sie ein Jahr als Au-Pair in Frankreich. Wieder zurück, findet sie eine Anstellung als Übersetzerin in einer mittelgroßen rheinland-pfälzischen Stadt – und einen Ehemann. Gut 20 Jahre hält die Verbindung.

Helge K. ist 77 Jahre alt und arbeitete bis zur Pensionierung als Ingenieur bei der Deutschen Bahn, zuvor in der Industrie. Nachdem er vor zwei Jahren Witwer wurde, war er froh, Lisa E. zu begegnen. Seine drei erwachsenen Kinder, die bereits eigene Kinder haben, hat er über die Freitodabsichten informiert, sie können seinen Wunsch respektieren.

In seinem Appartement im Pflegeheim wollen die beiden die Freitodbegleitung stattfinden lassen. Man verabredet einen Termin Anfang Dezember. Es sollen danach zwei Telefonate getätigt werden: der obligatorische Anruf bei der örtlichen Kriminalpolizei und ein weiterer beim ältesten Sohn.

2022–218/Fall Wolfgang N.

Alter: 71
Beruf: Architekt und Stadtplaner
Beweggrund: Multiple Sklerose (MS) und Schmerzen

Wolfgang N. hatte nach der Schulzeit in einer Heimatstadt in Niedersachsen Architektur studiert und konnte danach als Stadtplaner tätig sein, bis ihn die Multiple Sklerose zwang, in den vorzeitigen Ruhestand zu gehen. Aus einer ersten Ehe hat er drei erwachsene Kinder. Eine Tochter ist bereits mit 28 Jahren an einem Aneurysma verstorben. Zu den vier Enkelkindern ist der Kontakt herzlich. Seit dem Jahr 2006 ist er in zweiter Ehe glücklich verheiratet. Zwei Jahre nach der Hochzeit wurde bei ihm die MS festgestellt. Neben den körperlichen Einschränkungen leidet der 71-Jährige auch an starken Schulter- und Nackenschmerzen. Im vorigen Jahr kam noch ein Herzleiden hinzu. Von seiner Frau und einem Pflegedienst wird er versorgt, er hat Pflegegrad 4. Früher war er sehr sportlich, fuhr gerne Rad. Wegen der Gleichgewichtsstörungen wurde das unmöglich. Die starken Schmerzmittel, die er nehmen muss, erzeugen weitere Probleme wie Benommenheit und Schwindel.

Er will seine Frau nicht gern allein lassen, aber die Krankheit MS ist nicht aufzuhalten. Also befasst er sich mit der Planung eines selbstbestimmten Sterbens. Die Familie wird ihn Anfang Dezember auf dem letzten Stück Weg begleiten.

2022–219/Fall Charlotte Maria G.

Alter: 65
Beruf: Buchhalterin
Beweggrund: Amyotrophe Lateralsklerose (ALS)

Charlotte Maria G. ist für Nahrungsaufnahme, Körperpflege, zum Anziehen und sogar bei Juckreiz, wenn sie sich kratzen will, auf fremde Hilfe angewiesen. Sie lebt in einer Zwei-Zimmer-Wohnung in einer größeren Stadt in Süddeutschland. Ihren Gesamtzustand, bedingt durch die Muskelerkrankung ALS (Flail-Arms-Verlaufsform), empfindet sie als entwürdigend. Die Schultern sind gelähmt. Sie ist sie in jüngster Zeit mehrfach gestürzt. Bald wird sie komplett bettlägerig sein. Sie erwägt den Weg des Sterbefastens, doch der scheint ihr zu langwierig und strapaziös. Eine ihrer Pflegekräfte recherchiert für sie im Internet die Möglichkeiten, wie G. selbstbestimmt sterben kann. So kommt es zu einem Kontakt mit der DGHS.

G. war im Jahr 1990 aus Rumänien nach Deutschland gekommen und arbeitete bis zur vorzeitigen Berentung wegen Erwerbsunfähigkeit als Buchhalterin. Sie blieb ledig, hat eine Tochter und zwei kleine Enkelsöhne. Sie ist eine temperamentvolle und sympathische Frau, aber die vielen Hilfsutensilien in ihrem Wohnzimmer und die 24-Stunden-Pflegekraft im Nebenzimmer sprechen eine klare Sprache. G. hofft, dass ihre Tochter bei ihr sein wird, wenn sie Anfang Dezember ihrem Leidenszustand ein Ende setzen wird.

2022–220/Fall Margret K.

Alter: 95
Beruf: Verkäuferin, Hutmacherin
Beweggrund: div. Schlaganfälle

Bereits vor 23 Jahren ist Margret K. in die DGHS eingetreten. Sie stammt aus einer Großstadt im Ruhrpott und ist zeitlebens dortgeblieben. Ihre beiden Brüder sind mittlerweile verstorben. Die Kriegs- und Nachkriegsjahre waren von vielen Entbehrungen gekennzeichnet. Sie lernt Hutmacherin und arbeitet in einem Modehaus, verkauft Hüte. Eine der Kunden kommt immer häufiger ins Kaufhaus – zu ihr. Als er innerhalb von zwei Wochen drei Hüte gekauft hat, wagt er es schließlich, ihr einen Spaziergang vorzuschlagen. Sie heiraten zwei Jahre später. Dem Modehaus bleibt sie treu und bekommt eine ganze Abteilung anvertraut.

Sie bekommt keine eigenen Kinder, umso mehr freut sie sich, zu den drei Kindern ihres Bruders einen guten Kontakt zu haben. Zudem gibt es enge Freunde, deren Kindeskinder sie fast als eigene Enkel ansieht. Täglichen Besuch bekommt die

Witwe von Paul (98), der ihr vor zehn Jahren beim täglichen Gang zum Briefkasten erstmals begegnet ist.

Der heute 95-Jährigen macht vor allem ihre schwere Darmerkrankung, ein sog. Meteorismus, zu schaffen. Zudem ist ihre Sehkraft fast völlig verloren gegangen. Dazu kamen in jüngster Zeit mehrere Schlaganfälle. Sie ist bereit zu sterben. Der Termin wird Anfang Dezember festgelegt.

2022–221/Fall Birke G.

Alter: 85
Beruf: Museumsleiterin
Beweggrund: Lebenssattheit

Birke G. begründet ihren Freitodwunsch mit Lebenssattheit. Nach überstandener Covid-Erkrankung blieb ihr eine Schlaflosigkeit, aber ernsthafte Erkrankungen hat sie nicht. Die gelernte Grundschullehrerin und spätere Museumspädagogin hatte ein Museum geleitet. Sie lebt in einer Großstadt in Bayern. Die 85-Jährige beobachtet sehr aufmerksam das Weltgeschehen, es macht ihr Sorge. Als junge Frau war sie in der Friedensbewegung engagiert. Heutige Entscheidungen zu Waffenlieferungen sieht sie kritisch. G. lebt allein in einer großzügigen Wohnung. Aus einer früh geschlossenen Vernunftehe hat sie zwei Kinder, die längst erwachsen sind. Nach 26 Jahren Ehe lässt sie sich scheiden.

G. ist die heutige Welt fremd geworden, sie will nicht mehr und sucht den Kontakt zur DGHS. Anfang Dezember verabschiedet sie sich – selbstbestimmt.

2022–222/Fall Dr. Jürgen A.

Alter: 84
Beruf: Bauingenieur
Beweggrund: Zustand nach Hirninfarkt

Die körperlichen Einschränkungen von Dr. Jürgen A. sind nach einem Hirninfarkt im April besonders stark geworden. Der ehemalige Bauingenieur kann nicht mehr an kulturellen Veranstaltungen teilnehmen. Aber am schlimmsten waren die schlechten Erfahrungen, die er in der mehrmonatigen Zeit seiner Klinikaufenthalte machen musste. Wie ein lästiges Übel sei er sich vorgekommen, stets umhergeschubst.

A. ist mit zwei Geschwistern aufgewachsen. Nach mehrfachen Umzügen der Familie landet er zum Studium in einer Stadt in Baden-Württemberg. Er studiert Geologie, promoviert und gründet ein eigenes Ingenieurbüro in einer ostdeutschen Großstadt. Seine Gutachten sind gefragt. Er geht zwei Ehen ein, die beide geschieden werden. Kinder bekommt er nicht. Er ist vielseitig interessiert und widmet sich neben der Arbeit Themen wie Kunst und Politik.

Dem mittlerweile 84-Jährgen ist klar, dass seine gesundheitliche Situation sich nicht mehr verbessern wird. Er will unbedingt vermeiden, stärker auf fremde Hilfe und Pflege angewiesen zu sein. Da er bereits vor vielen Jahren in die DGHS eingetreten war, greift er nun auf die Möglichkeit zurück, eine ärztliche Freitodbegleitung vermittelt zu bekommen.

2022–223/Fall Sigrid L.

Alter: 83
Beruf: Industrie-Kaufmannsgehilfin
Beweggrund: multiple Erkrankungen, Probleme mit Bewegungsapparat

Der ehemaligen Industrie-Kaufmannsgehilfin Sigrid L. machen mehrere stark schmerzhafte Krankheiten zu schaffen. Die 83-jährige Witwe, die in einer Großstadt in Reinland-Pfalz zu Hause ist, leidet u. a. an degenerativem HWS-Syndrom und Spinalkanalstenose. Dazu kommen Polyneuropathien und Herzschwäche. Sie hat chronische Schmerzen und neigt zu Stürzen.

Ihre Tochter und ihr Schwiegersohn leben ganz in der Nähe und sind häufig bei ihr. Als ihr Mann pflegebedürftig war und versorgt werden musste, hat L. diese Situation als sehr belastend und entwürdigend empfunden. Das will sie für sich selbst keinesfalls. Deshalb sucht sie 2020 den Kontakt zur DGHS. Ihr Entschluss, selbstbestimmt streben zu wollen, wird unumstößlich. Mitte Dezember kann sie ihn umsetzen.

2022–224/Fall Heidrun B.

Alter: 83
Beruf: Sachbearbeiterin bei Versicherungsgesellschaft, Juristin
Beweggrund: Multiple Erkrankungen; Lebenssattheit

Heidrun B. ist 83 Jahre alt. Ihren Ehemann habe man an einer großen Klinik zu Tode therapiert, meint sie. Die Juristin lebt im Vorort einer ostdeutschen Großstadt und mag nicht mehr weiterleben. Ihr Zuhause ist eine Seniorenresidenz. Ihre Mitbewohnerinnen und Mitbewohner werden zunehmend dement. Das ist eine Perspektive, die sie schreckt. Sie selbst ist wegen Osteoporose stark im Gehen eingeschränkt, hat Hüftprobleme und bewegt sich nur mühsam. Eigentlich sollte sie sich einer Operation an der Gelenkpfanne unterziehen. Das will sie nicht mehr.

B. ist mit einem Bruder und ihren Eltern in Pommern, dem heutigen Polen, aufgewachsen. Die Familie flüchtete wegen des Krieges in eine ostdeutsche Großstadt. Dort wird B. später Jura studieren und parallel eine Ausbildung zur Bankkauffrau absolvieren. Beruflich wird sie in mehreren Versicherungen als Schadensbearbeiterin tätig sein. Immer ist sie gern gereist, liebt Literatur und Musik.

Nun soll es schnell gehen mit der Terminfindung für eine ärztliche Freitodbegleitung. Ihr Testament ist gemacht, sie bedenkt darin eine Einrichtung für Menschen mit Behinderungen. Der gewünschte Todestag ist Mitte Dezember.

2022–225/Fall Almuth J.

> **Alter:** 93
> **Beruf:** steuerl. Bevollmächtigte mit eigener Steuerkanzlei
> **Beweggrund:** multiple Erkrankungen

Bereits vor 31 Jahren war Almuth J. in die DGHS eingetreten. Sie war immer eine sehr selbstbestimmte Person. Noch mit 85 Jahren unternahm sie eine Afrika-Reise. Sie stammt aus Nordrhein-Westfalen, wo sie damals auch das Kriegsende erlebte. Eine Buchhändlerlehre bricht sie ab und beginnt als ungelernte Kraft bei einer Bank. Mit Anfang 20 lernt sie ihren Ehemann kennen, heiratet und bekommt eine Tochter. Doch ihr Mann erleidet am Tag nach der Hochzeit einen Verkehrsunfall, der ihn in eine Depression stürzt, aus der er nicht mehr herausfindet. Ihre Ehe zerbricht schließlich daran. Nach der Trennung schlägt sie sich als Buchhalterin und in einer Steuerkanzlei durch. Dort kann sie eine Ausbildung zur Steuerfachwirtin machen und sogar eine eigene Steuerkanzlei eröffnen, die sie mittlerweile an Tochter und Schwiegersohn abgegeben hat.

Ihre Gesundheit verschlechtert sich ständig. Sie ist 93 Jahre alt, leidet an Multimorbidität, u. a. einem Non-Hodgkin-Lymphom. Nach einer überstandenen Lungenentzündung hat sie Schmerzen beim Atmen. Dazu kommen Inkontinenz und Sehbehinderung durch Makuladegeneration. Zunehmend empfindet sie ihr Dasein in einer Großstadt im Westen Deutschlands als entwürdigend. In eine stationäre Pflegeeinrichtung will sie nicht. Ihr großer Wunsch: Es soll bald mit ihr vorbei sein.

2022–226/Fall Wilhelm Sch.

> **Alter:** 76
> **Beruf:** Einzelhandelskaufmann
> **Beweggrund:** Amyotrophe Lateralsklerose (ALS)

Wilhelm Sch. kann sich nicht vorstellen, die neurologische Erkrankung ALS bis zum Ende durchzustehen. Er war erst kürzlich für drei Wochen auf einer palliativmedizinischen Station. Nun weiß er, dass dies keine Alternative für seine letzten Wochen ist. Nach einem schönen und selbstbestimmten Leben ist ihm der drohende Autonomieverlust eine entsetzliche Vorstellung.

Die ALS war 2014 bei ihm festgestellt worden. Dazu kommen ein paar Jahre später Skoliose, eine Wirbelsäulenverkrümmung, Myelopathie und ein Restless-Legs-Syndrom. Der ehemalige Einzelhandelskaufmann ist jetzt 76 Jahre alt und lebt in einer Großstadt im Westen Deutschlands. Er ist längst auf den Rollstuhl angewiesen, das Essen fällt ihm wegen seiner zunehmenden Muskelschwäche schwer. Dazu kommen ständige Schmerzen. Mitte Dezember kann er sich aus einem Leben und Leiden verabschieden. Neben dem beteiligten Team ist seine Lebensgefährtin in dieser Stunde bei ihm.

2022–227/Fall Christa H.

> **Alter:** 84
> **Beruf:** Lektorin
> **Beweggrund:** Krebserkrankungen, multiple Erkrankungen

Die Freiheit war ihr immer das Wichtigste. Christa H. ist in der früheren DDR aufgewachsen. Nach der Schule will sie Kunstgeschichte studieren, doch für sie ist das Lehramt vorgesehen. Das will sie nicht und geht Ende der 1950er Jahre in den Westen. Dort studiert sie ihr Wunschfach. Sie heiratet und bekommt schnell nacheinander zwei Kinder, einen Sohn und eine Tochter. Als die Kinder erwachsen sind, zerbricht die Ehe. Sie wird Lektorin in einem Verlag, kann ein paar Jahre später in eine Galerie wechseln und kümmert sich nun um Kunsthandel. Später organisiert sie Ausstellungen bis zum Renteneintritt. Noch einmal findet sie einen Mann, doch dieser stirbt bereits nach sieben Jahren Ehe.

Heute erinnert sie sich, dass sie ihren todkranken Mann nicht gehen lassen wollte. Das beschäftigt sie. Sie selbst war bis zu ihrem 80. Geburtstag noch bei guter Gesundheit. Doch dann kam ein Schlaganfall, Brustkrebs, Herzinsuffizienz und eine geriatrische Reha-Maßnahme, die sie in scheußlicher Erinnerung hat. Sie sagt, man hätte sie bereits damals sterben lassen sollen. In ihrer Wohnung in einer Großstadt im Osten Deutschlands, wo die 84-Jährige heute lebt, will sie sich frei und selbstbestimmt verabschieden dürfen. Die Tochter und eine Freundin haben dafür Verständnis, sie werden dabei sein.

2022–228/Fall Sarina W.

> **Alter:** 51
> **Beruf:** Facharbeiterin für Tierprodukte
> **Beweggrund:** Multiple Sklerose (MS)

Sarina W. ist 51 Jahre alt. Seit vielen Jahren leidet sie an Multipler Sklerose. Dazu kommen Diabetes und Morbus Cushing. Mittlerweile sei die Behandlung mit Betäubungsmitteln ausgereizt, die Schmerztherapie bliebe ohne Erfolg.

Die Mutter einer 15-jährigen Tochter, die in einer ostdeutschen Großstadt zu Hause ist, lebt mit ständigen Schmerzen und ohne Teilhabe am sozialen Leben. Ihre Tochter musste zu einer Pflegefamilie umziehen, um gut betreut und versorgt zu sein. Vor zehn Jahren ist die gelernte Facharbeiterin für Tierprodukte in eine behindertengerechte Wohnung umgezogen.

Frau W. ist wegen ihrer Erkrankung längst auf Erwerbsminderungsrente und Grundsicherung angewiesen. Im August erläutert sie in ihrem Antrag ihre Situation. Daher werden die entstehenden Kosten für die Freitodbegleitung später aus dem entsprechenden Solidarfonds getragen.

2022–229/Fall Dr. Peter E.

Alter: 79
Beruf: Physiker
Beweggrund: Krebserkrankung

Dr. Peter E. war immer klar, dass er, wenn es schlecht um ihn steht, selbstbestimmt aus dem Leben gehen will. Nun hat sein Prostatakrebs gestreut, es gibt Metastasen in der Wirbelsäule. Als nächster Schritt droht die Pflegebedürftigkeit. So weit will er es nicht kommen lassen. Im Februar ist er von einer Juristin in seiner Wohnung aufgesucht worden. Er ist als Physiker strukturiertes Denken gewohnt und macht auf sie einen klaren und wohlüberlegten Eindruck. Recht bald wird er auch den zuständigen Arzt sprechen, um seine verbleibende Zeit bestmöglich genießen zu können, sobald ihm alle Abläufe seines gewünschten Sterbens klar sind.

E. ist Jahrgang 1942 und Einzelkind. Seine Mutter zog mit ihm von seinem Geburtsort nahe der heutigen polnischen Grenze nach Niedersachsen, wo sie einen neuen Mann fand. Später gab es noch einen weiteren Partner. Sein technisches Studium finanzierte sich E. durch Jobs als Schaffner und als Busfahrer. Später reüssierte er bei einer Institution für Reaktorsicherheit in einer nordrheinwestfälischen Großstadt. Dort heiratet er, bekommt einen Sohn. Die Ehe hält nicht, er zieht in eine ostdeutsche Großstadt. Seine Frau bleibt in dem gemeinsamen Haus. Der 79-Jährige hat einen guten Kontakt mit seinem Sohn. Dieser steht ihm bei, als er seine letzte große Entscheidung trifft. Bis zum Jahresende lässt sich E. noch Zeit, die Freitodbegleitung findet schließlich kurz vor Weihnachten statt.

4 Fallbeschreibungen

4.1 Zahlen & Fakten

Im Jahr 2022 wurden sieben Anträge abgelehnt. 19 Antragsteller*innen sind während des Antragsverfahrens verstorben. Es gab elf Doppelbegleitungen. Neun Freitodbegleitungen fanden in stationären Pflegeeinrichtungen statt. Bei 19 Antragsteller*innen wurden die Kosten aus dem Solidarfonds getragen. Die jüngste Verstorbene war 40 Jahre alt (rezidives Glioblastom), die älteste war 101 Jahre alt.

4.2 Zwei Fallbeispiele in einer vollständigen Dokumentation

Im Folgenden werden exemplarisch zwei Fälle aus dem Jahr 2022 vollständig dokumentiert. Der eine Fall, Herr Dr. A., steht beispielhaft für eine Freitodbegleitung, die wegen Lebenssattheit gewünscht wurde. In den Fallstatistiken macht dieser Beweggrund eine große Gruppe aus. Der andere Fall, welcher von Frau W. handelt, ist einer von vielen, der wegen einer schweren Erkrankung beantragt wurde.

Causa 1

Antrag auf Vermittlung einer Freitodbegleitung[8]

Sehr geehrte Damen und Herren,
ich bin seit langer Zeit fest entschlossen, mein Leben aus freien Stücken selbst zu beenden und wende mich nun an Sie mit der Bitte um Vermittlung einer Freitodbegleitung.

Das empfohlene Beratungsgespräch mit Schluss.PUNKT habe ich bereits am 30.12. mit Frau (…) geführt und daraufhin die erforderlichen Detailinformationen erhalten.

---

8 Dieser Antrag wurde anonymisiert, weshalb der Briefkopf entfernt wurde.

Das Angebot der DGHS ist nach dem Urteil des Verfassungsgerichts eine große Erleichterung für Menschen wie mich, die den Entschluss gefasst haben, ihr Leben zu beenden und die das mit der entsprechenden Hilfe auf für sich selbst und die Zurückbleibenden humane Weise tun wollen. Die Freitodbegleitung durch die DGHS wäre für mich die Alternative zu einem sog. harten Suizid, den ich nach wie vor vermeiden möchte. Ich werde diesen Weg aber gehen, wenn sich herausstellt, dass es keinen anderen gibt.

Mein eigener Sterbewunsch hat andere Gründe als die, die im Mittelpunkt der Sterbehilfedebatte stehen. Ich hoffe sehr, Sie behalten bei Ihrer Entscheidung immer das grundsätzliche Anliegen der DGHS im Auge, das von Anfang an über die Verengung des Problems auf den medizinischen Kontext hinausging. Diese konsequente und ausgereifte Grundsatzposition der DGHS war für mich auch der Grund, Mitglied zu werden. Soweit ich das sehe, war und ist die DGHS die einzige Organisation, die immer dafür eingetreten ist, den Sterbewillen auch als Ergebnis eines intellektuellen und existenziellen Prozesses ohne Bevormundung zu akzeptieren und Menschen, die an diesen Punkt gelangt sind, zu unterstützen.

Aus dieser Grundsatzposition ergeben sich natürlich auch Probleme, die es in dieser Form bei den Sterbehilfeorganisationen nicht gibt. Ich bin im Oktober bei der Informationsveranstaltung hier in Berlin mit Prof. R. (…) gewesen. Die Möglichkeit, solche Fragen anzusprechen, habe ich dort nicht genutzt, und Prof. R. (..) ist auf sie von sich aus nicht zu sprechen gekommen. Ich verstehe das und will es nicht kritisieren, der Rahmen und der Teilnehmerkreis waren dafür nicht geeignet. In Bezug auf mein eigenes Anliegen gilt meine Hauptsorge den Entscheidungskriterien Ihrer Gutachter. Wenn jemand, wie ich, weder schwerstkrank noch hochbetagt ist (ich bin 60 Jahre alt), und dennoch eine Freitodbegleitung durch die DGHS wünscht – nach welchen Kriterien wird dann entschieden, ob Sie dem Wunsch nachkommen?

Prof. R. (…) hat bei der Informationsveranstaltung sehr deutlich gemacht, dass es grundsätzlich nur zwei Kriterien gibt: den außer Zweifel stehenden Sterbewunsch und die eindeutige Urteils- und Entscheidungsfreiheit des Sterbewilligen unmittelbar vor seinem Tod. In der Diskussion meldeten sich dann auch Teilnehmer, die derzeit nicht erkrankt sind, aber befürchten, etwa bei Schlaganfall oder fortschreitender Demenz handlungsunfähig zu werden, und die deshalb rechtzeitig aus dem Leben gehen und eine Freitodbegleitung in Anspruch nehmen wollen. Ihr Anliegen ist nach der Grundsatzposition der DGHS vollkommen legitim, das hat auch Prof. R. (…) in dankenswerter Klarheit so gesagt. Ist mein Hauptanliegen, einen harten Suizid zu vermeiden, ebenso oder weniger legitim?

Ebenso deutlich hat Prof. R. (…) betont, dass die DGHS für den Wunsch nach einer Freitodbegleitung keine »Rechtfertigung« verlangt. Natürlich erwarten Sie aus gutem Grund eine Erläuterung, wenn jemand sich mit diesem Wunsch an Sie wendet. Ich will Ihnen meinen Entschluss auch gern erläutern. Ich bitte nur darum, bei der Beurteilung auch meines Antrags Ihren Grundsätzen gemäß Kriterien anzulegen, die dem Verfassungsgerichtsurteil und den Zielen der DGHS entsprechen. Mir ist ebenso klar, dass es Fälle von sehr unterschiedlicher Dringlichkeit gibt und dass Sie priorisieren müssen. Ich möchte niemandem im Weg stehen, der eine Freitodbegleitung – etwa wegen unerträglicher Schmerzen – dringender braucht als ich, aber ich hoffe dennoch auf eine konsequent unvoreingenommene Prüfung von Ihrer Seite. Ich bin auch bereit, einen Platz auf einer Warteliste zu akzeptieren oder einen kurzfristig freiwerdenden Termin wahrzunehmen.

Zunächst gebe ich Ihrem Wunsch gemäß die folgenden Erklärungen ab:
Der Entschluss zu sterben ist ganz und gar mein eigener, niemand hat mich dazu gedrängt und niemand hat irgendwelche materiellen Vorteile (oder Nachteile) durch meinen Tod.
Der Wunsch, mein Leben zu beenden, ist wohlerwogen, dauerhaft und über viele Jahre gereift. Da ich seit dem letzten Jahr Klarheit darüber habe, dass der richtige Zeitpunkt nähergekommen ist, habe ich entsprechende Vorkehrungen getroffen. Die beigefügten Dokumente zu Bestattungsvorsorge, Grabstelle und Grabstein sollen Ihnen helfen zu beurteilen, ob diese Voraussetzungen erfüllt sind.
Sie stellen in Ihrem Informationsmaterial weitere Fragen, die Ihnen bei der Entscheidungsfindung helfen sollen. Ich verstehe, weshalb Sie diese Fragen stellen. Da ich sie für meinen speziellen Fall negativ beantworte, möchte ich kurze Erläuterungen beifügen.

Habe ich mit Angehörigen über meine Entscheidung gesprochen?
Nein, und ich bin mir auch sicher, dass ich das nicht tun werde. Bei schwerer Krankheit und einem absehbaren Ende wäre das sinnvoll, in meinem Fall wäre damit niemandem geholfen. Im Gegenteil. Das heißt nicht, dass mir das Erschrecken und die Trauer meiner Geschwister gleichgültig sind (meine Eltern leben nicht mehr). Ich wende mich ja an Sie, um einen blutigen, dramatischen und traumatischen Tod möglichst zu vermeiden. Ich möchte damit verhindern, dass sich die, die zurückbleiben, immer wieder entsetzt eine solche Szene ausmalen. Im günstigsten Fall werden meine Angehörigen im Nachhinein erfahren, dass mein Tod nicht nur gut vorbereitet, sondern auch kurz und schmerzfrei gewesen ist und meinem Wunsch entsprochen hat. So werden sie später einsehen und akzeptieren können, dass dieser Schritt für mich der richtige, ja der einzig mögliche gewesen ist, dass es keine Möglichkeit gab, ihn zu verhindern und dass sich niemand Vorwürfe zu machen braucht. Das gilt auch für die anderen Menschen, die mir nahestehen.

Habe ich mit meinem Hausarzt über meinen Entschluss gesprochen?
Ich nehme an, Ihnen ist bewusst, dass die meisten Menschen heute keinen klassischen Hausarzt mehr haben, der sie über viele Jahre kennt. Ich habe auch keinen. Der Arzt in der Nähe, zu dem ich im Bedarfsfall gehe, kennt mich praktisch überhaupt nicht. Stellen Sie sich vor, ich würde dort im Rahmen einer hektischen Sprechstunde sagen: »Herr Doktor B., ich will sterben, ich habe gute Gründe dafür und mein Entschluss steht unwiderruflich fest. Können Sie mir ein entsprechendes Medikament verschreiben?« Natürlich würde der Arzt aus alles Wolken fallen und ablehnen. Also: Nein, ich habe nicht mit »meinem Hausarzt« gesprochen. Dazu kommt ja als grundsätzliches Problem, dass ich als nicht schwerkranker Mensch mit meinem Sterbewunsch gar kein Patient bin und der Arzt daher gar nicht zuständig ist. Zuständig ist er nur insofern, als er berechtigt wäre, entsprechende Medikamente zu verschreiben.

Das ist ein weiteres grundsätzliches Problem, das irgendwann gelöst werden muss. Der Arzt würde sich zu Recht instrumentalisiert fühlen. Abgesehen davon sehe ich aber nicht unbedingt schwere Probleme bei der Einbeziehung von Ärzten selbst in einem Fall, in dem es nicht um die Linderung von Krankheitsleiden, sondern um die Hilfe zu einem menschenwürdigen Tod, auch aus freien Stücken, geht. Mir scheint das maßgebliche Genfer Gelöbnis in der jetzt gültigen Fassung vorsichtig genug formuliert. Die Punkte Menschlichkeit, Wohlergehen, Würde, Entscheidungsfreiheit nehmen darin nicht nur einen viel größeren Raum ein als die Frage des Lebenserhalts. Tatsächlich ist selbst der einzige Satz zu diesem Thema im Genfer Gelöbnis offen genug formuliert: »Ich werde den höchsten Respekt vor menschlichem Leben wahren.« Das heißt nicht: Ich werde nie jemandem behilflich sein, sein Leben auf eigenen Wunsch in Würde zu beenden. Mit Sicherheit ist hier nicht die Rede von der Aufrechterhaltung der Vitalfunktionen, vom bloßen biologischen Weiterleben. Zum Respekt vor einem menschlichen Leben gehört doch wohl auch der Respekt vor dem Überdruss am Leben selbst und vor dem Wunsch, es zu beenden, selbst ohne bestehende schwere Krankheit.

Habe ich mit Freunden über meine Entscheidung gesprochen?
Ich möchte niemanden nötigen, sich mit einem Thema auseinanderzusetzen, das für die meisten Menschen sehr unangenehm ist und weit außerhalb ihrer Normalität liegt. Das tue ich auch bei anderen Themen nicht, von denen ich weiß, dass sie nur oder vor allem für mich selbst von Interesse sind. Deshalb habe ich mich bei zwei oder drei Freunden auf Andeutungen beschränkt, um herauszufinden, ob ein offenes Gespräch über meinen Entschluss möglich wäre, obwohl ich selbst solche Gespräche gar nicht führen will. Die Reaktionen waren ausweichend, das hat mir genügt. Ich teile auch grundsätzlich nicht die Auffassung, dass alles ausgesprochen und diskutiert werden sollte.

Ich habe allerdings mit einer Person über meinen Entschluss gesprochen. Ich kenne sie schon seit über 30 Jahren, sie ist Fachärztin für Onkologie und Palliativmedizin. Ihr habe ich meinen Entschluss schriftlich und in mehreren langen Gesprächen erläutert. Sie ist zu der Auffassung gelangt, dass mein Wunsch, mein Leben zu beenden, nachvollziehbar ist, bittet allerdings, mich zunächst an die DGHS zu wenden, da sie einen festen, abgesicherten Rahmen für die Freitodbegleitung bevorzugt. Nachdem das Problem mit der für sie geltenden ärztlichen Berufsordnung behoben ist, bleibt die Hürde Betäubungsmittelgesetz. Allerdings ist diese befreundete Ärztin von der Festigkeit und Sinnhaftigkeit meines Sterbewunsches überzeugt und bereit, mir zu helfen, soweit ihr das möglich ist. Wenn Sie dies für nötig erachten, kann ich sie bitten, sich direkt gegenüber der DGHS zu meinem Entschluss und zu ihrer Position zu äußern. Auch ein Gespräch mit mir zusammen wäre möglich.

Nun möchte ich Ihrem Wunsch gemäß etwas zu meiner persönlichen Lebenslage und zu den Hauptgründen für meinen Sterbewunsch sagen.

Ich bin 60 Jahre alt, unverheiratet, habe keine Kinder und lebe allein. Meine Eltern leben nicht mehr, meine Geschwister wohnen in (einer norddeutschen Großstadt). Mit ihnen halte ich telefonisch Kontakt, etwa alle vier Monate sehe ich sie. Ich habe weder physische Schmerzen noch eine Depression, ich bin weder vereinsamt noch habe ich finanzielle oder berufliche Probleme. Ich bin weder verzweifelt noch niedergeschlagen, meine Stimmungslage ist gelassen, seit ich meinen Entschluss gefasst habe. Ich arbeite selbstständig als Übersetzer und Lektor von zu Hause aus. Die Kosten einer Freitodbegleitung durch die DGHS trage ich gern selbst.

Ich habe nie ohne das Gefühl gelebt, nicht leben zu wollen. So gut wie immer und überall, in der Familie, mit Freunden, in Beziehungen, auf Reisen, habe ich mit dem sicheren Gefühl gelebt: Das alles ist nicht für mich. Das sichere Gefühl, nicht da sein zu wollen, hat mich nie länger als wenige Stunden verlassen. Ich hatte nie besondere Freude am Leben und habe mich immer eher unwohl gefühlt. Die meisten Menschen freuen sich, wenn sie älter werden, dass der Stress nachlässt, dass sie Zeit für ihre Interessen und Ruhe zum Nachdenken haben. Für mich ist die Lage ganz anders. Ich hatte mein Leben lang kaum beruflichen Stress und viel Zeit, ich erwarte in dieser Hinsicht nichts mehr und die Vorstellung, dass alles noch jahrelang so weitergehen konnte, ist für mich furchtbar. Ich bin also nicht »lebenssatt« – was Prof. R. (…) als legitimes »Motiv« ansprach –, nein: Ich will schlicht nicht mehr leben, weil das Leben von Tag zu Tag für mich eine immer schwerere Last wird. Ich bin nicht der Auffassung, dass »mehr« oder »länger« in Bezug auf das Leben in irgendeiner Weise zu bevorzugen ist. Ich bin auch nicht der Auffassung, dass die Endgültigkeit des Todes ein Hinderungsgrund ist. Auch viele andere Dinge im Leben sind endgültig und unwiderruflich.

Ich sehe dem Ende mit großer Gelassenheit entgegen, besonders jetzt, da sich die Möglichkeit abzeichnet, mein Leben endlich ohne Drama und ohne Trauma zu beenden. Ich habe keinerlei Angst vor dem Tod, will aber natürlich, wie jeder andere auch, ein Ende mit unnötigen und unmenschlichen Begleitumstanden möglichst vermeiden. Ich hoffe sehr, dass Sie mir dabei helfen.

Vielen Dank und herzliche Grüße

Vorabklärung des Freitodwunsches von Herrn Dr. phil. (…)

Freitodwillige Person: (…) **Abklärende Person:** (…)
Geburtsdatum: xx.xx.1960 **Erstgespräch:** xx.xx.2021
Erstkontakt: xx.xx.2021
Ort/Zeit des Treffens: 05.11.2021 von 14:00 bis 15:15 in der Wohnung von Herrn (…)
DGHS-Mitglied: seit dem 05.10.2020 **Mitgliedsnummer:** (…)
Zusätzlich anwesend waren: Niemand
Angehörige/Bekannte:
Herr (…) (Bruder)
Der Freitodwunsch ist dem Bruder nicht bekannt
Behandelnde Ärzte: Keine
Bestattungsinstitut: Unterlagen bei Herrn Dr. (…)
Krankenunterlagen/Arztberichte: Der Unterzeichnenden liegen keine Krankenunterlagen vor.

Weitere Unterlagen: Der Unterzeichnenden liegen eine Generalvollmacht sowie eine Patientenverfügung jeweils vom 02.11.2020 vor, in denen Herr (…) bevollmächtigt wurde.
Relevante Diagnose: Keine

Freitodwunsch

Herr Dr. (…) trägt sich schon seit seiner Jugend mit dem Gedanken eines Freitodes. Der Unterzeichnerin berichtet er, er habe im Leben alles gehabt, es interessiere ihn nichts mehr. Er habe auch keine Hobbys. Was ihn einst interessiert hat, das Nachdenken, die Literatur und die Philosophie habe er gehabt und es komme für ihn auch da nichts Neues mehr. Herr Dr. (…) habe schon immer das Gefühl der Entfremdung gehabt und nicht dazugehören zu wollen. Das Thema Freitod habe schon immer eine Rolle gespielt. Der Unterzeichnenden teilte Herr Dr. (…) weiter mit, es schleppe sich alles so hin. Er sei einfach fertig »damit«.

Herr Dr. (…) ist sehr froh über die Möglichkeit, mit einer medizinisch assistierten Freitodbegleitung friedlich, schmerzfrei und sicher selbstbestimmt sterben zu können und auch andere nicht mit einem harten Suizid zu traumatisieren. Vorsorgend habe Herr Dr. (…) starke Bindungen zu anderen Menschen nicht mehr aufgebaut und vermieden. Er habe versucht, emotionale und sonstige Abhängigkeiten anderer Menschen zu ihm zu vermeiden.

Voraussetzung für FTB (jeweils eigene Einschätzung)

Entscheidungsfähigkeit ist gegeben.
Wohlerwogenheit ist gegeben.
Freiverantwortlichkeit ist gegeben; insbesondere liegen keinerlei Anhaltspunkt für eine Beeinflussung durch Dritte vor.
Die *Konstanz* der Freitodentscheidung von Dr. (…) liegt ebenfalls vor.
Sein Freitodentschluss basiert auf rationalen, wohlüberlegten Erwägungen, den er schnellstmöglich realisieren möchte.

Die *Freitoderklärung* und die *Entbindung von der Garantenpflicht* wurden mit Herrn (…) besprochen.

Geplante FTB

Ort: (…)
Zeitpunkt: vor Weihnachten 2021oder spätestens im Januar 2022
Anwesend bei der FTB: Dr. med. (…) und Rechtsanwältin (…) als Bevollmächtigte und Zeugin

Familiäre Verhältnisse

Herr Dr. (…) ist am xx.xx.1960 in Rheinland-Pfalz geboren und hat noch sieben weitere Geschwister.

Im Alter von 16 Jahren ist er mit seiner Familie nach Hamburg gezogen. Anfang der 1990er Jahre zog Herr Dr. (…) nach Berlin. Er hatte zwei langjährige kinderlose

Beziehungen. Herr Dr. (…) führt ein sehr zurückgezogenes Leben und hat mit Familie und Freunden ca. 2- bis 4-mal im Jahr Kontakt.

Beruflicher Lebensweg
Die Schule beendete Herr Dr. (…) in Hamburg und begann dort ein Philosophiestudium. Dies führte er in den USA und schließlich in Berlin fort und beendete es. Er schrieb drei Bücher, seine Magisterarbeit, Dissertation und ein weiteres Buch. Nach seiner Entscheidung, keine wissenschaftliche Karriere zu verfolgen, war Herr Dr. (…) freiberuflich und später auch als Angestellter als Zeitungskommentator, Literaturkritiker und Übersetzer tätig. Er ist nach wie vor berufstätig und arbeitet seit je her im Homeoffice.

Persönlicher Eindruck
Das Gespräch fand in der Wohnung von Herrn Dr. (…) in einer angenehmen, sehr freundlichen und zwanglosen Atmosphäre statt.

Die Unterzeichnende konnte sich einen guten Eindruck davon verschaffen, dass Herr Dr. (…) sich mit seinem Freitodwunsch sehr klar, sachlich, geprägt von seiner persönlichen Grundhaltung zum Leben und Tod auseinandergesetzt hat. Herr Dr. (…) hatte dabei sowohl seine freie eigenverantwortliche Entscheidung als auch seine Verantwortlichkeit gegenüber seinem sozialen Umfeld im Blick, das er mit seinem Freitod so wenig wie möglich belasten will. Er zeigte große Gelassenheit und Erleichterung, seine langgehegte Entscheidung in einer friedlichen Atmosphäre umsetzen zu können.

Im Gespräch hat die Unterzeichnende sich davon überzeugen können, dass der Freitodwunsch von Herrn Dr. (…) wohlerwogen, dauerhaft und frei von Einflüssen Dritter ist. Es bestehen bei der Unterzeichnenden keine Zweifel, dass sein Freitodwunsch in völligem Einklang mit seinem Selbstbild und seinem Selbstverständnis sowie seinem Verständnis eines selbstbestimmten und würdevollen Lebens und Sterbens steht. Darüber hinaus sind die vorgebrachten Gründe für seinen Freitodwunsch auch für einen augenstehenden Dritten sehr gut nachvollziehbar.

Offene Fragen
Es bestehen keine offenen Fragen.

Weiteres Vorgehen
Herr Dr. (…) wünscht den medizinisch assistierten Suizid vor Weihnachten oder Anfang Januar 2022.
Nach Herrn Dr. (…) Ableben soll sein Bruder informiert werden.

Zweitgespräch (Arzt) zur Abklärung des Freitodwunsches

Betr.: Dr. (…)   **geb.:** xx.xx.1960
Wohnhaft in: (…)
Gespräch am 26.11.21 10:30–11:45   Zusätzlich anwesend war Niemand.

Folgende **Unterlagen** lagen vor:

- Antrag auf Freitodbegleitung FTB an DGHS v. 17.10.21
- Gesprächsprotokoll RAin (…) v. 05.11.21

Anamnese
Es liegen keine ernsthaften Erkrankungen vor.
Herr Dr. (…) hat seit seiner Jugend immer wieder Todessehnsucht und sich sehr viele Gedanken darum gemacht. In der letzten Zeit hat sich der anhaltende Wunsch, sein Leben selbstbestimmt zu beenden, massiv verstärkt, und er ist dazu fest entschlossen. Er sei nicht depressiv, alles schleppt sich dahin, er habe keine Interessen mehr und keinerlei Freude am Leben. Im Gegenteil, das Leben sei nur noch eine Last, und, seit die Aussicht auf ein ärztlich begleitetes würdiges Ende besteht, sei er sehr erleichtert und »genießt den Ausklang«. Als Geistesarbeiter und promovierter Absolvent eines Philosophiestudiums habe er dies alles sehr rational durchdacht.

Befund
Freundliches zugewandtes Wesen, sehr klare intellektuelle Argumentation, keinerlei Hinweise auf psychische Erkrankung, insbesondere Ausschluss einer Depression. Keine kognitiven Störungen.

Diagnosen
Suizidalität ohne Hinweis auf Pathologie.

Begründung des Wunsches nach Freitodbegleitung
Die Todessehnsucht ohne erkennbaren Grund begleitet Herrn Dr. (…) seit seiner Jugend. Er habe in seinem Leben alles für ihn Erstrebenswerte gehabt, und jetzt keinerlei Interesse mehr an einem Weiterleben. Dies wurde er nur noch als Last empfinden. Sollte ihm die Suizidhilfe verweigert werden, würde er notgedrungen einen einsamen Gewalttod wählen (Sturz aus großer Höhe). Er zeigt sich sehr dankbar für die Option der Suizidhilfe und ein friedliches, menschenwürdiges Sterben.

Epikrise
Obwohl Herr Dr. (…) körperlich und geistig gesund ist, kann der Unterzeichner seine Argumentation nachvollziehen und respektieren. Zur gleichen Beurteilung kommt die RAin Frau (…) (siehe Protokoll). Herr Dr. (…) ist zweifelsfrei urteils- und entscheidungsfähig. Sein Entschluss ist seit langer Zeit wohlerwogen. Es gibt keinerlei Druck von anderer Seite. Unter diesen Bedingungen besteht das grundgesetzlich verbriefte Recht, sein Leben zu jeder Zeit auch ohne weitere Gründe beenden zu dürfen.

Daher ist der Unterzeichner bereit, auch in diesem Falle Suizidhilfe zu leisten. Geplant ist die Infusion von 7 g Thiopental, einem Barbiturat und Narkosemittel. Dabei wird Herr. (…) selbstverständlich die Tatherrschaft behalten und die Infusion selbst in Gang setzen. Der Freitod soll am xx.xx.22 durchgeführt werden.

4 Fallbeschreibungen

Freitoderklärung

Entscheidungs- und einwilligungsfähig, nach reiflicher Überlegung und ohne Einflussnahme Dritter mache ich heute von meinem Recht Gebrauch, selbst über die Beendigung meines Lebens zu bestimmen.

Ich, Dr. (…), geb. am xx.xx.1960, leite heute am xx.01.2022 meinen Freitod ein. Ich tue dies wohlerwogen sowie auf eigene Verantwortung und erkläre den meinen Freitod begleitenden Arzt, Herrn Dr. med. (…) in keiner Weise haftbar zu machen. Ich beauftrage Frau Rechtsanwältin (…), meine rechtlichen Interessen im Zusammenhang mit meinem Freitod zu vertreten und durchzusetzen.

Auf meinen ausdrücklichen Wunsch ist Frau RAin (…) bei meinem Freitod als Zeugin anwesend.

Entbindung von der Garantenpflicht bei meinem Freitod (Suizid)

Ich, Dr. (…), geb. am xx.xx.1960 erkläre hiermit folgenden Sachverhalt:
Ich bin im Vollbesitz meiner geistigen Kräfte, insbesondere urteils- und entscheidungsfähig. Meinen Freitod und diese Erklärung habe ich mir sehr gut überlegt, und zwar ohne äußerliche Einflüsse. Ich bin in erster Linie lebenssatt. Da ich mein Leben gelebt habe und einen sog. harten Suizid vermeiden will, möchte ich mittels eines ärztlich begleiteten Freitods aus dem Leben scheiden.

Herr Dr. med. (…) hat mich am xx.xx.2022 noch einmal ausführlich hierzu mündlich beraten und sich bereit erklärt, meinen Freitod zu begleiten.

Während der Durchführung meines Freitodes untersage ich Herrn Dr. med. (…) und allen anderen Anwesenden, irgendwelche Rettungsmaßnahmen zu unternehmen. Dies gilt selbstverständlich auch für die gesamte Phase meiner Bewusstlosigkeit bis zu meinem Tod. Keinesfalls soll, gleich was passiert, ein Notarzt hinzugerufen werden.

Insofern entbinde ich alle Anwesenden vollumfänglich von der Garantenpflicht für mein Leben, so sie überhaupt bestehen sollte.

Protokoll über einen assistierten Freitod

Suizident/in: Dr. phil. (…)
Assistent: Dr. med. (…)
Zeuge: RAin (…)
Ort/Datum: (…)/xx.xx.2022
Uhrzeit:
10:23   Anlegen der Testinfusion mit Kochsalz-Lösung und Austesten der korrekten Lage des intravenösen Zugangs
10:24   Letzte Abklärung der Stabilität des Freitodwunsches
10:24   Öffnen der Infusion durch Suizident/in (7 g Thiopental)
10:26   Einschlafen

10:29   Atemstillstand
10:35   Asystolie
10:39   Verständigung der Kriminalpolizei (örtlich zuständiges KK bzw. KDD)
/   ggfs. Eintreffen Schutzpolizei
11:28   Eintreffen Kriminalpolizei

Causa 2

Sehr geehrte Frau (…),
Mein Name ist (…). Ich bin 91 Jahre alt und ich schreibe Ihnen, weil ich den Zeitpunkt meines Lebensendes selbst bestimmen möchte.

Seit langem, ja um genau zu sein mit dem Tod meines Mannes im Jahr 2014, trage ich diese Gedanken mit mir im Alltag herum, welche sich nun zu einem Wunsch gefestigt haben.

Meine Lebenszeit hier ist für mich zu Ende, ich hatte ein schönes und langes Leben, aber nun möchte ich meinen Frieden finden. Es gibt nichts mehr zu tun für mich, und ich sehe keinen Grund mehr, das Unausweichliche hinauszuzögern.

Ich war stets für meine Angehörigen da und es ist schön, dass eben diese nun in den Zeiten, in denen ich mich nicht mehr selbst versorgen kann, auch für mich da sind.

Vor etwa fünf Jahren habe ich mir die rechte Schulter gebrochen, was eine enorme Einschränkung für mich zur Folge hatte.

Außerdem wurde bei mir eine essentielle Thrombozythämie diagnostiziert, weshalb ich anfangs einmal pro Woche und nun alle vier Wochen zur Überprüfung ins Krankenhaus muss.

Als ob das nicht schon genug wäre, habe ich mir vor etwa einem Monat bei einem weiteren Sturz die linke Schulter, Hüfte sowie den Oberschenkelhals gebrochen. Bis heute liege ich noch im Krankenhaus und warte auf die Reha. In den nächsten Wochen wird dann wohl versucht, mich wortwörtlich wieder auf die Beine zu bringen, die Chancen allerdings, dass ich mich annähernd noch mal selbst versorgen kann, liegen nahezu bei Null.

Unter anderem deshalb möchte ich nicht auf den Tod warten, sondern meinem Leben jetzt selbst ein Ende setzen. Mit meinen Angehörigen, die mich schon jahrelang pflegen, habe ich bereits ausführlich über das Thema gesprochen. Alle haben meine Entscheidung akzeptiert und finden diese auch nachvollziehbar. Ich habe diese Entscheidung selbst und ohne Einfluss getroffen und bin mir über die Folgen im Klaren. Meine Angehörigen weiß ich gut versorgt, sie sind nun alle alt genug und können ihren Lebensweg selbst beschreiten.

Ich habe mich über die Vorgehensweise gut informiert und bedaure ehrlich gesagt, dass die Zeit zwischen dem Eintritt bei der DGHS und der Freitodvermittlung doch so lange ist (6 Monate) da ich mich schon deutlich länger mit dem Thema befasse.

Ich habe auch zur Kenntnis genommen, dass die Vermittlung mit erheblichen Kosten und organisatorischem Aufwand verbunden ist. Ich würde es dennoch begrüßen, wenn sich der Prozess irgendwie beschleunigen ließe.

Sie müssen verstehen, wenn man bis zu meinem hohen Alter kaum auf Hilfe angewiesen war, dann will man sich damit nicht mehr arrangieren müssen.

Ich hoffe sehr auf eine baldige Antwort.
(Unterschrift der Antragstellerin)

Hiermit stelle ich einen Antrag auf Freitodvermittlung.

Bitte richten sie sich bei allen Fragen an meinen Urenkel (…). Er hat eine Patientenverfügung, sowie eine General- bzw. Vorsorgevollmacht und kümmert sich auch sonst m all meine geschäftlichen Tätigkeiten.

Sie erhalten des Weiteren auf Nachfrage alle noch folgenden Ambulanzbriefe, Krankenhausberichte etc. sowie auch gerne eine Kopie der Vollmachten.

Ich möchte noch einmal versichern, dass ich voll und ganz für mich selbst entscheide, dies wird denke ich aber im Erstgespräch dann auch deutlich klarer.

> **Vorabklärung des Freitodwunsches von Frau (…)**
>
> **Sterbewillige Person:** Frau (…)   **Abklärende Person:** Herr (…)
> **Mitgliedsnummer:** (…)
> **DGHS-Mitglied:** seit dem 04.11.2021
> **Patientenverfügung:** Patientenverfügung, Generalvollmacht, Persönliche Werteerklärung bei der DGHS hinterlegt. Bevollmächtigter: (…)
> **Ort und Zeit des Treffens:** 09.05.2022 von 11.00 bis 12.10 Uhr, in Frau (…) Wohnung
> **Zusätzlich anwesend waren:** Der Urenkel (…), (Adresse s.o.), die Nachbarin und Freundin Frau (…), gleiche Adresse wie Frau (…)
> **Angehörige/Bekannte:** Besonders nahe stehen Frau (…):
> Der Urenkel: (…)
> Die Enkelin (Mutter von (…))
> Die Urenkel (Geschwister von (…))
> Zu ihren Kindern pflegt Frau (…) keinen (guten) Kontakt mehr:
> Der Sohn: (…)
> Die Tochter: (…)
> **Hausarzt:** Frau Dr. med. (…), Internistin (…)
> **Bestattungsinstitut:** Unterlagen bei Herrn Dr. (…)
> **Krankenunterlagen/Arztberichte:** Hämatologischer Ambulanzbrief vom 04.05.2021, Gesundheitszentrum am Klinikum (…), Dr. med. (…)
> **Weitere Unterlagen:** Antrag von Frau (…) an die DGHS auf Vermittlung einer Freitodbegleitung, dort eingegangen am 08.11.2021.

Relevante Diagnose:

- *Myeloproliferative Neoplasie*, a. e. im Sinne einer essentiellen Thrombozythämie (bösartige Erkrankung des Knochenmarks: Blutplättchen werden im Übermaß gebildet, Gefahr der Verstopfung der Gefäße (Schlaganfall, Herzinfarkt, Thrombosen) und Blutungen)
- mehrfach stattgehabte *Divertikelblutungen* mit Bluttransfusionsbedarf 2019, (Blutungen aus Darmausstülpungen → Fremdblutgabe und intensivmedizinische Überwachung)
- Z. n. *Myokardinfarkt* bei Anämie aufgrund einer Divertikelblutung 2019 (Herzinfarkt aufgrund von Blutarmut bei Divertikelblutung)
- Z. n. *Lungenödem* bei hypertensiver Entgleisung bei
- bekanntem Bluthochdruck
- *kombiniertem Aortenklappenvitium mit führender hochgradiger Insuffizienz und mittelgradiger Stenose* und nur leicht reduzierter Pumpfunktion (nicht mehr schließende Herzklappe mit zusätzlich einhergehender Verengung)
- chronische Niereninsuffizienz Grad 3
- ausgedehnte großflächige Verwachsungen im Bauch
- diverse Vor-Operationen (Oberarm)

Wie Frau (…) angibt, ist sie im Oktober 2021 schwer gestürzt und hat sich dabei die linke Schulter, die Hüfte und den Oberschenkelhals gebrochen.

Frau (…) stimmt der summarischen Wiedergabe ihrer Krankheiten und Behandlungen insoweit zu, als dies für die Nachvollziehbarkeit ihres Sterbewunsches notwendig ist. Sie willigt in die Weitergabe dieses Gesprächsprotokolls an Polizei und Staatsanwaltschaft ein.

Freitodwunsch
Frau (…) begründet ihren Freitodwunsch mit den Schmerzen und Einschränkungen, unter denen sie aufgrund mehrerer Stürze und daraus folgenden Brüchen leide. Nun könne sie nicht mehr gehen und sei auf ständige Hilfe angewiesen. Sie berichtet, dass ihr die Schmerzen vor allem nachts unerträglich seien. Dieser Zustand führe zu einem Lebensüberdruss. Sie sagt, sie habe ein schönes und langes Leben gehabt; es gäbe nun für sie hier nichts mehr zu tun. Sie sähe keinen Grund »das Unausweichliche hinauszuzögern«.

Voraussetzungen für eine Freitodbegleitung
Entscheidungsfähigkeit ist gegeben.
Weder ergeben sich aus dem Antrag, den ärztlichen Unterlagen noch im Gespräch Anhaltspunkte, an Frau (…) Entscheidungsfähigkeit zu zweifeln. Zwar wirkt sie körperlich schwach, doch beteiligt sie sich rege am Gespräch. Die Begründung ihres Sterbewunsches bringt sie strukturiert und flüssig zum Ausdruck. Sie ist zu ihrer Person sowie örtlich und zeitlich orientiert. Soweit ihr Urenkel ihre Ausführungen

ergänzt, bestätigt sie diese nachdrücklich.
Wohlerwogenheit ist gegeben.
Über die Alternative, in ein Pflegeheim zu gehen, hat Frau (...) zwar nachgedacht, weist dies aber mit geradezu unerwartetem Temperament von sich. Herr (...) war schwer pflegebedürftig. Diese Pflege hat Frau (...) alleine geleistet. Nach dieser Erfahrung und ihren eigenen Erlebnissen im Krankenhaus und den Reha-Einrichtungen möchte sie selbst keinesfalls auf dauernde Pflege angewiesen sein.
Mit dem Gedanken des Freitodes hat sie sich schon seit dem Tod ihres Mannes im Jahr 2014 beschäftigt. Im November 2021 trat sie in die DGHS mit der Absicht, um eine Freitodbegleitung nachzusuchen. Somit ist auch die Konstanz des Sterbewunsches zu bejahen.
Diesen Sterbewunsch hat sie mit ihrem Urenkel, dessen Mutter, also ihrer Enkelin, und ihrer Freundin besprochen. Auch hat sie ihre Hausärztin informiert. Damit ist gewährleistet, dass andere Menschen in den Entscheidungsprozess eingebunden waren.
Freiverantwortlichkeit ist gegeben.
Frau (...) wird von niemandem zum Freitod überredet oder gar dahingehend bedrängt. Ihre vermögensrechtlichen Angelegenheiten (z. B. Übertragung ihrer Eigentumswohnung) hat sie bereits geregelt.

Familiäre Situation
Frau (...) ist verwitwet. Sie lebt allein in ihrer Wohnung. Mit ihren beiden Kindern hat sie sich vor langer Zeit überworfen. Der Sohn hat nach dem Tod ihres Mannes den Pflichtteilsanspruch gegen sie als Alleinerbin geltend gemacht. Auch zu ihrer Tochter »ist das Tischtuch zerschnitten«. Wie bei dem Gespräch erkennbar wurde, besteht ein sehr herzliches Verhältnis zum Urenkel (...). Auch dessen Mutter pflegt regelmäßig Kontakt zu ihr.

Die Freitoderklärung und die Entbindung von der Garantenpflicht wurden mit Frau (...) besprochen.

Beruflicher Lebensweg
Nach Volks- und Handelsschule hat Frau (...) als Verkäuferin in einer Buchhandlung gearbeitet. Danach, bis zum Ruhestand, war sie Bürokraft beim Finanzamt.

Persönlicher Eindruck
Frau (...) ist durch ihr hohes Alter und die Erkrankung geschwächt, aber geistig klar und willensstark. Ihren Freitodwunsch vertritt sie mit Nachdruck.
Da Frau (...) Freitodwunsch autonom gefasst wurde, wohlerwogen sowie konstant ist und an ihrer Entscheidungsfähigkeit keine Zweifel bestehen, befürworte ich die Vermittlung eines zur Freitodbegleitung bereiten Arztes.

Weiteres Vorgehen/Geplante FTB
Die Freitodbegleitung soll so zeitnah wie möglich stattfinden.

Abschließende Erklärung des Freitodwunsches

von Frau (…), geb. xx.xx.1930 in (…)
wohnhaft (…)
   Als verantwortlicher Freitodbegleiter besuchte ich heute Frau (…) in ihrer Wohnung in (…) zur abschließenden Beurteilung ihres Freitodwunsches.

Bei dem Gespräch (16:40–17:55) waren anwesend
Frau (…)
Dr. (…)

Folgende Unterlagen und Informationen liegen mir vor:

- Antrag auf Vermittlung einer Freitodbegleitung an die DGHS eingegangen am 08.11.2021
- Protokoll der Vorabklärung des Sterbewunsches durch Herrn RA (…) vom 09.05.2022
- Hämatologischer Ambulanzbrief aus dem Gesundheitszentrum am Klinikum (…) vom 04.05.2021 von Dr. med. (…)
- Entlassungsbericht des Zentrums für Alterstraumatologie (…) vom 08.10.2021, Dr. med. (…), Prof. Dr. med. (…)

Vorgeschichte und Freitodwunsch
Die 92-jährige Frau (…) hat zwei erwachsene Kinder, zu denen sie keinen guten Kontakt mehr hat. Die besten Verbindungen hat sie zu ihrem Urenkel (…) und ihrer Enkelin (Mutter von …). (…) kümmert sich auch pflegerisch um sie und ist Kontaktperson für uns.
   Inhalt des heutigen Gespräches waren die vielen Erkrankungen und das Alter von Frau (…) sowie die daraus resultierenden Beschwerden, Schmerzen und Beeinträchtigungen, die zu Lebensüberdruss und schließlich zum Freitodwunsch geführt haben.
   Sie leidet u.a. unter einer myeloproliferativen Neoplasie, einer bösartigen Knochenmarkserkrankung, die 2019 diagnostiziert worden ist. Allein aus diesem Grunde musste sie von 03/2019 bis 05/2021 14 Mal im Krankenhaus untersucht und behandelt werden und eine Vielzahl von Untersuchungen und mehr als neun Bluttransfusionen erdulden.
   Im April 2019 erlitt sie einen Herzinfarkt. Es kam zu einem Lungenodem mit begleitendem extremem Bluthochdruck. Weitere Komplikationen und Beschwerden wurden von einem kombinierten Aortenvitium (schwere Veränderung der Herzklappe zwischen Aorta und linker Herzkammer) ausgelöst.
   Schwäche und Kreislaufprobleme führten mehrfach zu folgenreichen Stürzen. So musste sie deshalb schon 2/2017 wegen eines schulternahen Oberarmbruches rechts operiert werden. Es wurde eine Schulterprothese eingesetzt. Im Oktober 2021 hatte sie sich bei einem erneuten schweren Sturz die linke Schulter, die Hüfte und den Oberschenkelhals gebrochen. Seither kann sie nicht mehr gehen

und ist auf ständige Hilfe angewiesen. Die Schmerzen seien – vor allem nachts – jetzt unerträglich.

Eine ausführliche Beschreibung weiterer Einzelheiten findet sich im oben erwähnten Antrag auf Freitodbegleitung, dem Gesprächsprotokoll von Herrn Rechtsanwalt (…) und den ärztlichen Befundberichten.

Zusammenfassung
Im Laufe des Gespräches wirkte Frau (…) geistig wach und zu allen Belangen in Vergangenheit und Gegenwart gut und detailliert informiert. Über ihre derzeitige Lage ist sie sich im Klaren und zeigt *keinerlei Hinweise für kognitive Einschränkungen.* Ihren Entschluss zum Freitod begründet sie eindrucksvoll und einleuchtend mit ihren schweren Behinderungen und ständigen oft sehr heftigen Schmerzen, verstärkt seit dem Sturz mit mehreren Frakturen im Oktober 2021. Sie hat große Angst vor zukünftig zunehmender Pflegebedürftigkeit – auch in Erinnerung an das Schicksal ihres 2014 verstorbenen Ehemannes. In ihrem Entschluss ist sie sich sehr sicher – wir haben über alle Aspekte ausführlich gesprochen.

An der *Entscheidungsfähigkeit* von Frau (…) gibt es keine Zweifel, der Sterbewunsch besteht seit 2014 konstant. Die Entscheidung ist wohlerwogen und autonom getroffen worden. Die *Freiverantwortlichkeit* ist uneingeschränkt gegeben.

So komme ich zu der Überzeugung, dass *sämtliche Voraussetzungen für eine Freitodbegleitung* erfüllt sind. Da ich selbst ihren Sterbewunsch gut einfühlen und nachvollziehen kann, bin ich bereit, sie bei der Erfüllung dieses Wunsches zu unterstützen.

Es ist geplant, am xx.06.2022 über eine venösen Zugang Thiopental zu infundieren. Die Infusion muss wegen der Tatherrschaft jedoch zwingend von Frau (…) eigenhändig in Gang gesetzt werden. Dies wurde ihr konkret erklärt und an einem leeren Infusionssystem praktisch geübt.

Freitoderklärung

Entscheidungs- und einwilligungsfähig, autonom und nach reiflicher Überlegung mache ich heute von meinem Recht Gebrauch, selbst über die Beendigung meines Lebens zu bestimmen.

Ich, (…), geb. am xx.xx.1930, leite heute am xx.06.2022 meinen Freitod (Suizid) ein. Ich tue dies wohlerwogen sowie auf eigene Verantwortung und erkläre den meinen Freitod begleitenden Arzt, Herrn Dr. med. (…), in keiner Weise haftbar zu machen. Ich beauftrage Herrn Rechtsanwalt (…), meine rechtlichen Interessen im Zusammenhang mit meinem Freitod zu vertreten und durchzusetzen.

Auf meinen ausdrücklichen Wunsch sind
Mein Urenkel (…)
Meine Urenkelin (…)

Meine Freundin und Nachbarin (…)
Herr Dr. med. (…)
Herr RA (…)
als Zeugen anwesend.

Entbindung von der Garantenpflicht bei meinem Freitod (Suizid)

Ich, (…), geb. am xx.xx.1930 erkläre hiermit folgenden Sachverhalt:
Ich bin im Vollbesitz meiner geistigen Kräfte, insbesondere einwilligungs- und entscheidungsfähig. Meinen Freitod und diese Erklärung habe ich mir sehr gut überlegt, und zwar ohne äußerliche Einflüsse. Wegen massiver Schmerzen und Einschränkungen infolge verschiedener Brüche und einer bösartigen Erkrankung des Knochenmarks möchte ich nicht mehr weiterleben.

Um ein weiteres schweres Leiden verbunden mit Pflegebedürftigkeit zu vermeiden, möchte ich mittels eines begleiteten Freitods (assistierten Suizids) aus dem Leben scheiden.

Herr Dr. med. (…) hat mich am xx.06.2022 ausführlich hierzu mündlich beraten und sich bereit erklärt, meinen Freitod zu begleiten.

Während der Durchführung meines Freitodes untersage ich Herrn Dr. (…) und allen anderen Anwesenden, irgendwelche Rettungsmaßnahmen zu unternehmen. Dies gilt selbstverständlich auch für die gesamte Phase meiner Bewusstlosigkeit bis zu meinem Tod. Keinesfalls soll, gleich was passiert, ein Notarzt hinzugerufen werden.

Insofern entbinde ich alle Anwesenden vollumfänglich von der Garantenpflicht für mein Leben, so sie überhaupt bestehen sollte.

Protokoll der Freitodbegleitung (FTB) vom Juni 2022

FTB von: Frau (…), geb. xx.xx.1930 in (…)
Ort der FTB:
FT-Begleitperson: Dr. med. (…)
                               Rechtsanwalt (…)
Weiter anwesend:
Uhrzeit:
10:00   Eintreffen am FTB-Ort
10:05   Letzte Abklärung und Unterschriften Freitoderklärung u. Entbindung von der Garantenpflicht
10:15   Legen des venösen Zugangs und Testinfusion mit Kochsalzlösung zur Prüfung der korrekten Lage des intravenösen Zuganges
10:20   Eigenhändiges Ingangsetzen der Infusion durch Frau (…)
10:25   Einschlafen
10:28   Feststellung fehlender Lebenszeichen (Atemstillstand + Herz-Kreislaufstillstand)

```
10:40   Tel. an Polizei
11:03   Eintreffen der Polizei
        Verabschiedung
```

4.3 Fallstatistiken

Im Jahr 2022 zählte die DGHS 229 durchgeführte Freitodbegleitungen. Dabei verteilen sich die Beweggründe auf das Vorliegen von schweren Erkrankungen, auf Lebenssattheit oder einen Leidensdruck aufgrund multipler Erkrankungen.

Im Jahre 2022 waren es 630 Anträge, die von DGHS-Mitgliedern eingereicht wurden. Das sind durchschnittlich jeden Monat etwa 50 Anträge – Tendenz seit einigen Monaten weiterhin steigend –, die von den Psychologinnen und Psychologen unserer Geschäftsstelle gründlich geprüft werden. Mancher Antrag ist unvollständig, mancher weist Ambivalenzen hinsichtlich des Sterbewunsches auf. Oder der Gesundheitszustand eines bzw. einer Antragstellenden ist bereits so schlecht, dass die Person im Laufe des Antragsverfahrens verstirbt. Im Jahr 2022 kooperierten deutschlandweit 16 Teams bestehend aus je einem Juristen und je einem Arzt mit der DGHS, um Vereinsmitgliedern einen wohlerwogenen und selbstbestimmten Lebensabschied zu ermöglichen.

Unter den 229 Menschen, die von der DGHS vermittelt mithilfe einer organisierten Freitodbegleitung verstarben, waren 63% Frauen. Die altersmäßig größte Gruppe war, ähnlich wie im Jahr zuvor, die zwischen dem 80. und 89. Lebensjahr mit 37%. 55% der Menschen kamen aus Großstädten.

Es gab elf Doppelbegleitungen, neun fanden in stationären Pflegeeinrichtungen statt.

Der jüngste Fall war eine 40 Jahre alte Person, an einem inoperablen Hirntumor erkrankt, der älteste eine 101 Jahre alte Frau, die lebenssatt war. Diesen Grund für den Sterbewunsch gaben 17% der Betroffenen an, alle anderen waren erkrankt.

38% der Sterbewilligen, die zu einer Freitodbegleitung über die DGHS vermittelt wurden, hatten einen Hochschulabschluss, 15% Abitur, 23% einen Realschulabschluss.

Bei 19 Antragstellern waren die Kosten aus dem Solidarfonds getragen worden.

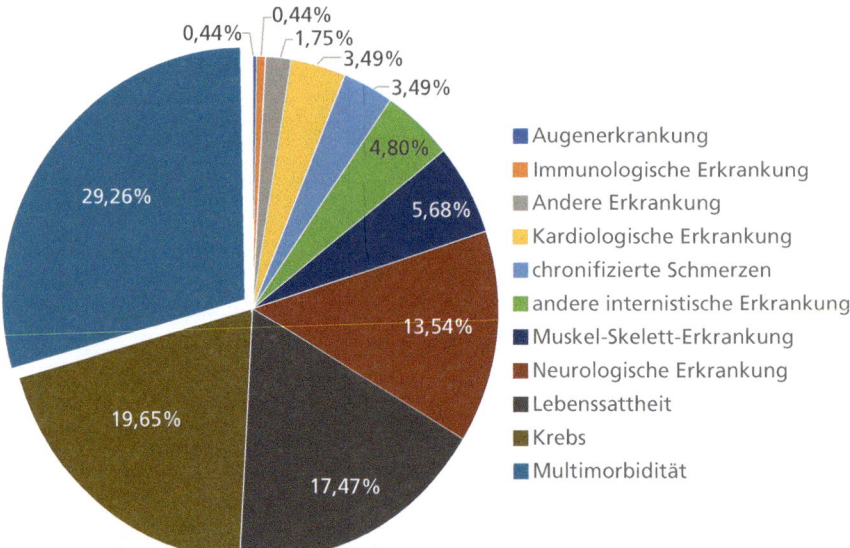

Abb. 1: Die Beweggründe, eine Freitodbegleitung zu wünschen, waren zu etwa gleich großen Teilen Krebs, Neurologische Erkrankungen wie ALS oder MS und Lebenssattheit. Multimorbidität machte zudem 29,26 % der Fälle aus. Darüber hinaus gab es diverse Krankheiten, die hier in Gruppen zusammengefasst sind.

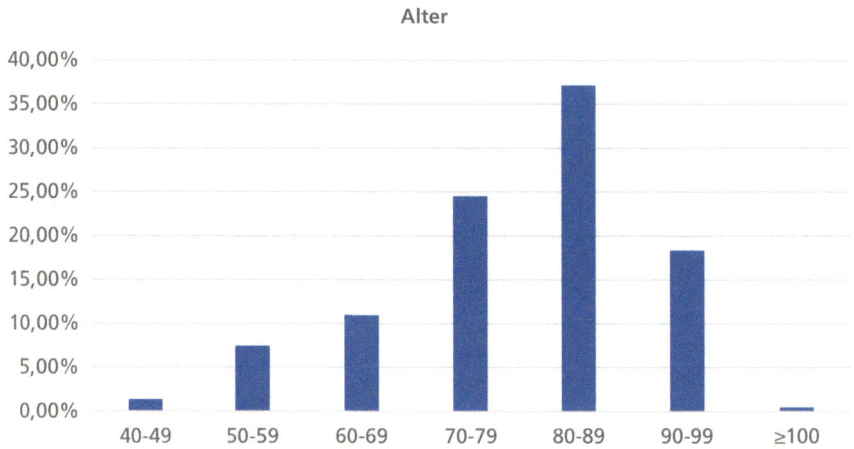

Abb. 2: Es sind vor allem hochaltrige Menschen, die ein selbstbestimmtes Sterben mithilfe einer Freitodbegleitung über die DGHS in Anspruch nahmen. Die Gruppe der 80–89-Jährigen ist bei den Todesfällen am stärksten vertreten.

4 Fallbeschreibungen

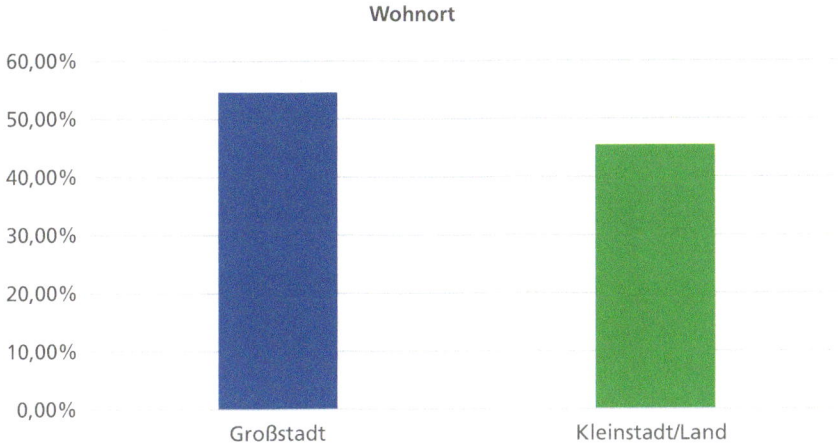

Abb. 3: Etwas mehr Menschen, die im Jahr 2022 eine Freitodbegleitung in Anspruch nahmen, waren in Großstädten mit mehr als 100.000 Einwohnern zuhause (55 Prozent). Aber auch in kleineren Städten und auf dem Land wollten Vereinsmitglieder selbstbestimmt aus dem Leben gehen.

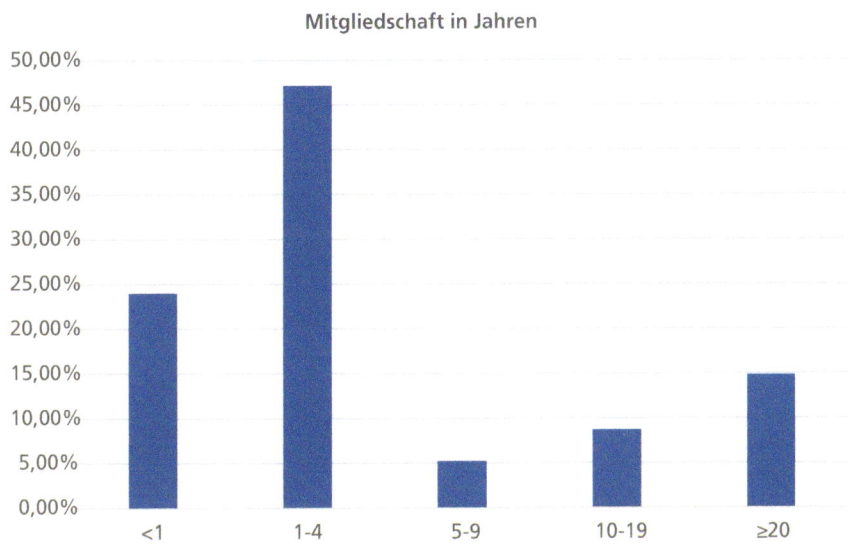

Abb. 4: Ein bis vier Jahre lang waren die meisten Verstorbenen zuvor Vereinsmitglied in der DGHS, bevor sie sich zu einem begleiteten Freitod entschlossen und diesen beantragten.

Teil II Falldokumentationen

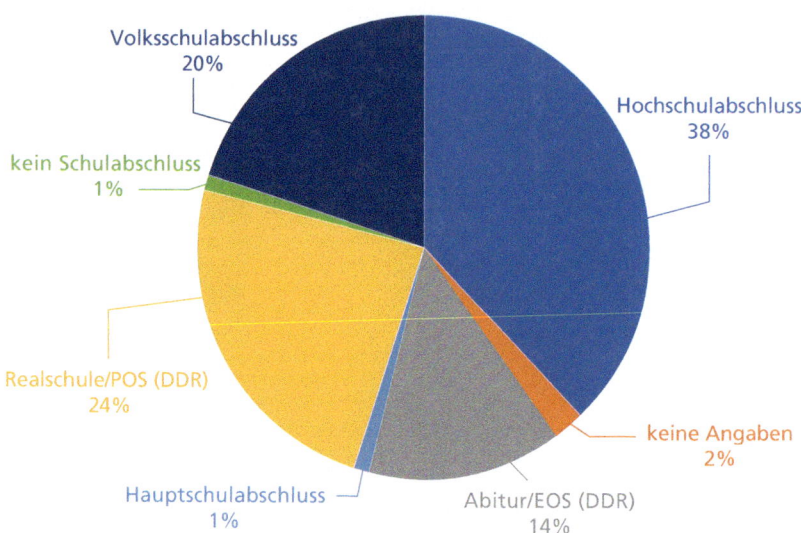

Abb. 5: Die Menschen, die im Jahr 2022 eine Freitodbegleitung in Anspruch nahmen, kamen aus allen Bevölkerungsschichten. Deutlich wird dies an den Bildungsabschlüssen, die abgefragt wurden. Am ehesten ist noch die Gruppe der Universitätsabsolventen etwas größer.

Teil III
Anhang

5 Unsere Arbeit. Unsere Ziele.

Die Deutsche Gesellschaft für Humanes Sterben (DGHS) ist eine Bürgerrechts- und Patientenschutzorganisation, die sich seit mehr als 40 Jahren für das Selbstbestimmungsrecht des Menschen am Lebensende einsetzt. Sterben ist ein Teil des Lebens. Selbstbestimmung bei Krankheit wie auch im Sterben gehört zu den Grundrechten der Menschen und Bürger in Deutschland. Dies wollen wir für unsere Mitglieder bis zur letzten Lebensminute sichern.

Wir bieten Menschen, die ihren Willen rechtzeitig festlegen möchten:

- Eine kompetente und erfahrene Beratung bei der Formulierung ihrer persönlichen Patientenverfügung und Vorsorgevollmacht.
- Eine juristisch geprüfte und ständig aktualisierte Patientenschutz- und Vorsorgemappe.
- Die Möglichkeit, alle Verfügungen bei uns sicher elektronisch speichern und hinterlegen zu können.
- Einen Notfall-Ausweis und individuell generierten QR-Code, mit dem alle digital hinterlegten Vorausverfügungen rund um die Uhr über das Internet abgerufen werden können, z. B. im Krankenhaus.
- Schnellen juristischen Beistand für unsere Mitglieder, falls ihre Verfügungen im Krankheitsfall, insbesondere in der Sterbephase, nicht eingehalten werden, u. v. m.
- Seit Frühjahr 2020 die Vermittlung einer ärztlichen Freitodbegleitung, wenn bestimmte Voraussetzungen vorliegen und die Sicherheitsstandards der DGHS eingehalten werden können.

Mit derzeit mehr als 34.000 Mitgliedern (Stand: Juni 2024) ist die DGHS die größte und erfahrenste Patientenschutzorganisation in Deutschland. Die DGHS ist parteipolitisch unabhängig und seit ihrer Gründung dem Gedanken der Aufklärung und des Humanismus verpflichtet. Als gemeinnütziger Verein mit Sitz in Berlin finanziert sich die DGHS durch Mitgliedsbeiträge und Spenden.

Ethikkommission

Die DGHS hat für die Klärung heikler Fälle eine Ethikkommission eingerichtet, die zurzeit aus diesen sechs Persönlichkeiten besteht:

Prof. Dr. phil. Dr. jur. Eric Hilgendorf,
Ordinarius u.a. für Strafrecht, Universität Würzburg.

Prof. Dr. phil. Hartmut Kreß,
evangelischer Theologe und Ethiker, Systematische Theologie, insbesondere Ethik, in der Evangelisch-Theologischen Fakultät der Universität Bonn.

Dr. med. Michael de Ridder,
Arzt, ehem. Leiter eines Hospizes, Berlin.

Prof. Dr. med. Bettina Schöne-Seifert,
Institut für Ethik, Geschichte und Theorie der Medizin, Westfälische Wilhelms-Universität Münster.

Literaturverzeichnis

Arbeitsgemeinschaft für Methodik und Dokumentation in der Psychiatrie (AMDP) (Hrsg.): Das AMDP-System – Manual zur Dokumentation psychiatrischer Befunde. Göttingen: Hogrefe, 2015.
Arends, M.: Angeklagt wegen Sterbehilfe. Mittelpunkt eines juristischen Tauziehens. Frankfurt am Main: Fischer, 2023.
Baggini, J.: Die großen Fragen: Ethik. Berlin/Heidelberg: Springer, 2014.
Bieri, P.: Eine Art zu leben. Über die Vielfalt menschlicher Würde. Carl Hanser Verlag, 2013.
Birnbacher, D.: Tod. Berlin/Boston: de Gruyter, 2017.
Blackburn, S.: Oxford Dictionary of Philosophy. Oxford: OUP, 2008.
Bobbert, A. (Hrsg.): Assistierter Suizid und Freiverantwortlichkeit. Wissenschaftliche Erkenntnisse, ethische und rechtliche Debatten, Fragen der Umsetzung, Baden-Baden: Nomos, 2023.
De Ridder, M.: Wer sterben will, muss sterben dürfen, DVA, 2021.
Deutsche Gesellschaft für Humanes Sterben (Hrsg.): Weißbuch 2020/2021, Stuttgart: Kohlhammer, 2022.
Gehrke, C.: Willst du wirklich sterben, Vater meines Herzens? Eine wahre Geschichte. books on demand, 2023.
Hammer, F.: Selbsttötung philosophisch gesehen. Düsseldorf: Patmos, 1975.
Heidegger, M.: Sein und Zeit. Tübingen: Niemeyer, 2001.
Höffe, O. (Hrsg.): Lexikon der Ethik. München: C. H. Beck, 2008.
Hume, D.: »Über den Freitod« und »Über die Unsterblichkeit der Seele«. Stuttgart: Reclam, 2018.
Kafka, F.: Hochzeitsvorbereitungen auf dem Lande. In: ders.; Brod, M. (Hg.) (1995). Gesammelte Werke in acht Bänden. Frankfurt/Main: Fischer, 1995.
Kant, I.: Grundlegung zur Metaphysik der Sitten. Stuttgart: Reclam, 2011.
Lacina, K.: Tod. Wien: Facultas, 2009.
Laing, R.: Das Selbst und die Anderen. Reinbek: Rowohlt, 1982.
May, R.: Antwort auf die Angst. Stuttgart: DVA, 1982.
Möller, H.-J.; Laux, G.; Deister, A.: Psychiatrie und Psychotherapie. Stuttgart: Thieme, 2009.
Nagel, T.: What Is It Like to Be a Bat/Wie ist es, eine Fledermaus zu sein? Stuttgart: Reclam, 2016.
Rau, H./ Pauli, P.: Medizinische Psychologie/Medizinische Soziologie systematisch. Bremen: UNI-MED, 2004.
Schneiders, W.: Wieviel Philosophie braucht der Mensch? Köln: Anaconda, 2007.
Thomas-Hund, C.: Die Bestimmung der Urteilsfähigkeit bei psychischer Erkrankung, in: Böhning, André (Hrsg.): Assistierter Suizid für psychisch Erkrankte, S. 167–183. Bern: Hogrefe, 2021.
van Vleet, J. E.: Informal Logical Fallacies – A Brief Guide. Lanham: University Press of America, 2011.
von Kanitz, A.: Gesprächstechniken. Planegg: Haufe, 2009.
Wittwer, H.: Philosophie des Todes. Stuttgart: Reclam, 2009.
Yalom, I. D.: Der Panama-Hut oder Was einen guten Therapeuten ausmacht. München: btb, 2002.
Yalom, I. D.: Existentielle Psychotherapie. Köln: Edition Humanistische Psychologie, 1989.

Die Autoren, die Autorin*

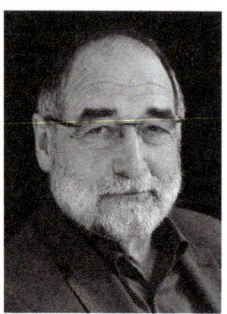

Prof. Robert Roßbruch, Jahrgang 1953, ist Rechtsanwalt und Präsident der Deutschen Gesellschaft für Humanes Sterben (DGHS) e. V.

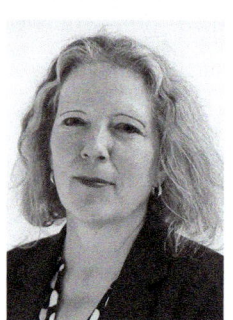

Wega Wetzel M. A., Jahrgang 1964, ist Historikerin und Redakteurin und bei der DGHS als Pressesprecherin beschäftigt.

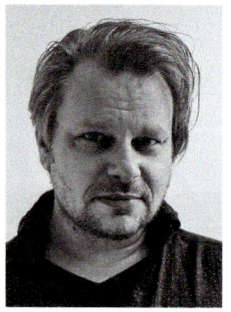

Dr. Christian H. Sötemann, Dipl. Psych., M. A., Jahrgang 1975, ist Psychologe und Philosoph. Er ist als Koordinator der Vermittlung von Freitodbegleitungen und wissenschaftlicher Referent bei der DGHS tätig.

---

* ***Redaktionelle Mitarbeit***
Charlott Jasniewicz, B. Sc., Roland Ziegler, M. A.